TRAITÉ DES MALADIES DES YEUX ET DES OREILLES,

CONSIDÉRÉES sous le rapport des quatre Parties ou quatre Ages de la vie de l'Homme ; avec les remédes curatifs, & les moyens propres à les préserver des accidens ;

Avec Planches gravées en taille-douce :

PAR M. l'Abbé DESMONCEAUX, Pensionnaire du Roi.

Lux à luce pendet.

TOME SECOND.

A PARIS,

Chez { L'AUTEUR, rue S.-Antoine, au coin de la rue Royale, N° 137.
LOTTIN DE S.-GERMAIN, Libraire-Imprimeur de la Ville, rue S. André-des-Arcs. N° 27. }

M. DCC. LXXXVI.

AVEC APPROBATION, ET PRIVILEGE DU ROI.

AU LECTEUR.

Je n'ai pas cherché à couvrir d'un voile mystérieux le résultat de mes Observations ; j'ai rendu, avec franchise, ce que j'ai vu, ce que j'ai fait & ce qui m'a réussi : bien loin de critiquer la pratique des uns, & des autres, je ne me suis pas même permis de jetter le moindre louche qui puisse le faire soupçonner ; c'est donc un devoir que je me suis prescrit, ainsi que celui de ne faire presqu'aucune citation ; parce qu'il pouroit arriver qu'avec la meilleure intention du monde, je ne rende pas toute la justice qui est due à chacun en particulier. Voilà ma Profession de foi ; il est vrai que j'aurois pu faire beaucoup de citations, qui peut-être auroient donné un nouveau poids & un mérite de plus à mon Ouvrage ; aussi en a-t-il couté à mes sentimens, de me replier sur moi-même, de ne pouvoir m'étendre aussi avantageusement que je l'aurois désiré, en faisant revivre la mémoire des Anciens, & couvrir de lauriers la réputation des Modernes ; mais j'ose espérer que personne ne m'en sçaura mauvais gré ; parce qu'une réputation justement acquise n'a besoin ni d'écrits ni de trompette pour triompher ; c'est d'après les œuvres, c'est d'après les succès, qu'on peut & qu'on doit juger les Hommes.

PLANCHE III.

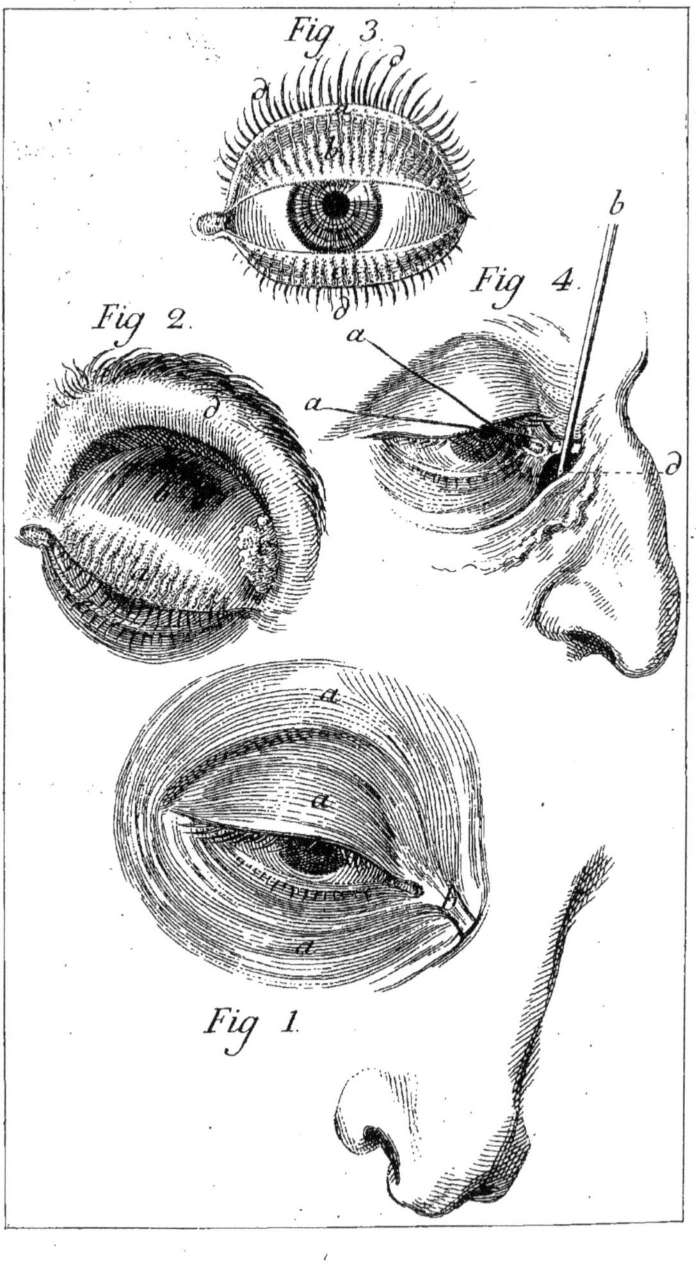
Fig 3.
Fig 4.
Fig 2.
Fig 1.

EXPLICATION de la troisiéme Planche qui représente toutes les parties qui ont rapport aux paupieres.

Fig. I.

a a a, Le muſcle orbiculaire des paupières.

b, Le tendon du muſcle orbiculaire.

Fig. II.

a, Les glandes de Meibomius vues à travers la face externe du cartilage tarſe ſupérieur.

b, L'inſertion du muſcle releveur de la paupière ſupérieure.

c, Le bord ſupérieur du cartilage tarſe inférieur.

d, L'arcade ſurcilière.

e, La glande lacrymale, placée à la face interne de l'arcade ſurcilière.

Fig. III.

a, Le bord inférieur & triangulaire du cartilage tarſe ſupérieur qui repréſente intérieurement l'ouverture des tuyaux des glandes Méibomius.

b, Les glandes des paupières ou de Meibomius.

c, Les glandes de Meibomius du cartilage tarſe inférieur, vues, la paupière renverſée.

d d d, Les cils de l'une & de l'autre paupières.

e, La caroncule lacrymale placée entre les points lacrymaux pour faciliter le paſſage des larmes.

Fig. IV.

a a, Deux ſtylets qui paſſent par l'ouverture des points lacrymaux.

b, Une ſonde qui eſt introduite dans le ſac nazal où les deux points lacrymaux viennent porter les larmes.

c, Le tendon du muſcle orbiculaire.

d, Sac nazal ouvert & mis à nud; ce qui met en évidence le canal nazal.

TRAITE

TRAITÉ DES MALADIES DES YEUX.

DISCOURS PRÉLIMINAIRE,

Des avantages & de la nécessité de l'observation pratique, & sur-tout dans les maladies des Yeux.

IL EST des hommes qui sont plus favorisés de la Nature les uns que les autres; il en est qui apportent en naissant le germe intellectuel d'une aptitude, plutôt pour une science que pour une autre; mais, quelque contrariée que soit cette notion première, elle perce toujours à travers le voile qui la couvre; & l'attrait insensible qu'on trouve à démêler les connoissances qui la perfectionnent, en est la preuve. Tel qui est Militaire aujourd'hui, auroit pu faire un jour un sçavant Jurisconsulte, parce qu'il aime l'étude des loix, & tout ce qui y a rapport ; parce que ce tout l'intéresse, & semble délecter les sensations de son ame : c'est donc un heureux hazard, quand des intérêts de famille, ou des raisons de convenance nous placent dans l'état qui nous convient dans l'ordre social, qui favorise nos dispositions naturelles. Heureux celui qui se trouve ainsi partagé, parce qu'il parvient plus promptement & plus aisément que les autres au plus haut degré : mais il ne suffit pas d'avoir des talens naturels, il faut encore les perfectionner par toutes les connoissances de la théorie ; parce qu'il est vrai de dire que ce n'est qu'après avoir appris à forger, qu'on peut devenir un bon Forgeron.

La véritable théorie est la connoissance parfaite de tout ce qui a rapport à l'état qu'on veut embrasser ou approfondir ; c'est d'après cette étude particulière qu'on peut établir des principes, tirer des conséquences, & en faire des applications heureuses. La théorie en Médecine exige particulièrement des connoissances sans nombre ; parce que celui qui veut exercer la profession de Médecin, ne doit avoir rien à se reprocher aux yeux de Dieu, ni à ceux des hommes ; il doit suivre les préceptes des anciens, & rechercher les découvertes des modernes, pour en faire des applications heureuſes ; il doit être un Chirurgien parfait, un Botaniſte profond ; il doit ſe rendre familiers l'uſage & la préparation des trois régnes de la Nature : il doit s'appliquer à connoître les différens tempéramens, & chercher à diſtinguer les criſes heureuſes d'avec les malheureuſes ; enfin il ne peut avoir d'autre ſyſtême que celui de la Nature, qu'il doit s'étudier à favoriſer dans toutes les circonſtances ; autrement *nulla ſpes, nulla ſalus*. La théorie en Médecine n'eſt, à bien dire, qu'une connoiſſance première ; c'eſt la pratique qui eſt précieuſe ; c'eſt elle qui développe les talens, & qui met le Praticien en état de réformer les préjugés qu'il auroit pu prendre dans la théorie : c'eſt d'après des faits, d'après des circonſtances particulières, que cette même théorie n'avoit pu prévoir, que la pratique devient éclairée, qu'elle devient lumineuſe.

L'Obſervation eſt ſi utile, ſi néceſſaire pour ſuivre & diriger les opérations de la Nature, que, ſans cette bouſſole, le traitement curatif ne peut avoir de régles certaines ; car, je ne crains pas de le dire, la vraie ſcience du Médecin eſt de ne prêter main-forte à la Nature, que quand ſes efforts ſont inſuffiſans pour vaincre tel engorgement, pour diminuer telle inflammation.

Ce n'eſt pas cependant qu'il faille ſe mettre dans le cas d'avoir des reproches à ſe faire, pour avoir trop attendu ; mais un régime conforme au genre de maladie, une ſaignée faite au moment favorable, un purgatif employé à propos, ſont les armes défenſives que la Nature réclame, & avec leſquelles elle ſe montre preſque toujours victorieuſe. Il eſt vrai qu'il eſt des événemens où cette même Nature ſurpriſe ſe trouve en défaut, & ne peut oppoſer tous ſes moyens de défenſe ; c'eſt donc, dans ces momens de criſe, que le génie ſcientifique, & les reſſources fécondes du Médecin ſe font particulièrement connoître ; car, alors, il n'y a pas à temporiſer ; il faut frapper les grands coups pour vaincre cette ophtalmie rébelle, cette goutte ſereine commençante, pour éteindre cette fiévre inflammatoire, qui porte le feu dans toutes les parties qu'elle oblitère, & dont elle menace la deſtruction prochaine. Qu'on ne m'accuſe pas de vouloir donner des préceptes, ni preſcrire des loix à la Médecine ; perſonne ne la révère plus que moi ; mais je ne fais que répéter ce que tant d'autres avant moi ont ſi utilement annoncé : puiſſai-je être de ce nombre ; puiſſe mon obſervation pratique, qui eſt au vû & au ſû de tous mes Concitoyens, me mériter de leur part la même indulgence qu'ils veulent bien avoir pour mes foibles lumières; puissent les bons Praticiens oublier tout esprit de parti, pour ne voir & ne chercher que le bien de l'humanité : *Hoc opus, hic labor est.*

DES MALADIES DES PAUPIÈRES.

CHAPITRE PREMIER.

Des Paupières en général.

IL n'eût pas été à propos de confondre les maladies du globe avec celles des paupières, parce qu'il arrive souvent que la conjonctive des paupières, ainsi que ses glandes, sont susceptibles d'inflammation, sans que les membranes de l'Œil en soient affectées; aussi tous les bons Observateurs, qui ont écrit sur les maladies des yeux, en ont fait une distinction particulière : c'est donc, d'après l'affection qui arrive aux paupières, que les différens colyres, ou topiques, agissent plus ou moins efficacement, suivant le plus ou le moins de convenance avec la cause qui en est le principe; mais il n'en est pas de même des membranes internes de l'Œil; c'est toujours ou presque toujours, la rigidité des ſolides, ou l'acrimonie des fluides qu'on doit chercher à combattre; auſſi les colyres les plus ſimples ſont d'ordinaire les meilleurs, parce qu'ils ne ſervent qu'à humecter ou fortifier les parois du globe, ſans pouvoir agir réellement ſur la partie affectée; auſſi puis-je dire qu'il n'y a que la pommade ophtalmique qui ſoit dans le cas de porter ſes effets aſſez profondément, pour atténuer ou diviſer l'humeur qui entretient & fomente la maladie.

Les paupières, ſuivant ce que j'en ai dit dans l'expoſé anatomique du globe de l'Œil, & de ſes dépendances, ſont compoſées extérieurement de la même peau, qui revêt le viſage, & qui ne diffère que dans ce qu'elle eſt plus fine, plus ſouple pour ſe prêter plus facilement aux mouvemens des paupières. Les bords des deux paupières ſont implantés de petits poils, qu'on appelle cils, & qui ont une direction différente, pour ne pas bleſſer le globe de l'Œil. Chaque paupière renferme intérieurement un plan de fibres charnues, qui ſont une portion du muſcle orbiculaire; la paupière ſupérieure a un muſcle qui lui eſt propre; toutes les deux ſont ſoutenues dans leur bord par un cartilage demi-circulaire, & qui empêche les larmes de tomber ſur la joue: les points ciliaires qui régnent le long du bord interne des paupières, ſont les orifices des vaiſſeaux excrétoires, d'une infinité de petites glandes, qu'on appelle *glandes ciliaires*, & qui ſont renfermées dans le cartilage de chaque paupière : c'eſt de ces glandes que ſe filtre l'humeur qu'on appelle *cébacée* ou *de Meibomius*, & qui vient ſe rapporter dans les angles, à la faveur des conduits qui régnent dans ces mêmes glandes.

Les points lacrymaux ſont deux petits trous qui avoiſinent le grand angle, & qui ſont percés dans chaque cartilage pour abſorber le ſuperflu du fluide qui provient des pores excréteurs, & celui que produit la glande lacrymale, qui eſt placée dans l'enfoncement qui ſe trouve ſous l'arcade ſourcilliere de la paupière ſupérieure, du côté du petit angle. La caroncule lacrymale, qu'on pourroit dénommer autrement, eſt un corps glanduleux qu'on voit à l'extrémité du grand angle, & qui ſemble ſervir comme de digue à la féroſité lacrymale, dont elle dirige le cours vers les points lacrymaux ; ce même fluide, ainſi reçu, tombe dans le ſac lacrymal, qui repréſente une petite poche oblongue, & qui eſt ſituée dans une eſpéce de gouttière, formée par les os unguis & maxillaire ; c'eſt de ce réſervoir que le fluide lacrymal prend ſon cours, par un conduit membraneux qui lui eſt propre, & qu'il paſſe de ſuite dans le canal nazal, pour couler, ſoit par le nez, ſoit par le pharynx : l'uſage des paupières eſt donc de défendre le globe contre les corps étrangers, de lubréfier ſa circonférence par ſon humide radical, & de modifier les rayons d'une lumière trop vive & trop éclatante.

Les paupières ſont non-ſeulement les défenſeurs du globe de l'Œil ; mais elles en ſont même l'ornement ; de manière que celui qui manque de paupières, préſente des yeux dépouillés de leur agrément, & ſouffre continuellement une altercation qui ne laiſſe de repos ni le jour ni la nuit ; les différentes maladies, dont elles ſont affectées, en altèrent les ſucs, en corrodent les glandes, & mettent les cils dans le cas de tomber ; d'où il arrive que le globe eſt expoſé à toutes les impreſſions des corps étrangers, ce qui détermine une infinité de petites fluxions qui ſe ſuccédent les unes aux autres, & qui rendent le traitement curatif de la maladie plus difficile : c'eſt donc du bien-être des paupières que dépend le bien-être du globe ; parce que la conjonctive qui les recouvre intérieurement porte, dans toute ſon étendue, des vaiſſeaux qui deviennent variqueux, d'après les effets d'un engorgement acrimonieux. Les paupières, comme la partie la plus délicate & la plus ſenſible du viſage, ſont aussi celle qui est la plus susceptible de l'impression des vices du sang, parce que l'humeur qui les humecte continuellement, porte avec elle les différens dégrés de fermentation morbifique, dont le sang & la lymphe peuvent être altérés : ce sera donc toujours la cause première qu'il faudra chercher à combattre, pour pouvoir réussir avantageusement sur la cause seconde; autrement on ne fera que pallier la maladie, & nullement la guérir. Voilà ce qui m'a fait dire, & me fait répéter que toutes les maladies des yeux, qui n'ont pas pour cause le chapitre des accidens, viennent ou de l'épaississement du sang, ou de son acrimonie; c'est pourquoi elles doivent faire le sujet de l'étude & des observations réfléchies du Médecin-Oculiste qui aime & qui connoît son état; parce que c'est de l'étendue de ses connoissances & d'une application heureuse, que dépend le succès; puisse cette vérité constante se faire des partisans, & éclairer le tableau des maladies des yeux!

SECTION PREMIÈRE.

De la Paralysie des Paupières, & particulièrement de la Paupière supérieure.

Les yeux sont sujets à toutes les maladies du corps, & la délicatesse de leur composé organique en est plus susceptible; c'est pourquoi la paralysie qui affecte le globe, qui en éteint la perception de vision, est quelquefois la même qui porte son impression sur les parties musculaires des paupières. La paralysie de la paupière supérieure, peut être considérée sous deux rapports; l'un naturel & l'autre accidentel. Le premier peut avoir lieu après une attaque d'apoplexie, dont la paralysie est la suite; il peut être aussi l'effet d'un épaississement acrimonieux, qui porte son empreinte, soit sur le muscle superbe, soit sur l'humble; ce qui fait que la paupière peut être fixe & relevée, immobile & abaissée. Les muscles des paupières sont encore sujets à la paralysie qui provient des suites des convulsions d'une ivresse d'eau-de-vie, d'un mouvement de colère outrée, & en général de toutes les impressions trop vives de l'ame. Les causes accidentelles de la paralysie des paupières, sont les contusions occasionnées par un coup de pierre, de bâton ou de fouet; sont les incisions faites avec toute espéce d'instrumens tranchans, d'où résulte une plaie qui, souvent, entre en suppuration ; ce qui détruit ou affoiblit l'action nécessaire des muscles.

La paralysie de la paupière supérieure est parfaite, lorsqu'il ne reste aucun mouvement dans l'action de ses muscles. Elle est imparfaite, lorsque ces mêmes muscles conservent encore un peu de sensibilité aux différentes directions qu'on leur communique : dans le premier cas, le traitement curatif est difficile, & doit être dirigé d'après la cause première ; c'est-à-dire, qu'on doit bien considérer si le vice local est entretenu par une humeur visqueuse & gélatineuse, qui en empêche les mouvemens; alors il faut mettre le malade au régime, lui faire mâcher, tous les matins, de la racine de pyrèthre, lui ordonner l'usage du tabac, le purger ensuite deux fois à un jour de distance, & lui faire boire, à tous ses repas, pendant un mois ou environ, des eaux épurées de Passy. Pour ce qui est des yeux, se servir, une ou deux fois le jour, de la pommade ophtalmique, afin d'atténuer & diviser cette même humeur, ayant la précaution de doucher, trois à quatre fois dans la journée, le front, les tempes & les yeux, avec l'infusion dégourdie de fleurs de mauve, de se servir ensuite du topique léger de pulpe de pomme cuite, ou bien d'eau de laitue, & de laitue.

Lorsqu'on est assuré que les muscles sont suffisamment désoblitérés, ce qui se reconnoît à l'impression de leur mouvement, il faut alors cesser ces premiers remédes, pour passer aux résolutifs, tels que le sang de pigeon, ou de tourterelle, qu'on fera couler entre les deux paupières deux fois le jour, suivant l'indication qui regarde cette section, & qu'on nettoyera avec l'infusion dégourdie de fleurs de sureau. C'est après trois à quatre jours de l'usage de ce remède, qu'on le cessera pour passer aux toniques. On en bassinera le front, les tempes & les yeux, matin & soir, avec l'eau ophtalmique préparée, ou celle de joubarbe composée; ensuite on fera usage, une ou deux fois le jour, des liqueurs ophtalmiques spiritueuses, tant en aspiration nazale qu'en évaporation oculaire; on en fera usage pendant quinze jours à trois semaines de suite, ayant la précaution d'éviter toute application, ainsi que les endroits humides & marécageux; mais, pour donner plus d'action aux solides, & de circulation aux fluides, on ajoutera sur la fontanelle la friction humide d'eau des Carmes; ce que l'on continuera autant de temps qu'on se servira de liqueurs ophtalmiques spiritueuses, ayant soin de mettre en action, plusieurs fois dans la journée, les sourcils & le tour des paupières.

De quelque nature, & par quelque cause que puisse être occasionnée la paralysie des paupières, on peut, du plus au moins, faire usage des mêmes remédes, ainsi que dans la paralysie imparfaite; c'est pourquoi il est inutile de faire des répétitions d'autant plus ennuyeuses, qu'elles sont peu nécessaires: mais, s'il arrive que la paralysie ne céde à aucun des moyens indiqués, & que le méchanisme de la vision ne soit pas altéré, on peut pratiquer une opération transversale, qui consiste à faire une incision dans la partie supérieure ou inférieure, & emporter, à l'aide de l'instrument, une partie de cette même paupière; d'où il arrivera que, la réunion faite, la plaie guérie, la paupière ayant moins d'extension, le globe de l'Œil sera plus susceptible de l'impression des faisceaux de lumière.

Ce moyen est une dernière ressource qu'on peut employer avec succès, lorsque l'opération sera faite par une main habile & expérimentée, qui ne craindra pas d'intéresser les muscles dans leurs trajets; c'est ce qui me fait dire qu'on ne sauroit être trop prudent dans le choix du Praticien recommandable par son adresse & ses talens.

SECTION II.

Du mouvement convulsif ou tressaillement involontaire des Paupières.

JE VOIS tous les jours une infinité de personnes se plaindre d'un mouvement convulsif qui arrive, soit à la paupiere supérieure, soit à l'inférieure; ce tressaillement involontaire est plus gênant que sensible; car il n'occasionne aucune affection douloureuse; mais il annonce un mouvement irrégulier des esprits animaux, qui se portent avec trop de rapidité dans les fibres du muscle orbiculaire; & c'est de cette fermentation trop active, que naissent les accès convulsifs dont les mouvemens sont plus ou moins longs, plus ou moins répétés: telle est la cause ordinaire des convulsions des paupières, qui arrivent plus particulièrement aux sujets nerveux, parce que les fibres sont plus dépourvues de sucs nourriciers propres à les rendre souples, & à faciliter leur action. Les convulsions des paupières, en général, peuvent encore être la suite d'un travail trop assidu, d'une application trop forcée, sur-tout aux lumières, ou exposé à la réverbération du soleil; d'où il arrive quelquefois que la paupière, après différens mouvemens, reſte comme fermée pendant un certain temps, & ne reprend ſa direction ordinaire, qu'après qu'on s'eſt ſervi de la main, pour en actionner les environs; ce qui s'opère tout naturellement avec les doigts.

Le traitement curatif des convulſions, ou treſſaillement involontaire des paupières, eſt de rappeller les eſprits animaux, d'en faciliter la libre circulation; c'eſt pourquoi on peut ſe ſervir, deux ou trois fois le jour, de l'eau de Cologne, tant en reſpiration ſous le nez, qu'en évaporation ſous les yeux; ce que l'on continuera pendant quinze jours ou trois ſemaines de ſuite, ayant ſoin, dans le cours de la journée, de porter pluſieurs fois la main ſur le ſourcil, qu'on frictionnera avec les doigts, mais toujours dans la direction de l'arcade ſourcillière: à ces remédes momentanés, on doit joindre l'habitude journalière de baſſiner, tous les matins, le front, les tempes & les yeux, ſoit avec l'eau ophtalmique prèparée, ſoit avec celle de joubarbe compoſée; on peut auſſi ajouter, avec ſuccès, la vapeur du caffé à l'eau, qu'on prend après le repas: ce petit reméde, quoique ſimple, eſt d'une grande utilité par la vertu balſamique qu'il répand & qu'il procure à toute la circonférence du globe. Je déſire que ces moyens puiſſent tranquilliſer les inquiétudes qu'on a ſur les convulſions des paupières, qui ne ſont rien par elles-mêmes, mais qui annoncent toujours quelque dérangement dans l'organe; c'eſt pourquoi il ſera toujours prudent & ſage de conſulter des perſonnes d'une réputation connue & avérée.

Il eſt encore des convulſions des paupières, qui proviennent d'une affection nerveuſe, connue ſous le nom de *vapeurs*, & qui arrivent plus particulièrement aux femmes qu'aux hommes. Cet état eſt d'autant plus ſenſible, que celle qui en eſt affectée, fait ſon tourment & celui des autres, parce que, dans le nombre de ceux qui les ennuient, ou qui leur déplaiſent, il eſt toujours une victime de préférence, & cette victime eſt pour l'ordinaire la perſonne à laquelle on eſt le plus attaché, ou celle à qui on a le plus d'obligation. Telle eſt la malheureuſe poſition de celles qui ſont tourmentées de cette affection ſpaſmodique: pour moi, je crois que plus on uſe de précautions vis-à-vis de ces individus malheureux, plus la paſſion nerveuſe fait de progrès; auſſi je ſuis d'avis qu'on ſaiſiſſe les momens de calme, pour leur repréſenter, avec douceur, combien elles ſont à charge aux uns, inſupportables aux autres; combien cette fermentation nerveuſe les éloigne de la ſociété, & nuit à leur ſanté; en un mot, de chercher à leur

leur persuader, qu'il n'est d'autre reméde à ce fantôme imaginaire, que la volonté d'être ce qu'on a été, & de vouloir ce qu'on doit être. Voilà, ce me semble, ce que l'empire de la Raison peut ajouter à toutes les ressources de l'Art; alors on pourra dire, avec fondement, de ces convulsions des paupières, *Sublatâ causâ, tollitur effectus*.

SECTION III.

De l'Hydropisie des Paupières, & de ses causes.

Les cerveaux humides & muqueux sont sujets à une surabondance de sérosités plus ou moins considérable, qui gonfle les paupières, & qui s'infiltre dans le tissu cellulaire de la peau; ce qui produit ces espéces d'engorgement qu'on voit se former au-dessous de la paupière inférieure, & qui semblent annoncer un amas séreux. Ce gonflement du tissu cellulaire n'est ni dur, ni douloureux; il arrive, pour l'ordinaire, vers l'âge de cinquante-cinq à soixante ans, parce que le relâchement des solides, & les rides de la peau, paroissent alors favoriser cet épanchement, qui ne devient jamais bien considérable, parce que l'action des paupières, celle des mufcles, facilite l'action des pores fécréteurs & excréteurs; d'où il arrive que la férofité prend fon cours ordinaire, ne laiffe d'autre embarras que le relâchement du tiffu cellulaire, lequel fe rétablit naturellement quelquefois.

Cette efpèce d'hydropifie des paupières n'a donc rien de bien redoutable, à moins qu'il ne furvienne une furabondance de férofités, qui, par fon poids, foit dans le cas de tirailler, & de gêner la paupière; alors, pour ne pas laiffer faire des progrès à la maladie, on peut faire, à l'aide de la lancette, ou autres inftrumens, une légère incifion, obfervant de fuivre les plis de la peau dans l'ouverture qu'on voudra pratiquer, afin de ne pas gêner le mouvement de la paupière; mais, je le répète, cette opération ne peut avoir lieu que dans le cas où la néceffité paroit le requérir; autrement, on doit fe contenter de baffiner, tous les matins, le front, les tempes & les yeux avec l'eau ophtalmique, ou celle de joubarbe préparée, de s'accoutumer à l'ufage du tabac, fi l'on n'y eft pas habitué; & de mâcher de temps en temps, foit des feuilles de cochléaria, foit de la racine de pyréthre; du refte faire avec les doigts, dans le cours de la journée de légères frictions fur les tempes & fur les fourcils, afin de ranimer l'action des folides, & la circulation des fluides. Il eſt encore une autre eſpéce d'hydropiſie, qui arrive au ſac lacrymal, mais dont je rendrai compte dans les différentes Sections des fiſtules, qui ſont les maladies les plus graves des paupières. D'après cet expoſé, on peut conclure que l'hydropiſie des paupières n'eſt ſouvent que le relâchement & le gonflement du tiſſu cellulaire; d'où il ſuit que les toniques & les liqueurs ophtalmiques ſpiritueuſes peuvent être employées avec confiance.

SECTION IV.

De l'éraillement des Paupières, & de ſes dangers.

L'ÉRAILLEMENT des paupières eſt un accident qui, négligé ou mal gouverné dans le principe, non-ſeulement devient incurable, mais même eſt ſouvent l'origine & la ſource d'une infinité de maladies ſur leſquelles les reſſources de l'Art ont peu de ſuccès; parce qu'il faudroit réparer la cauſe première, pour pouvoir guérir la cauſe ſeconde. L'éraillement des paupières eſt une difformité qui arrive de pluſieurs manières; la plus redoutable de toutes, eſt le feu, qui met une ſolution de continuité, ſoit dans la peau, ſoit dans les cartilages qui bordent les paupières; il peut être auſſi l'effet d'une coupure, ou la ſuite d'une opération de fiſtule lacrymale, quelquefois même de l'acrimonie purulente, d'un bouton de petite-verole ou autre, qui, en corrodant les glandes, détruit l'épiderme, détermine un éraillement, & procure aux larmes un écoulement contre nature.

Voilà les différentes cauſes qui déterminent l'éraillement des paupières, dont le traitement curatif eſt pour l'ordinaire une opération toujours douteuſe, ſur-tout, lorſqu'on eſt forcé de la faire long-temps après l'événement; auſſi je ne puis trop inſiſter, & dire qu'il eſt de la dernière conſéquence de ſaiſir les premiers inſtans de l'accident pour réparer ou pour aider la Nature embarraſſée: or, dans le cas de brûlure ou de coupure avec dilacération, il faut, ſans perdre de temps, avoir recours à un Chirurgien aſſez expérimenté, pour former des points de ſuture, qui réuniſſent parfaitement les deux extrémités des cartilages qui ont été diviſés. Il faut enſuite prendre toutes les précautions pour diminuer l'inflammation, qui ſurvient d'ordinaire, ce qui s'opère, en baſſinant la plaie pluſieurs fois le jour avec une infuſion dégourdie de fleurs de mauve, en employant de même le topique léger de pulpe de pomme, ou celui des quatre-farines résolutives. Lorsqu'on aura lieu de croire que l'inflammation commence à diminuer, & que la plaie semblera vouloir se cicatriser, on pourra se servir, avec succès, de l'infusion seule de fleurs de sureau presque froide, ce que l'on continuera jusqu'à parfaite réunion des bords de la plaie, après quoi l'on se servira de l'eau de joubarbe préparée, pour consolider de plus en plus les parties.

Dans l'éraillement des paupières, dont la cause est incurable, il n'est d'autre ressource pour les victimes souffrantes, que de calmer & adoucir de temps en temps l'irritation acrimonieuse que procure le flux des larmes, ou le séjour de l'humeur, qui souvent corrode le cartilage des glandes, & enflamme le tissu cellulaire : dans ce cas, tous les anodins, tous les adoucissans, les topiques légers de même, & successivement les dessicatifs, tels que l'eau de couperose, l'eau végéto-minérale, simplement préparée, ne peuvent qu'être que d'une grande utilité; mais je ne puis achever cette Section, sans faire de justes réflexions, sans les rendre sensibles aux mères, aux nourrices, & souvent aux bonnes, qui, par faute de soins ou autrement, sont la cause de ces accidens malheureux qui arrivent aux enfans, pour les avoir laissés seuls, & le feu à découvert; de ces accidens qui les exposent aux plus grands dangers, qui les mettent dans le cas d'être défigurés pour toujours; ce qui non-seulement les éloigne quelquefois d'un état convenable, mais même leur occasionne les douleurs les plus aigues, en rapellant fluxions sur fluxions, en finissant presque toujours par porter atteinte à l'organe de la vue.

Tout bien considéré, il seroit à propos de pénétrer les pères & mères d'une vérité qu'on ne sçauroit trop leur répéter ; qui est, de se procurer un garde-feu, de la hauteur de deux pieds & demi à trois pieds de haut, à peu-près, qui puisse au moins empêcher les enfans de toucher au feu, qui d'ordinaire les occupe, un garde-feu en un mot, qui puisse les retenir, & les préserver d'y tomber; car, je le dis avec regret & amertume, mon observation a été un tableau presque journalier de ces événemens auxquels on ne peut souvent donner que des regrets, & très-peu de secours; mais, lorsque le malheur est arrivé, il faut y parer, en mettant sur les parties offensées par la brûlure, l'onguent *populeum*, ou tout autre adoucissant &, quelques jours après, l'huile d'œuf, ayant soin cependant de ne pas dessécher trop vîte les parties ulcèrées, dans la crainte de trop resserer les paupières, & de causer un éraillement qu'il est ſouvent difficile d'éviter ; c'eſt pourquoi l'on ne peut recourir trop tôt à la prudente ſagacité des Obſervateurs, qui ſçavent ce qu'il faut craindre ou redouter, ce qu'il faut employer ou éloigner. Tels ſont les préceptes les plus ſages, & les avis les plus conformes à ce genre de maladie.

SECTION V.

Eau Ophtalmique, ſa compoſition, ſa préparation & ſes effets.

LES collyres ſont pour l'ordinaire le remède des maladies des paupières ; mais plus ils ſont ſimples, plus ils ſont ſuivis de ſuccès, parce que cette eau de laitue ou de mauve, ne ſe trouve ni affoiblie ni altérée par cette quantité de drogues dont on ſurcharge les formules ; en effet, ſi la maladie eſt inflammatoire, les émolliens & les adouciſſans m'ont toujours paru préférables ; ſi, au contraire, elle paroît dépendre d'un défaut d'action dans les ſolides, & de circulation dans les fluides, alors les aſtringens & les toniques, plus ou moins ſpiritueux ont toujours été ceux qui m'ont le mieux réuſſi. Voilà la bouſſole qui a ſervi de régle à ma pratique,

& qui me détermine à donner la composition d'une eau que j'appelle *ophtalmique*, dont on peut se servir dans tous les cas, excepté celui d'inflammation, ou d'une tumeur qui porte un foyer d'irritation.

EXTRAIT DE SATURNE, POUR LE YEUX.

Vinaigre blanc, un demi-septier;
Litharge pulvérisée, un quarteron:

Mettre le tout dans un plat de terre vernissé, qu'on exposera à un feu de charbon, ayant soin de remuer & d'agiter la matière avec une spatule de bois, jusqu'à ce que le vinaigre évaporé, il ne reste plus qu'une pâte sur laquelle on versera insensiblement deux pintes d'eau bouillante, observant d'agiter le tout pendant douze à quinze minutes. & ensuite le laisser reposer vingt-quatre heures, pour en tirer la liqueur par inclinaison.

EAU OPHTALMIQUE, *sa composition momentanée.*

Extrait de saturne, dix à douze gouttes;
Eau de Cologne, douze à quinze gouttes:

Pour une once d'eau de rivière, ou de fontaine, dont on se servira à l'instant.

EAU OPHTALMIQUE, *ſa compoſition permanente.*

Extrait de ſaturne, plein une cuillier à caffé:
Eau de Cologne, même quantité;

Pour deux onces d'eau de rivière ou de fontaine:

Le tout bien mêlé & bien agité; on peut s'en ſervir tous les matins, en mettant plein une cuillier à caffé de cette liqueur, ſur le double d'eau ordinaire.

Son uſage & ſes effets.

Lorſque les rides de la peau commencent à ſe manifeſter, cet état annonce l'engorgement des petits vaiſſeaux, & par conſéquenr le relâchement des parties nerveuſes & muſculeuſes; c'eſt pourquoi il eſt abſolument eſſentiel d'employer les toniques, pour maintenir l'action des uns & la circulation des autres: ce n'eſt pas que ce reméde ne ſoit utile à tout âge, & même néceſſaire en tout temps; mais je le crois abſolument eſſentiel à celui de l'age avancé; en conſéquence, mon avis eſt qu'on prenne l'habitude de baſſiner, tous les matins, le front, les tempes & les yeux, avec l'eau ophtalmique, qui eſt la plus analogue à la diſpoſition des ſolides & des fluides; ce qu'on pourra encore répéter le ſoir, lorſque les yeux auront plus fatigué qu'à l'ordinaire. Je dois ajouter que cet extrait de ſaturne, pour les yeux, eſt moins chargé de parties de plomb que celui qu'on emploie pour les plaies; auſſi il ſe diviſe plus aiſément, & ſe précipite moins promptement. Voilà ce qu'il eſt aiſé d'obſerver, & ce qui prouve qu'il convient mieux à la délicateſſe des paupières, ainſi que l'a très-bien obſervé l'un de nos Oculiſtes le plus inſtruit.

SECTION VI.

Eau de Joubarbe; ſa préparation, ſon uſage & ſes effets.

LE globe de l'Œil, & les paupières ont non ſeulement beſoin de repos pour reparer les pertes & la fatigue du jour, mais même d'un agent majeur qui puiſſe les fortifier & les mettre dans le cas de ſe prêter de nouveau à toutes les impreſſions des faiſceaux de lumière: c'eſt une bouſſole ardente & animée, dont les diverſes parties ſont ſans ceſſe agitées par les différens mouvemens qu'elles reçoivent de toutes parts: c'eſt pourquoi l'on ne peut prendre trop de précaution pour ranimer les unes, pour conſolider les autres : voilà ce qui m'a déterminé à propoſer différens moyens, & particulièrement ceux qui m'ont le mieux réuſſi ; de ce nombre eſt le *ſedum majus vulgare*, qu'on nomme en François *joubarbe.* Cette plante, pour être de la meilleure eſpéce, doit être priſe ſur les chaumières, ou ſur les murailles, parce qu'elle acquiert beaucoup plus de force, que celle qui eſt cultivée dans nos jardins. Sa propriété eſt aciduleuſe, aſtringente, & même réſolutive ; on la prépare avec les précautions & de la manière ſuivante.

Sa préparation.

Le mois de Mai eſt le temps le plus favorable pour la préparation de l'eau de joubarbe ; c'eſt alors qu'on doit ſe procurer des feuilles, ou ſommités de cette plante, bien fraîches, & nouvellement cueillies ; en ſéparer & nettoyer les feuilles, ſans les laver, comme on feroit celles d'un artichaut ; les broyer enſuite dans un mortier, & avec un pilon de marbre, pour en extraire le ſuc à l'aide d'un linge neuf, avec forte expreſſion ; laiſſer clarifier la liqueur pour la verſer enſuite par une douce inclinaiſon ; prendre le ſuc de cette plante pour l'incorporer avec de la bonne eau-de-vie d'Andaye, de Coignac, ou autres ; c'eſt-à-dire, une livre d'eau-de-vie pour une livre de suc de joubarbe : ce mêlange formera un blanc de lait, qu'on aura soin d'agiter tous les vingt-quatre heures, pendant dix à douze jours de suite, qu'on renfermera dans des bouteilles bien bouchées, & dont on se servira au besoin.

Son usage.

Bassiner tous les matins, le front, les tempes & les yeux, avec de l'eau de joubarbe préparée; pour cet effet, agiter fortement la bouteille, afin que le mêlange des parties spiritueuses puisse se faire aisément; en mettre plein une cuillier à caffé dans une tasse, & autant d'eau ordinaire, soit de rivière, ou de fontaine, qu'on mélangera de nouveau, pour s'en servir momentanément. On peut faire cette préparation plus ou moins forte, plus ou moins proportionnée à l'âge, ou à la cause qui le requiert; mais on peut en toute sûreté se servir de cette indication, à moins que le globe de l'Œil ne soit affecté d'ophtalmie, ou que les glandes des paupières ne se trouvent tellement enflammées, que le moment de la résolution ne soit pas encore celui de la Nature. La meilleure manière de faire les douches, ou lotions, est de se servir d'un petit linge fin, bien ébarbé, pour en bassiner le front, les tempes & les yeux, la liqueur froide en été, & simplement dégourdie en hiver.

Ses effets.

La joubarbe, comme je viens de l'annoncer, eſt une plante légèrement acide, qui donne beaucoup de terre & très-peu de ſel volatil; cependant elle agit comme aſtringente, & même comme réſolutive, d'où il réſulte que, mêlangée avec une liqueur ſpiritueuſe quelconque, elle ne peut que produire un heureux effet, ſur-tout lorſqu'il s'agit de rétablir l'action des parties nerveuſes & muſculeuſes: c'eſt ce qui fait que j'en ai toujours tiré un grand avantage, dans les vues foibles & délicates. On peut auſſi ſe ſervir des feuilles broyées de cette plante en topique léger, au lieu de pulpe de pomme, ou de laitue; ſon ſuc ſimple eſt un très-bon gargariſme, & ſes feuilles ſont d'un grand ſecours ſur les corps aux pieds, & même ſur les nodus des Goutteux. L'eau ou le ſuc de joubarbe renferme encore d'autres propriétés qui n'ont pas de rapport à mon ſujet; mais on peut garder l'eau de joubarbe préparée, pendant deux ou trois ans, pourvû qu'on ait ſoin de remuer la bouteille de temps en temps, & de la tenir dans un endroit un peu ſec: on peut auſſi la clarifier & en extraire le marc; ce qui donnera une liqueur qu'on pourra appeller eſprit de joubarbe.

CHAPITRE II.

Du Fluide lacrymal, & de ses conduits excréteurs, qui sont la source des larmes.

LE composé organique du globe de l'Œil a besoin d'un fluide qui puisse entretenir la souplesse & l'élasticité de ses muscles, qui puisse lubréfier ses membranes & maintenir la transparence de la cornée; c'est une glace dont le poli est sans cesse éclairé & nettoyé par l'action continuelle des paupières, qui reçoivent & répandent le fluide nécessaire à la perfection de ce grand ouvrage: c'est donc au fluide lacrymal que ce soin est réservé; c'est avec le secours de l'humeur onctueuse des glandes des paupières, & de celles de la caroncule lacrymale, que l'acrimonie de ce même fluide se trouve corrigée; car, autrement, il y auroit une irritation qui, en se répétant à chaque instant, corroderoit les membranes externes, détermineroit des vaisseaux variqueux de toute espéce, & rappelleroit des ophtalmies toujours renaissantes: la preuve en est manifeste dans l'éraillement des paupières, où l'orifice des glandes altérées ne peut fournir l'onctueux nécessaire pour corriger l'acrimonie du fluide lacrymal. Ce qui fait que le globe est plus ou moins enflammé, suivant l'irritation plus ou moins grande de la limphe & du sang. Voilà ce qu'on reconnoît tous les jours, & ce qui prouve l'ordre admirable établi par l'Auteur de la Nature.

Les larmes qu'on répand abondamment, soit dans un moment de joie ou de chagrin, sont l'effet spontané de la tension nerveuse, qui porte la compression dans toutes les parties nerveuses; & ces mêmes larmes, qui n'ont pas eu le temps de se mêler avec l'humeur sébacée des glandes des paupières, & de la caroncule lacrymale, sont si salines de leur nature, qu'il arrive souvent qu'elles enflamment & corrodent les cartilages, tant internes qu'externes; d'où il est aisé de conclure combien il est essentiel, pour le globe de l'Œil, d'avoir un moyen doux qui puisse en diminuer l'acrimonie; & ce moyen est l'humeur sébacée des glandes des paupières, & de la caroncule lacrymale. La glande lacrymale qui, comme je viens de le dire, est située sous l'arcade sourcillière de la paupière supérieure, à peu de distance du petit angle, est, d'après tous les Anatomistes, le premier réservoir établi par la Nature; mais elle n'est pas le seul, puisqu'il arrive que, lorsque cette glande devient ſquireuſe ou œdémateuſe, le globe de l'Œil reçoit toujours un fluide lacrymal qui, en le lubréfiant, ſe régénère ſans ceſſe : or ce recrément continuel ne peut venir que de la conjonctive & de la cornée tranſparente, qui ont auſſi leurs canaux ou pores particuliers, qui fourniſſent une exudation perpétuelle des humeurs internes; ce qui s'obſerve aiſément après l'extinction de l'eſprit vital, & ce qui prouve que cette exudation paroît être le réſidu de la ſurabondance des humeurs de l'Œil, qui, après avoir pourvu au recrément interne, viennent lubréfier les parties externes.

SECTION PREMIÈRE.

Du Cancer des Paupières, ſes dangers, & ſouvent ſon incurabilité.

Il eſt un genre de maladie que le patient ſouffre avec peine & amertume, que l'obſervateur conſidère avec attention, ſouvent même avec effroi, & qu'on appelle, en termes de l'art, *noli me tangere ;* c'eſt-à-dire, *ne me touches pas.* Cette redoutable maladie, preſque toujours incurable, eſt le cancer, ou ulcère cancéreux des paupières. Le cancer des paupières eſt fomenté

&

& entretenu par la dépravation du ſang, dont le prurit mordicant conſume & corrode les parties qui lui ſervent d'égoûts, & dont il détruit les vaiſſeaux ſanguins, les vaiſſeaux lymphatiques, briſe les muſcles & les fibres qui peuvent lui faire obſtacle, forme une plaie livide qui s'étend inſenſiblement, dont les bords durs & calleux ſont preſque toujours livides ou enflammés. Le cancer des paupières n'eſt ſouvent que très-peu de choſe dans le principe, & ne devient ulcère chancreux que par l'imprudence ou l'impéritie de ceux qui, pour guérir un bouton ſquireux, un orgelet & autres, ſe ſervent ſans précaution de cauſtiques très-actifs, d'où il réſulte une plaie qui, peu-à-peu, devient l'égoût de la Nature, & augmente ſes dégrés de malignité par les remédes contraires aux beſoins de cette même Nature. L'exemple ſuivant en eſt la preuve.

Il y a huit à dix ans qu'un Magiſtrat de Province vint à Paris, avec ſa femme & ſa fille, pour conſulter, en dernier reſſort, ſur les moyens de ſe conſerver une épouſe chérie, & qui pouvoit avoir trente-deux à trente-trois ans. Cette Dame, bien portante en apparence, avoit un ulcère chancreux, dont le foyer premier avoit commencé par un bouton ſquirreux qui avoit affecté les glandes de la paupière inférieure de l'Œil gauche, du côté du petit angle, mais qui, enſuite, s'étoit étendu plus particulièrement vers l'artère temporale. Ce couple malheureux, après avoir vu tous les hommes célèbres dans la Faculté de Médecine & dans l'Académie de Chirurgie, vint me trouver & réclamer mes foibles lumières; en conſéquence je priai la Dame de découvrir ſa plaie; je reconnus, au premier aſpect, toute la partie du petit angle de la paupière inférieure détruite & continuellement abreuvée par le fluide lacrymal, qui ne ſervoit qu'à l'irriter de plus en plus; je reconnus, dis-je, que cet ulcère étoit plus caverneux dans la partie qui avoiſine l'artère temporale, dont les parois étoient même à découvert. Cet état cruel & déſeſpéré me donna les plus juſtes alarmes; cependant je pris ſur moi-même de faire recouvrir la plaie; &, d'après mes différentes queſtions, j'appris que l'origine de la maladie étoit une ophtalmie imparfaite qui, négligée ou mal gouvernée, avoit déterminé un engorgement au bouton ſquirreux, qui ne cauſoit ni douleur ni ſenſibilité; mais qu'ennuyée de cette tumeur plus déſagréable qu'inſupportable, la Dame ſe laiſſa perſuader qu'elle s'en trouveroit débaraſſée à l'aide d'un cauſtique, dont on toucheroit le bouton à pluſieurs repriſes; & ce cauſtique n'étoit rien moins, autant que la mémoire peut me le fournir, que l'huile glaciale d'antimoine, qui demande les précautions les plus grandes & les secours les plus prompts, de manière que l'ulcère ne fit que s'accroître de plus en plus; j'appris, dis-je, qu'on employa sans succès les astringens, les résolutifs & les dessicatifs de la première classe; après quoi on fit usage de remédes de toute espéce, suivant les promesses des uns, suivant la confiance que pouvoient inspirer les autres: d'après un détail aussi affligeant, je crus devoir engager la malade à n'employer d'autres moyens que ceux qui pouvoient diminuer les progrès de l'ulcère; que les plus simples étoient un régime très-sévère, l'emploi, pour reméde local, des seuls palliatifs pris dans la classe des anodins, & enfin de se soumettre à la volonté de l'Être suprême, qui n'afflige que ceux qu'il aime, & qu'il veut récompenser. A peine cette morale évangélique fut-elle entendue, que la Dame, tenant la main de sa fille, sauta au col de son mari, en lui disant: « C'en est fait, mon » ami; il ne me reste plus de ressource; il fau» dra nous séparer, en te laissant pour gage le » digne fruit de notre amitié mutuelle. Ah! mon » mari, ah! ma fille, tous les gens de l'art sont » d'un commun accord; personne ne veut m'en» treprendre, & tous se réunissent pour m'an-

» noncer une fin prochaine; je vois bien quel » est mon sort; rien ne peut me surprendre. » Ah! mon mari, ah! ma fille »; & je laisse au Lecteur à apprécier la crise de mon ame, & la crainte que j'avois qu'une hémorragie accidentelle nevînt finir cette scéne touchante, dont le dénouement, suivant ce que j'en ai appris, n'a pas tardé à terminer sa vie & ses douleurs.

Il est certain que les paupières sont plus sujettes à devenir cancéreuses que toutes les autres parties du corps, parce que le fluide lacrymal, dont elles sont sans cesse arrosées, ne fait qu'irriter la plaie, & en accélérer les progrès; aussi ne sçauroit-on être trop prudent sur l'usage & l'application des remédes que tel ou tel genre de maladie est dans le cas de requérir; c'est, d'après ces mêmes principes, que je dis qu'il n'est pas de moyens curatifs pour un cancer parvenu à son dernier période, pour un cancer dont la plaie est profonde, dont les bords sont livides & calleux, parce que tous les incisifs, tous les dessicatifs ne peuvent que concentrer l'humeur & procurer des douleurs indispensables, pour former un nouveau foyer, qui deviendra pire que le premier : mon avis est donc, de ne faire usage que des palliatifs doux, & pris dans la classe des calmans & des anodins, ſoit en douches, ſoit en topiques légers, tels que les infuſions de fleurs de mauve, la pulpe de pomme cuite, la rouelle de veau, & autres; mais, lorſqu'il arrive ulcération ſimple aux paupières, & que cette ulcération paroît être entretenue par un vice du ſang, il faut, ſans perdre de temps, mettre le malade au régime, établir un cautère au bras, chercher, d'après la cauſe peccante, à purifier la maſſe du ſang, ſe ſervir, pendant quelques jours, pour baſſiner les paupières, de l'infuſion de fleurs de mauve, comme la plus propre à diminuer l'inflammation, enſuite de celle de fureau, ſucceſſivement de roſes de Provins, & enfin de la préparation de l'eau ophtalmique.

J'en conclus que les remédes les plus ſimples & les moins compliqués, ſont toujours les meilleurs, ſur-tout lorſqu'on a ſoin de ſuivre l'indication de la Nature & de proportionner les ſecours à ſes beſoins. Voilà l'article eſſentiel ſur lequel le Médecin ne ſçauroit faire trop de réflexions, & le malade apporter trop d'attention, pour être religieux obſervateur des moyens indiqués.

SECTION II.

De l'Ulcère des Paupières, suite de la Petite-Vérole ; ses moyens curatifs.

LA petite vérole, dont j'ai rendu compte dans mon premier volume, porte non-seulement de cruelles atteintes au globe de l'Œil, mais même aux paupières, dont le venin morbifique corrode & ulcère les glandes ; ce qui arrive particulièrement lorsqu'un bouton de petite-vérole perce & s'éléve sur le bord des cartilages, entre les cils & leur surface interne, parce que les sérosités, dont elles sont continuellement humectées, irritent & entretiennent de nouveau le foyer de la maladie. J'avoue, avec regret, que cet ulcère est difficile à guérir, surtout lorsqu'il est ancien, parce que la glande qui se trouve détruite ou presque détruite, bien loin de fournir une humeur onctueuse, produit, au contraire, un prurit acrimonieux, & prurit formé, qui suit les impressions de la lymphe & du sang, qui englutine les paupières, en rend les bords sanieux, qui, enfin, irrite souvent les vaisseaux de la conjonctive, & détermine une ophtalmie sans cesse renaissante. Voilà ce qui embarrasse tous les jours les vrais observateurs, qui, avec connoissance de cause, cherchent souvent inutilement à réparer les écarts destructeurs de la Nature.

Les victimes des ulcères de la petite vérole ne sont que trop multipliées par le peu de précautions qu'on prend, non-seulement dans les premiers momens, mais même dans l'éruption de cette redoutable maladie : je ne puis donc trop répéter ce que j'en ai dit dans ma première Partie, qui est que, dans le commencement du gonflement des paupières, & lors de la clôture, qui en est la suite, ou ne sçauroit être trop attentif à doucher les paupières & leur circonférence, à le faire de demi-heure en demi-heure, avec une infusion dégourdie de fleurs de mauve, qui, primitivement, est le colyre le plus avantageux, parce qu'il ne porte avec lui ni le mucilagineux des racines de guimauve, ni les duvets spongieux des mêmes fleurs : ce n'est donc que, lorsque les boutons commencent à se sécher, qu'on peut y substituer une infusion légère de fleurs de sureau ; ce que l'on continue autant de temps que la résolution paroît le requérir ; tous ces différens moyens, employés à temps, sont les remédes les plus assurés pour diminuer le foyer de l'inflammation, pour débarasser le globe & les paupières de l'humeur ſanieuſe qui les enveloppe. Le traitement curatif des ulcères des paupières peut s'obtenir, ſoit par la voie de la réſolution, ſoit par le moyen de l'opération. La réſolution eſt ſuſceptible de pluſieurs périodes, on pourroit même dire que les effets en ſont ſimples ou compliqués; ils ſont ſimples lorſque l'ulcération n'eſt qu'externe & ſans exudation ſanieuſe, lorſqu'on peut guérir avec l'aide des aſtringens & des réſolutifs; ils ſont compliqués, lorſque l'ulcère eſt fomenté & entretenu par un vice du ſang; alors il faut établir un exutoire à la peau, & mettre le malade au régime; il faut chercher à purifier la maſſe du ſang, ſoit avec des ſucs d'herbes, ſoit avec des purgatifs analogues au genre de la maladie; il faut enfin employer l'uſage de la pommade ophtalmique, pendant dix à douze jours, afin de déſobſtruer les glandes de l'humeur peccante, qui les oblitère: c'eſt d'après l'effet de ce remède, toujours actif, qu'on pourra juger de la poſſibilité de le ceſſer pour lui faire ſuccéder, pendant deux ou trois jours de ſuite, le doux réſolutif de ſang de pigeon, avec les douches qui lui ſont propres, & terminer la cure avec l'eau ophtalmique, ou celle de joubarbe préparée, dont on baſſinera le front, les tempes & les yeux, matin & ſoir; ce que l'on continuera des années entières, s'il le faut.

Lorſque l'ulcère des paupières réſiſte à tous les moyens ci-deſſus énoncés, & que le malade en déſire abſolument la guériſon, mon avis eſt de chercher à détruire les parties ulcérées avec les cauſtiques, tels que la pierre infernale: pour cela on touche légèrement l'ulcère avec la pierre, dont on a ſoin de rendre le bout le plus menu que faire ſe peut, afin de ne pas intéreſſer les parois des glandes qui ſont ſaines; ce qu'on répéte, tous les matins, autant de temps & de jours qu'il eſt néceſſaire; mais le ſuccès dépend du régime qu'on doit preſcrire, des ſoins qu'on prend pour obtenir la réſolution, & qui conſiſtent dans la précaution de baigner momentanément la plaie avec le lait d'amandes douces. Dix à douze minutes après avoir touché les parties glanduleuſes, qu'on veut détruire, on les baſſine de nouveau avec une infuſion de fleurs de ſureau, ce qu'on peut réitérer deux ou trois fois dans la journée; la liqueur telle qu'elle ſe trouve en été, & ſimplement dégourdie en hiver. Lorſqu'on préſume que les cartilages qui renferment les glandes ſont ſuffiſamment détergés, on ceſſe l'application du cauſtique, pour ne plus faire uſage que de l'eau ophtalmique, dont on ſe ſervira habituellement pour doucher les paupières, matin & ſoir, ce que l'on continuera plus ou moins de temps, ſuivant le beſoin. A l'égard de l'extirpation de la partie ulcérée avec la pointe de l'inſtrument, je crois pouvoir dire que cette opération eſt peu pratiquée, parce que le ſuccès en eſt douteux, quelquefois même dangereux, à cauſe du riſque qu'il y a d'exciter une ulcération plus à craindre que la première.

SECTION III.

De la Dartre des Paupières ; ſes effets & ſes cauſes.

LES paupières qui ſont recouvertes extérieurement par la peau du viſage, ſont auſſi ſujettes à toutes les affections cutanées ; on peut même dire qu'elles en démontrent les impreſſions avec plus d'évidence, parce que les ſéroſités, dont elles ſont arroſées, laiſſent ſur les bords des cartilages & entre les cils, les empreintes des vices du ſang qui les déterminent ; mais la dartre, ou affection dartreuſe, eſt particulièrement celle qui ſe manifeſte le plus aiſément, & qu'on peut chercher à combattre, ſans craindre de donner dans l'erreur, parce qu'elle eſt une des plus évidentes de toutes les maladies qui affligent l'eſpèce humaine. La dartre des paupières a pour cauſe première les mêmes principes que celle du reste du corps; on peut même dire qu'elle fait encore plus de ravages sur cette partie délicate, dont elle corrode les glandes, dont elle détruit les cartilages & entraîne nécessairement la chûte des cils. On reconnoît la dartre des paupières à l'humeur écailleuse & farineuse qui environne les cils; &, lorsqu'on renverse la paupière, on voit que l'intérieur est enflammé & parsemé de petits points ou globules plus ou moins rouges.

Le traitement curatif de la dartre des paupières est le même que celui du corps; c'est-à-dire, qu'il faut mettre le malade au régime, établir, pendant un an, le sain-bois ou garou, au bras gauche, prescrire, de temps à autre, les demi-bains & les mastications, soit avec les feuilles de cochléaria, soit avec la racine de pyréthre; indiquer, pour les repas, une légère infusion d'eau de scabieuse, qu'on pourra mêler avec le vin, ordonner de prendre, le matin & trois fois la semaine, deux tasses de suc d'herbes épurées, à demi-heure de distance, ou bien, un verre de tisane dépurative, telle que celle de vinache, dont la composition se trouve dans le premier volume. Ce qu'on doit varier ou simplifier, suivant la forte ou délicate constitution du sujet. Au régime du corps doivent se réunir les remédes des yeux, qui conſiſtent à faire uſage pendant huit à dix jours de ſuite de la pommade ophtalmique, afin de déterger & de déſoblitérer les glandes des paupières ; s'en ſervir avec les précautions ordinaires pour paſſer enſuite aux bains des yeux, avec l'infuſion de fleurs de ſureau, & ſucceſſivement avec l'eau ophtalmique préparée, dont on ſe ſervira journellement matin & ſoir.

Je crois devoir réfuter encore les fauſſes imputations qu'on allégue contre l'application du ſain-bois, qui, bien placé, n'a d'autre inconvenient qu'une extrême démangeaiſon; qui, d'ailleurs, produit tous les effets des cantharides, ſans en avoir ni les dangers ni les accidens, pourvû qu'on ait ſoin de le changer tous les jours de place, ſans étendre la plaie de plus d'un écu de ſix livres en circonférence. Quel eſt donc le but qu'on ſe propoſe en formant un exutoire à la peau ? C'eſt d'établir un foyer de chaleur qui puiſſe favoriſer la Nature, & produire une dérivation heureuſe de l'humeur peccante qui affecte telle ou telle partie. Mais, dira-t-on, plus la dérivation eſt longue à ſe faire, plus il faut de temps à l'humeur pour s'y porter ; or, dans une ophtalmie violente, établiſſez les véſicatoires derrière les oreilles, ou à la nuque du col, vous aurez une révulſion plus prompte que celle qui ſe feroit au bras : le fait eſt vrai, mais j'ai toujours remarqué que le bien-être duroit à peine quelques jours, parce qu'en rapprochant le foyer artificiel de la maladie même, vous y attirez à la longue toutes les humeurs du corps, & vous rendez la maladie dix fois plus grave que la première. La dérivation de l'humeur qu'on cherche à établir dans une partie éloignée du centre de la maladie, est à la vérité la plus longue à se faire, mais la plus sûre à tous égards, sur-tout, quand on n'a rien à redouter de l'action spasmodique des cantharides, & que ce foyer de chaleur est entretenu par l'actif du sain-bois, qui n'a besoin que d'être bien placé & en petite quantité; il est vrai que, pour maintenir & adoucir l'action du sain-bois, il est nécessaire de le revêtir d'une feuille de poirée, qui devient elle-même un nouvel agent pour déterger l'humeur, pour en rendre l'exudation facile. Voilà ce que j'ai vu, & ce que je vois tous les jours avec une sorte de satisfaction; voilà ce qui milite & militera de plus en plus en faveur du sain-bois, qu'on doit changer tous les jours de place, dont on peut varier les différentes applications sans en craindre de danger; ce n'est pas cependant qu'on ne puisse mettre les vésicatoires à la nuque du col & derrière les oreilles; mais, dans les vingt-quatre ou trente-six heures, on doit les reporter au bras pour y établir le sain-bois.

SECTION IV.

De l'Éréſipéle des Paupières, & de l'inflammation qui ſuit les piquures d'inſectes.

LE SANG, cette ſubſtance ſi néceſſaire à notre exiſtence, porte les différens principes dont il eſt composé, dans toute l'économie animale; c'eſt à l'aide de la circulation que les vaiſſeaux les plus grands, comme les plus petits, ſe trouvent continuellement rafraîchis & alimentés par ce fluide ſubſtantiel qui nous vivifie, qui entretient en nous le principe de la vie, mais dont les impreſſions ſont plus ou moins bénignes, plus ou moins malignes; & c'eſt de ces différens degrés que dépend la bonne ou mauvaiſe ſanté. Les paupières ſont ſujettes, comme tout le reſte du corps, aux révolutions du ſang, dont l'acrimonie détermine, ſoit un genre de maladie ſoit un autre. L'éréſipéle des paupières peut être phlegmoneux, ou œdémateux, ou ſquireux; ce qui ſe reconnoit à l'inſpection & au toucher; mais ce qui détermine la cauſe peccante, c'eſt toujours une humeur acre & ſubtile, qui, en picotant le ſang, l'irrite & l'enflamme, au point de le faire paſſer dans les vaiſſeaux lymphatiques des paupières; ce qui forme tumeur avec gonflement & une tenſion, qui quelquefois devient douloureuſe.

Il eſt une autre tumeur ou enflure des paupières qui approche beaucoup de l'éréſipéle, mais qui n'eſt qu'accidentelle; c'eſt celle que cauſe la piquure des inſectes, tels que les araignées, les mouches à miel, les guêpes & les couſins : ce dernier inſecte, quoique petit, eſt le plus dangereux, parce qu'il profite de l'obſcurité pour agir plus ſûrement, pour porter ſes coups les plus redoutables : en effet, voici ce qui m'eſt arrivé. Une Demoiſelle de mes parentes, âgée de quarante-cinq à cinquante ans, & qui demeure avec moi, éprouva, il y a quelques années, la criſe la plus effrayante & la plus douloureuſe; voici le fait. Etant à la campagne, après le déclin du jour, à prendre l'air à la fenêtre, & ayant naturellement les paupières très-ouvertes & très-élevées, elle ſentit entrer dans l'Œil, comme une ordure, qui lui laiſſa une douleur ſi ſenſible & ſi cruelle, qu'elle fit un cri perçant, & ne ceſſa de me répéter qu'elle ſouffroit cruellement : occupé de toute autre choſe, mon premier mouvement fut de lui dire, de fermer l'Œil ſain, pour ouvrir plus aiſément le malade, afin que le corps étranger pût ſortir avec plus de facilité; mais, comme les plaintes douloureuſes ne faiſoient qu'augmenter, je pris le parti d'examiner l'extérieur de cet Œil ; qui n'offrit à mes recherches qu'une extrême sensibilité ; c'est pourquoi je lui conseillai de le doucher avec l'eau fraîche, ou simplement dégourdie : mais plus le tems s'écouloit en bains ou douches, plus la sensibilité douloureuse augmentoit ; ce qui me fit examiner de nouveau cet Œil, sur lequel je ne trouvai rien d'assez apparent pour me dissuader de la persuasion où j'étois que la cause première ne pouvoit provenir que de la présence de quelque corps étranger qui s'étoit logé dans le haut de la paupière supérieure. Tout en réfléchissant sur l'effet des douleurs, & dans la confiance que le sommeil produiroit un bon effet, je l'engageai à se coucher ; en lui promettant que j'en ferois, à son réveil l'examen le plus scrupuleux ; mais la souffrante passa la nuit la plus cruelle, attendant avec impatience l'effet de ma promesse, que je réalisai dès que le jour pût me le permettre.

Le moment de la possibilité arrivé, je trouvai la conjonctive du globe très-œdémateuse dans la partie inférieure de la paupière supérieure, avec un point d'inflammation dans le centre, qui paroissoit démontrer la persuasion où j'étois de l'existence d'un corps étranger, que je cherchai à découvrir, mais sans succès : en conséquence j'employai les remédes les plus propres à à en procurer l'évacuation ; mais, au lieu de remplir mes vues, l'*œdéme* de la conjonctive ne fit qu'augmenter, au point que le *chémosis* paroissoit vouloir devenir général, & réunir les deux paupières. Cet état douloureux dura une partie de la journée, parce que je fus obligé de m'absenter ; mais, à mon retour, je changeai de résolution & de remédes ; en conséquence, j'employai tous les adoucissans, tous les anodins ; je me servis, de demi-heure en demi-heure, d'un topique léger, fait avec les quatre-farines résolutives, délayées dans l'infusion chaude de fleurs de mauve, & le mêlange des mêmes fleurs. A la quatriéme ou à la cinquiéme application, la douleur cessa ; &, peu d'heures après, j'eus la satisfaction de reconnoître la piquure du cousin, dont l'action vénéneuse, qui formoit une plaie livide, avoit causé tant de tourmens, & les auroit multipliés, au point de déterminer la suppuration du globe ; mais heureusement la sclérotique n'a été que légèrement endomagée ; &, avec le secours des calmans, des résolutifs, des toniques & des liqueurs ophtalmiques spiritueuses, cet Œil s'est maintenu aussi sain & aussi beau que l'autre. Un exemple de cette nature prouve la nécessité de bien connoître la cause première, pour parer aux effets qui en sont la suite ; je désire que cet exposé, & les moyens curatifs qui en font la conclusion puissent servir de guide dans les accidens de ce genre.

Il n'en est pas de même de l'éréspéle des paupières : cette maladie a des symptômes sur lesquels il n'est pas possible de se tromper, ainsi que je viens de l'observer, de manière que les moyens curatifs sont indiqués par les besoins de la Nature, qui demande un régime très-sévère dans le choix des alimens, & qui exige des boissons propres à calmer l'irritabilité du sang; c'est pourquoi mon avis est de prescrire au malade le régime le plus doux, de lui faire prendre les demi-bains, de le faire saigner du bras une ou deux fois, si l'état de la maladie le requiert; ou, dans le cas d'hémoroïdes supprimées, ordonner l'application des sangsues au siége, de mettre en usage les pédiluves, le matin, les maniluves, le soir; de prendre des remédes à l'eau de son, de chercher à rendre le sang plus fluide, à le laver, soit avec une eau de veau, soit avec l'eau d'un poulet dans le corps duquel on mettra une ou deux cuillerées d'orge mondée; du reste ne pas se presser de purger, & ne le faire que lorsque le gonflement & l'inflammation paroîtront vouloir se dissiper; quant aux remédes propres à rétablir l'organe de la vue, ils sont les mêmes que dans toutes les ophtalmies ; c'eſt-à-dire, pour bain des yeux, l'infuſion dégourdie de fleurs de mauve, & pour topique, la pulpe de pomme, ou également l'eau de laitue & l'application de cette plante, quelquefois même auſſi les quatre farines réſolutives ; mais, lorſque l'inflammation ſera à ſon dernier période de réſolution, il faudra ſe ſervir ſeulement de l'infuſion de fleurs de ſureau, & ſucceſſivement de l'eau ophtalmique préparée ; ce que l'on continuera le temps néceſſaire pour n'avoir plus rien à redouter de ce genre de maladie qui, ſouvent, ne paroît céder que pour reprendre avec plus de force.

SECTION V.

Du doux Réſolutif de ſang de Pigeon, Tourterelle & autres.

IL n'eſt pas de maladies qui n'ayent des périodes marquées, des périodes qui exigent toute la prudence du Médecin, pour ne pas contrarier la Nature dans ſes opérations, pour placer à propos les émolliens, les réſolutifs, les aſtringens, les toniques ; c'eſt une connoiſſance réſervée à l'obſervateur inſtruit, parce qu'il ſçait ce qu'il faut faire ou éviter, parce qu'il ſaiſit le moment favorable pour atténuer ou diminuer la progression du mal : c'est donc du succès de ce tact heureux, que dépend le succès de tel ou tel reméde qui, souvent, ne tombe dans le discrédit que par l'impéritie de ceux qui en ont fait une fausse application. Voilà ce qu'on voit, & ce qui arrive tous les jours, sur-tout dans la classe des résolutifs qui, employés mal à propos, ou sans des moyens qui les favorisent, ne font qu'irriter le foyer de la maladie, & quelquefois même la rendent dix fois plus redoutable.

Le doux résolutif de sang de pigeon a la propriété de consolider, de rapprocher les parties désunies, & de fortifier celles qui sont foibles : c'est le reméde local qui a toujours le plus favorisé l'instant urgent où la nature (après l'usage de la pommade ophtalmique) a besoin de secours pour consolider les bords des différens ulcères ou hypopions, qui forment cicatrice, pour empêcher les suites des fortes contusions, quelquefois aussi des dilacérations ; il arrive même que ce reméde est pour moi d'un effet sensible, & qui m'a toujours réussi, parce que, quand la première ou seconde application du sang, rappelle le foyer de l'inflammation, c'est une preuve que l'humeur peccante n'est pas totalement évacuée ; alors je cesse son usage, pour revenir de nouveau à celui de la pommade ophtalmique, & enfin je finis par trouver, dans le résolutif, le succès que je puis en espérer. Je dois ajouter que je me suis long-temps servi du sang de tourterelle qui, dans le fait, porte une chaleur plus active ; mais la délicatesse de ces oiseaux, & l'extrême dépense dans laquelle cela me jettoit, m'a décidé à en abandonner l'usage.

On met le sang de pigeon entre les deux paupières, une ou deux fois le jour : pour y parvenir, on plume le pigeon dessous l'aile, où se trouvent deux veines apparentes ; on en pique une à l'aide d'une épingle, on reçoit le sang dans une cuiller à caffé, dont on a eu soin d'échauffer l'intérieur, soit en la mettant dans l'eau chaude, soit en la tenant entre les doigts, afin que le sang ne puisse pas se coaguler aussi promptement, & laisser le temps de l'insérer entre les deux paupières ; ce qu'on fait en rapprochant ensuite la paupière supérieure de l'inférieure, de manière que le malade ne puisse pas l'ouvrir ; ce qui arrive par la coagulation du sang, dont on recouvre même les parties externes. On laisse l'Œil, ainsi fermé, l'espace de douze à quinze minutes, après quoi l'on prend un petit linge pour doucher les paupières, avec une infusion dégourdie de fleurs de sureau : les paupières bien humectées, & les cils prêts à se détacher, on appuie légèrement, pour enlever les petits caillots de ſang, & nettoyer les petits filamens qui peuvent intéreſſer l'intérieur; cette opération faite, on finit par doucher le front, les tempes & les yeux, avec la même infuſion.

SECTION VI.

De la Véronique des bois; ſes propriétés & ſon uſage.

UN Obſervateur, qui veut le bien de ſes ſemblables, ne doit pas craindre les plus petits détails, parce qu'il doit à la Société l'aveu de tous les moyens qui ont pu lui réuſſir; c'eſt une dette qu'il a contractée, & dont l'oubli le rendroit de plus en plus reſponſable. Les maladies des yeux ont tant d'analogie avec les humeurs corporelles, que les remédes qui agiſſent efficacement ſur ces dernières, portent également leurs impreſſions ſur celles de l'Œil, de manière que cette inflammation opiniâtre réſiſtera toujours aux remédes locaux, juſqu'à ce que le ſang ſoit purgé de cet acide acrimonieux qui l'enflamme. C'eſt une vérité que je ne ceſſerai de répéter : il s'agit donc de prendre tous les moyens de corriger les mauvaiſes influences de l'une, & de raréfier, s'il eſt beſoin, le défaut de circulation de l'autre. Voilà ce qui s'opère ſouvent à l'aide d'un petit reméde qui, à la longue, agit sur la masse du sang qu'il dépure, & dont il divise les engorgemens. Tels sont les précieux effets de la véronique des bois.

La véronique, qu'on appelle le *Thé de l'Europe*, est désignée sous deux dénominations différentes ; l'une, *veronica mas supina & vulgatissima ;* l'autre, *veronica vulgatior folio rotundiore.* La véronique mâle naît & croît dans les bois ; la femelle se trouve dans les prés, dans les marais, & se cultive dans les jardins. On donne la préférence à la véronique mâle, parce qu'elle a ordinairement plus de force & de saveur ; ce qui lui vient des sels aromatiques que lui donne le sol qui lui sert de subsistance. Les tiges de la véronique sont ordinairement rempantes sur la terre ; elles sont crénelées & velues : c'est par le moyen de ses fibres chevelues que la plante croît & se multiplie ; les feuilles de la véronique des bois sont moins rondes que celles des prés ; elles sont d'un verd pâle & crénelées sur les bords ; les fleurs, qui s'alongent en forme d'épi, paroissent à la fin de Mai ; elles sont d'un bleu céleste, elles ont quatre étamines ; &, du fond du calice de la fleur, sort un pistile qui produit dans la suite un fruit membraneux qui renferme une graine roussâtre & presque ronde : c'est ordinairement en Mai qu'on doit cueillir la véronique qu'on a intention de garder ; ayant ſoin d'en faire ſécher, à l'ombre, les feuilles & les fleurs.

La véronique a ſur les plantes de ſa claſſe la même ſupériorité que l'or a ſur les autres métaux : elle poſſéde toutes les propriétés du thé, ſans en avoir les inconvéniens ; &, ſi elle étoit une production américaine, on achéteroit ſes bons effets à prix d'argent ; mais, parce qu'elle naît ſous nos pieds; on la néglige & on l'abandonne, tant il eſt vrai de dire qu'on ne met de faveur qu'à ce qui eſt rare, ou à ce qui vient de loin. La véronique eſt un diurétique aſſuré, un emménagogue ſouverain, un excellent vulnéraire, un puiſſant ſudorifique ; elle eſt en même temps aſtringente & réſolutive ; ſon infuſion me ſert ſouvent dans les maladies des yeux ; mais plus particulièrement en lavage dans les humeurs ſcrophuleuſes, & dans la plûpart des maladies des femmes. Ce ſeroit entrer dans un trop grand détail, ſi j'entreprenois de rendre toutes les propriétés de la véronique ; mais je puis & dois dire, d'après les Auteurs les plus célébres, que ſes effets ſalubres tendent à éclaircir la vue, à rendre l'organe de l'ouie plus ſenſible, parce que ſon infuſion priſe intérieurement, diſſipe cette lymphe épaiſſie, qui obſtrue le cerveau ; ce qui facilite les eſprits animaux à ſe régénérer plus promptement & plus aiſément. Sa préparation en boiſſon eſt une pincée des fleurs & feuilles pour deux onces d'eau bouillante, infuſion théiforme, & dont on édulcorera chaque verre, avec gros comme une aveline, de miel de Narbonne ou autre; on peut en prendre une ou deux premières taſſes les jours de médecine; c'eſt le vrai moyen d'en accélérer les progrès.

CHAPITRE III.

Du Fluide lacrymal, & de ſes conduits ſecréteurs.

L'ÊTRE-SUPRÊME, en accordant à l'homme tout ce qui lui eſt néceſſaire pour ſon exiſtence, a preſcrit à la Nature des régles, dont elle ne peut s'écarter: c'eſt un ordre de direction, qui eſt ſuivi en tout point, & cet ordre n'eſt jamais interrompu que par des écarts ſubſéquens, qui ont pour cauſe, ſoit le produit des accidens, ſoit celui des vices du ſang; alors le défaut d'excrétion & de ſécrétion, met le trouble dans toutes les parties qui les avoiſinent; les tuméfie, les irrite & les enflamme; voilà ce qu'on remarque tous les jours dans l'engorgement des glandes des paupières, dont l'humeur concréte s'épaissit de plus en plus; ce qui diminue d'autant le fluide lacrymal, qui sert à lubréfier sans cesse le globe de l'Œil, & dont une partie s'évapore, soit par l'attraction de l'air, soit par le mouvement continuel des paupières; c'est ce fluide lacrymal, perpétuellement répandu sur la surface du globe, qui a besoin de prendre la direction des conduits lacrymaux.

Les voies lacrymales absorbantes premières, sont les points lacrymaux, qui forment deux petites ouvertures près du grand angle de l'Œil, à l'extrémité des bords un peu saillans des tarses des paupières supérieure & inférieure; ils sont toujours ouverts, parce qu'ils sont cartilagineux; ils ont un sphincter qui leur est propre, afin de se dilater ou de se resserer, suivant l'abondance des larmes. C'est d'après leurs mouvemens vermiculaires, que le fluide est forcé de passer avec célérité dans le sac lacrymal, dont la membrane entre en contraction pour forcer le sphincter du conduit nazal à s'ouvrir, & laisser passer les larmes dans cette cavité. Voilà l'ouvrage de l'Artiste divin, qui dans sa création, n'a rien établi que de parfait. Les voies lacrymales absorbantes sont donc les points lacrymaux, le sac lacrymal & le conduit nazal; le fluide reçoit sa direction du mouvement des paupières & de l'eſpèce de digue qu'oppoſe la caroncule lacrymale pour en diriger le cours vers les points lacrymaux qui lui fourniſſent paſſage, de manière que tout agit de concert, & que cette union ſert de régle aux impreſſions de la Nature.

SECTION PREMIÈRE.

Du Kiſte, ou tumeur enkiſtée des Paupières, ſes cauſes & ſes moyens curatifs.

LES paupières ſont parſemées de glandes, & ces glandes ſont ſujettes à différens genres d'engorgement, & d'obſtruction; les plus ordinaires ſont celles dont la tumeur indolente ſe déſigne ſous les noms d'*athérome*, de *meliceris* & de *ſtéatôme*, ſuivant la nature de l'humeur qu'elles contiennent. En général le bouton kiſte ou tumeur enkiſtée des paupières, eſt un engorgement lymphatique, occaſionné par l'extrême dilatation des vaiſſeaux, dont le fluide s'épaiſſit & devient concret. Cette tumeur augmente de volume, à proportion de la réunion qui s'y fait; elle ne cauſe ni douleur ni changement à la peau, parce que la matière qu'elle contient a perdu de ſon acrimonie par ſa concrétion; c'eſt pourquoi il en réſulte rarement inflammation; mais le poids de l'obſtruction fatigue les paupières, gêne la vision; obstrue quelquefois la glande lacrymale, & quelquefois aussi peut déterminer une fistule de ce genre; ce qui dépend de la position de la tumeur, qui réunit souvent deux ou trois de ces mêmes glandes.

Le traitement curatif de la loupe ou tumeur enkistée des paupières, peut avoir lieu de deux manières; soit par le moyen de la résolution, soit par celui de l'opération. Le premier m'a toujours paru préférable, parce qu'il n'y a ni lésion à craindre, ni risque à courir. Les remèdes les plus usités sont différentes préparations atténuantes & fondantes, mais sur-tout les emplâtres faites avec le *diachilon*, avec celui de Vigo *cum mercurio*; quelqu'actif que soit ce reméde, il m'a toujours paru suivi de peu de succès, parce que l'action mercurielle est tellement divisée dans les parties graisseuses, qu'elle agit inefficacement; c'est pourquoi j'ai cru pouvoir tirer plus de secours & d'avantages des effets des cantharides : en conséquence j'ai ordonné & fait préparer l'onguent épipastique, suivant la formule ci-après:

Mouches cantharides, une once;
Térébenthine de Venise, deux onces;
Mastic en larmes, deux onces;
Euphorbe, demi-once;

le tout bien mélangé & préparé au feu, en former des magdaléons pour s'en ſervir au beſoin.

Son uſage & ſes effets.

La manière de s'en ſervir eſt d'en prendre ſuffiſament pour en enduire légèrement un taffetas noir, de la circonférence du bouton kiſte, l'appliquer & le laiſſer ſur la tumeur l'eſpace de trois heures ou environ ; ce qu'on répéte tous les jours juſqu'à parfaite diſſolution de l'humeur épaiſſie, ayant ſoin de baſſiner la plaie deux à trois fois le jour, avec l'infuſion dégourdie de fleurs de mauve, & ſucceſſivement de fleurs de ſureau, dont on ne peut ſe diſpenſer de faire uſage, lorſque la réſolution eſt à ſa perfection ; après quoi, ſe ſervir de l'eau de joubarbe préparée, & s'en ſervir tout le temps néceſſaire. Voilà le ſeul moyen qui, quelqu'actif qu'il ſoit, m'a ſouvent réuſſi ; mais ſon application demande beaucoup de ſoin & de précautions pour ne pas intéreſſer le globe de l'Œil ; je puis même dire qu'il eſt de beaucoup préférable à l'opération ; parce qu'il diviſe aiſément l'humeur ; parce qu'on ne fait que ſtimuler la Nature, en lui laiſſant la facilité d'évacuer ſon ſuperflu dans l'endroit de ſes défirs, au lieu que l'opération eft un effet forcé, qui peut-être ne feroit pas celui du moment, ni de la fermentation naturelle ; d'ailleurs il arrive tous les jours que l'opération produit des folutions de continuité ; & fouvent des deftructions encore plus dangereufes ; cependant cette opération fe pratique à l'aide de l'inftrument ; mais, comme je la crois auffi inutile que peu favorable, c'eft ce qui fait que je n'entrerai dans aucun détail particulier. Tel eft mon avis en faveur de ceux qui employent fouvent des remédes, dont le plus grand bien eft de ne procurer aucun mal. Puiffent-ils en reconnoître la verité, & la mettre en pratique ; mais, lorfque le bouton kifte ne fait que commencer à paroître on peut en efpérer la réfolution, en humectant la tumeur plufieurs fois dans la journée avec de la falive feulement.

SECTION II.

De la Tuméfaction des Paupières, à la fuite des piquures d'infectes.

IL eft différentes efpéces d'infectes, les uns ovipares, les autres vivipares ; les ovipares fortent de leur coquille, à l'aide d'un certain degré de chaleur qui en vivifie le germe ; les vivipares, au contraire, viennent au monde tout formés, & très-bien conſtitués. Les inſectes les plus dangereux pour les paupières, ſont les plus petits, & ceux qui ont des aîles; parce qu'ils viennent nous ſurprendre au moment où nous-nous y attendons le moins. De ce nombre ſe trouvent les mouches & les moucherons; ces derniers ſur-tout, ſont les plus à craindre, parce qu'ils ſont armés d'un aiguillon, & même de pluſieurs aiguillons vénéneux, qui agiſſent & piquent en différens ſens, de manière que le ſang & la lymphe des parties voiſines s'extravaſe, & cauſe une tumeur, dont la plaie eſt refermée par la compreſſion de l'air extérieur: c'eſt donc ce venin, ou cet aiguillon ſubtil qui reſte dans la peau, qui provoque la démangeaiſon & détermine l'inflammation; on reconnoît aiſément le principe de l'accident d'après le rapport du malade, d'après un petit point violet qui ſe trouve au milieu de la tumeur; il s'agit donc de ne pas perdre de temps pour empêcher que l'irritation ne faſſe des progrès, & n'augmente de plus en plus le foyer de l'inflammation.

Il eſt une infinité d'autres inſectes dont la piquure eſt auſſi redoutable pour les paupières, ce qui les tuméfie par l'extravaſion ſanguine & lymphatique, ce qui les enflamme par la liqueur vénéneuſe qui eſt reſtée dans la plaie, ainſi que je l'ai obſervé dans le trait hiſtorique de l'éréſipéle des paupières, & qui a particulièrement affecté le globe de l'Œil; mais ce qu'il est intéressant de sçavoir, & sur quoi je ne puis trop peser, c'est en pareil cas, d'employer pour remède le contre-poison de l'affection vénéneuse; & ce remède doit se prendre dans la classe des anodins & des résolutifs doux. Voici de quelle manière je me comporte lorsqu'il m'arrive une tuméfaction de cette nature; je fais bassiner la plaie avec une infusion dégourdie de fleurs de mauve; je fais faire usage du topique composé avec les quatre-farines résolutives, & délayées avec la même infusion, à laquelle j'ajoute le mélange des fleurs: c'est à l'aide de ce topique, que je fais renouveller de demi-heure en demi-heure, à un degré de chaleur douce, que je parviens en peu de temps à calmer & diminuer l'actif vénéneux; alors je cesse le topique pour ne plus me servir que de l'infusion de fleurs de mauve, & successivement de fleurs de sureau; ce qui achéve la résolution; après quoi, pour rétablir l'action des solides distendus, & la circulation des fluides comprimés, j'indique pendant quelques jours les toniques & les liqueurs ophtalmiques spiritueuses. Tels sont les remèdes les plus simples & les plus propres à ce genre de maladie, pourvû qu'il ne soit pas entretenu par un vice du sang.

SECTION III.

SECTION III.

De l'Orgeolet, de la Grêle ou Gravelle des Paupières.

L'ORGEOLET des paupières eſt ce qu'on appelle communément l'*Orgueilleux*, parce que cette tumeur attaque particulièrement la paupière ſupérieure, ſans que l'autre en ſoit exempte; c'eſt un bouton qui s'annonce avec chaleur & inflammation, qui enveloppe une ou pluſieurs glandes à la fois; il eſt ſouvent le précurſeur du cours périodique des jeunes perſonnes du ſexe, & diſparoit lors que le ſang prend ſon cours naturel. L'orgeolet eſt donc une tumeur plus ou moins enflammée, ſuivant la chaleur du ſang qui en fait le foyer; mais ſa cauſe primitive eſt toujours un épaiſſiſſement de la lymphe & du ſang; c'eſt d'après cet épaiſſiſſement que ſe fait la rupture des petits vaiſſeaux, ce qui provient, pour l'ordinaire, d'un ancien bouton de petite-vérole ou autre, qui a tellement corrodé & ulcéré la partie affectée, que la moindre réplétion des vaiſſeaux les tuméfie ou les dilate de nouveau. Voilà ce que l'expérience journalière annonce, & ce que les opérations de la Nature confirment, en démontrant, que la partie la plus foible eſt toujours celle qui eſt la première attaquée.

Le traitement curatif de l'orgeolet n'exige pas de grandes précautions, & ne demande localement que des remédes doux & ſimples dont je vais donner le précis; mais, pour en empêcher le retour, il eſt abſolument eſſentiel d'agir ſur la cauſe déterminante; c'eſt-à-dire, de prendre les moyens de faciliter la circulation du ſang, & d'en diminuer la viſcoſité acrimonieuſe: or ce que j'ai vu réuſſir le mieux, ce ſont les eaux légèrement ferrugineuſes, telles que les épurées de Paſſy; ou bien une préparation légère d'eau de ſquine, qu'on boit au diner ſeulement; d'où il arrive que les principes actifs de l'un ou de l'autre, réchauffent l'eſtomac, favoriſent une bonne chilification, d'où ſuit néceſſairement une heureuſe circulation; ce que l'on continue pendant douze à quinze jours de ſuite, & ce qu'on répéte, ſi la circonſtance l'exige. Aux remédes généraux ſe réuniſſent les remédes locaux, qui ſont de doucher, deux à trois fois le jour, le front, les tempes & la partie malade, avec l'infuſion dégourdie de fleurs de mauve, & de même pour topique léger, la pulpe de pomme cuite, ou le cœur d'une laitue pommée, amortie dans l'eau bouillante; lorſque le bouton diminue d'inflammation (ce qui annonce le moment de la réſolution) on doit ſe ſervir de l'infusion de fleurs de sureau pour doucher les paupières, & pour topique léger des feuilles de joubarde, amorties dans l'eau bouillante, & successivement de l'eau ophtalmique préparée.

Les orifices des glandes des paupières sont encore sujet à un autre maladie, qu'on désigne sous le nom de *grêle* ou *gravelle* des paupières. Ces petites protubérances sont un amas concret d'une lymphe épaissie, qui englutine les cils, qui gêne de plus en plus les pores secrétoires & excrétoires de ces mêmes glandes; d'où il arrive des embarras & des engorgemens, qui quelquefois portent atteinte aux sphincters des points lacrymaux; ce qui les empêche de pomper la surabondance du fluide lacrymal. La grêle ou gravelle des paupières ne peut trouver une heureuse résolution, par les différens de collyres dessicatifs qui concentrent l'humeur au dedans, mais bien par le moyen de la pommade ophtalmique que je fais employer une ou deux fois le jour pendant dix à douze jours de suite, avec la précaution de se servir de l'infusion de fleurs de mauve, successivement de celle de sureau, & enfin, de l'eau ophtalmique dont on fera usage pendant des années entières. Cette petite gêne n'est pas à comparer avec le bien-être qui doit en résulter.

S'il arrive que la grêle des paupières ne céde

pas aux effets toujours actifs de ce reméde, & que la saillie soit assez protubérante pour en faire la ligature, à l'aide d'une soie écrue; c'est alors qu'il faut avoir recours à ce moyen comme le plus assuré, en portant la ligature le plus près de la peau que faire se peut, sans intéresser ni endommager l'intérieur des glandes; ce qui se reconnoit à l'inflammation qui arrive: dans ce cas, il faut ôter la ligature jusqu'à ce que l'inflammation soit dissipée, & la reprendre ensuite avec plus de précaution, ayant soin de bassiner deux ou trois fois dans la journée la partie malade avec l'eau végéto-minérale de goulard; ce que l'on continue jusqu'à parfait dessèchement. Je préfère ce traitement curatif à l'extirpation faite avec la pointe de la lancette, ou tout autre instrument; je le préfère même à l'usage de la pierre infernale, qui peut détruire ou endommager les parties qui ne sont pas affectées.

Je crois devoir dire qu'il arrive, tous les jours, que des personnes peu instruites, confondent souvent la pierre à cautère avec la pierre infernale; cependant il y a une grande différence entre la composition de l'une & celle de l'autre: la première se prépare par un procédé chimique avec un mêlange de chaux & de cendres gravelées, qui ne sont autre chose que la lie de vin, qu'on fait sécher pour les calciner ensuite; la seconde se fait avec une dissolution d'argent par l'esprit de nître. Cette concrétion saline est très-susceptible de l'humidité de l'air qui en opère la dissolution, ainsi qu'il arrive souvent à la pierre à cautère; c'est pourquoi l'on doit tenir l'une & l'autre dans un vase bien bouché, pour s'en servir au besoin. La pierre infernale est de tous les caustiques le plus actif; il suffit qu'elle touche une partie pour faire son effet; mais on ne sçauroit apporter trop de soins & de précautions, dans l'usage qu'on en fait, pour détruire & consommer les ulcères des paupières, parce que le cartilage est si tendre, & les glandes intérieures si proches les unes des autres, que la communication est à craindre: aussi un Praticien prudent & sage, a toujours l'attention d'avoir près de lui un correctif préparé, qui est, soit le lait de vache soit celui d'amandes-douces. L'instrument pour maintenir la pierre à cautère, est un espéce de porte-crayon par bas, & le reste en bois, pour assurer la main qui dirige l'opération.

SECTION IV.

Des Verrues ou Porreaux des Paupières, dont le volume en diminue l'action.

LE nombre infini des glandes qui bordent le cartilage interne des paupières, la ténuité de leurs vaiſſeaux, la ſoupleſſe & le relâchement de leur tiſſu cellulaire, ſont autant de cauſes déterminantes, qui ſouvent décident des embarras, & forment des engorgemens; d'où naiſſent ces tumeurs de pluſieurs eſpéces, auxquelles on donne différens noms, ſuivant les différentes formes qu'elles préſentent: de ce nombre ſont les porreaux ou verrues des paupières, dont la baſe eſt ſouvent plus apparente que cachée; ce qui en rend la cure moins pénible & moins laborieuſe. Les verrues, d'après leur figure & leur couleur, ont reçu différens noms, & diverſes diſtinction; les unes ſont appellées pendantes, parce qu'elles tiennent à un pedicule très-mince; les autres porreaux, parce qu'elles ont toute la forme d'une tête de porreau, d'autres enfin, grain de meure, parce qu'elles ont pluſieurs petites éminences qui reſſemblent à l'extérieur de ce fruit. La cauſe première des verrues, eſt une lymphe acrimonieuſe, qui, en détruiſant les vaiſſeaux capillaires de la peau, détermine l'extravaſion des ſucs nourriciers, d'où proviennent ces excroiſſances charnues.

Pour obtenir la cure des verrues, il faut en détruire totalement la ſubſtance, ſans en laiſſer le moindre veſtige, qui ſoit dans le cas de ſe régénérer; c'eſt pourquoi mon avis eſt d'employer la même ligature que pour l'orgeolet; c'eſt-à-dire, pincer la verrue à ſa baſe, afin de former plus aiſément un double nœud avec la ſoie écrue; ce qu'on eſt obligé de répéter pluſieurs fois pendant le traitement; parce que la verrue en ſe deſſéchant rend la ligature trop diſtendue; ce qui faciliteroit le retour des ſucs viciés. Lorſque la verrue eſt abſolument tombée, il eſt encore à propos d'en deſſécher la baſe avec le ſuc laiteux de feuilles de figuier, ou la poudre de ſabine; le faire une ou deux fois ſeulement avec beaucoup de ſoin & de ménagement, afin de ne pas porter un nouveau foyer de fermentation; c'eſt ce qui fait qu'après quelques minutes d'application, on doit baſſiner la partie affectée avec l'infuſion dégourdie de fleurs de mauve, & enſuite de fleurs de ſureau; ce que l'on continuera une quinzaine de jours plus ou moins. Aux remédes locaux doivent ſe réunir ceux du corps, qui ſont, de diminuer l'extrême acrimonie du ſang, en buvant, tous les matins pendant dix à douze jours, deux taſſes d'eau de gruau de Bretagne; du reſte obſerver un régime doux, & conforme au but qu'on ſe propoſe, qui doit être toujours de chercher à déterger les glandes par les remédes externes, & d'en rafraîchir les ſucs nourriciers par les internes. Voilà à peu-près les moyens les plus propres à déterminer la cure des verrues ou porreaux des paupières.

SECTION V.

Des Tumeurs adipeuſes des Paupières, de leurs cauſes & de leurs effets.

LA GLANDE lacrymale, comme la ſource la plus conſidérable du fluide qui ſert à lubréfier le globe de l'Œil, eſt ſouvent ſujette à des engorgemens, qui de proche en proche occaſionnent des tumeurs, qu'on nomme *adipeuſes;* parce que la graiſſe que cette glande renferme, pouſſe la peau en avant, l'allonge au point que la paupière qui ſe trouve tuméfiée, eſt gênée dans ſes mouvemens circulaires. La tumeur adipeuſe n'eſt ni ſenſible, ni douloureuſe; elle n'a pas même de fluctuation, parce que c'eſt un corps graiſſeux ; qui très-rarement contient un fluide ; elle ſe prête aux différens mouvemens de preſſion, & s'incline toujours du côté du petit angle : ce n'eſt pas cependant qu'il ne puiſſe ſe trouver des tumeurs de cette eſpèce dans toute autre partie des paupières ; mais cela eſt plus rare. La cauſe primitive de cet amas humoral, eſt un relâchement de vaiſſeaux ſanguins & lymphatiques ; occaſionné par une ſurabondance d'humeurs, qui propagent les embarras, & qui forment peu-à-peu, ce qu'on appelle *tumeurs adipeuſes ;* telle eſt l'origine de ces ſortes de loupes.

Ou peut obtenir la cure des tumeurs adipeuſes, ſoit par le moyen de la réſolution, ſoit par celui de l'opération. Le premier ne peut avoir lieu, que dans le cas où la tumeur ſeroit nouvelle ; alors on ſe ſervira, trois à quatre fois le jour, des fomentations faites avec les infuſions émollientes & réſolutives ; on les emploiera dégourdies, & l'on aura ſoin de recouvrir chaque fois la tumeur avec l'emplâtre de Vigo qui ſe trouve compoſée avec le Mercure. Ce que l'on continuera juſqu'à parfaite réſolution. Le ſecond moyen eſt celui de l'opération qui ſe pratique, en faiſant dans la partie de la paupière qui eſt malade, une ſection qui ſuive la direction des plis cutanés,

& aſſez étendue pour mettre le kiſte en évidence: la tumeur ainſi découverte, on ſe ſert de la pointe du biſtouri pour détacher l'enveloppe d'avec les parties voiſines, & enſuite, on prend des ciſeaux courbes pour enlever le tout, juſques dans les parties les plus adhérentes; après quoi, l'on panſe la plaie avec les moyens les plus ſimples & les plus uſités; à moins qu'on ne ſoit obligé de faire uſage de la pierre infernale pour conſumer les petites adhérences qu'on auroit pu y laiſſer; mais, dans tous les cas, l'opération qui eſt bien faite ne peut avoir de ſuites fâcheuſes, à moins qu'elle ne ſoit contrariée par un vice du ſang, qu'on doit chercher à combattre. Lorſque la tumeur adipeuſe eſt la ſuite ou l'effet de l'engorgement de la glande lacrymale, on ne doit pas chercher à faire l'opération, parce que les ſuites en ſeroient funeſtes, parce qu'il ſeroit à craindre que l'opération ne devînt dans le cas d'endomager les parois de la glande; ce qui produiroit de nouveau une maladie plus grave & plus difficile à guérir. On doit donc ſe contenter d'employer les réſolutifs les plus doux, les plus ſimples, & d'après les précautions ſi ſouvent preſcrites.

SECTION VI.

Des Frictions séches de la tête & du corps, leur rapport avec les maladies des Yeux.

L'INSENSIBLE transpiration arrêtée ou suprimée cause souvent une fermentation considérable, dans les fluides & l'irritation des solides; & c'est de cette irritation que naissent les différens accidens dont les fonctions corporelles sont sans cesse troublées. Heureux celui qui est assez prudent pour s'opposer aux progrès, & combattre dans le principe la cause morbifique; parce que du bien-être du corps dépend le bien-être des yeux; c'est ce qu'on voit tous les jours dans les fiévres inflammatoires, dont l'effet au cerveau produit une métastase qui irrite les globes & les enflamme, & qui souvent détermine des suites plus dangereuses encore. Tel mal qui, dans l'origine, n'est qu'une simple effervescence, devient quelquefois très-grave, parce qu'on employe des remédes, qui ne sont ni bien dirigés ni appropriés aux circonstances. On ne sçauroit donc recourir trop tôt à l'expérience de ceux qui les dirigent journelement, & auxquels la connoissance du diagnostic & du pronostic est familière; mais il est des moyens qu'on peut employer en tout temps & ſans crainte de danger ; telles ſont les frictions ſéches.

Lorſqu'après avoir éprouvé une tranſpiration abondante, on paſſe d'un endroit chaud dans un autre qui eſt froid ou humide, alors les pores de la peau ſe ferment, & l'humeur de la tranſpiration reflue dans la maſſe du ſang qu'elle comprime, ou ſe reporte ſur les ſolides qu'elle reſſerre ; de manière que la circulation ſe trouve gênée, & l'action des ſolides tellement comprimée, que la fermentation devient néceſſaire pour vaincre les obſtacles qui ſe rencontrent. C'eſt dans ce moment de combat avec la Nature, que l'appétit ſe perd, que l'engourdiſſement s'empare de tous les membres, que le ſommeil devient inquiet, qu'il ſe trouve agité, & que la fiévre ſe déclare par des ſymptômes plus ou moins accablans. Voilà donc les effets d'une tranſpiration ſupprimée, & à laquelle on auroit pu remédier dans le principe ; en ſe mettant au lit, en ſe faiſant frictionner avec une flanelle bien chaude ; en buvant deux ou trois taſſes d'infuſion de fleurs de ſureau édulcorée avec le miel ; & enfin en obſervant, pendant quelques jours un régime très-ſévère : tels ſont les moyens victorieux avec leſquels on répare les effets d'une imprudence, qui quelquefois accumule humeur sur humeur, & décide une maladie sérieuse.

En fait de maladie des yeux, lorsqu'il arrive que la tuméfaction des paupières, ou l'ophtalmie du globe est le produit, soit d'une humeur scrophuleuse, soit d'une transpiration supprimée, alors je mets le malade au régime; je lui fait garder le lit pendant vingt-quatre ou trente-six heures, & je le fais frictionner quatre à cinq fois dans cet espace, avec une flanelle ou linge bien chaud, qu'on porte sur la poitrine, sur les épaules, autour du col & de la nuque; je lui fais boire deux ou trois tasses d'infusion légère de véronique des bois, édulcorée avec le miel ou le syrop de violette; traitement que je réitère plusieurs fois dans la journée, suivant les circonstances. Ces sortes de frictions sont encore d'une très-grande utilité dans les gouttes sereines imparfaites, sur-tout lorsqu elles ne changent en rien la conduite des remédes généraux; ce qui est très-rare, parce qu'il sera toujours essentiel de rappeller au dehors l'humeur qui est interne, & d'en procurer l'issue par tous les moyens possibles.

CHAPITRE IV.

De la Fistule lacrymale, ses causes & ses effets.

LA FISTULE lacrymale est en général une maladie du grand angle de l'Œil; on peut dire que c'est la plus grave & la plus redoutable des paupières; parce qu'elle se présente sous différentes formes, parce que ses causes & ses effets en sont cachés; parce que le fluide lacrymal retenu par l'oblitération des voies lacrymales, est obligé de demeurer stagnant, & souvent de refluer sur lui-même; mais on donne mal-à-propos le nom de fistule lacrymale à des tumeurs qui ne sont que de simples engorgemens; car ce qu'on appelle réellement *fistule* est un ulcère, plus ou moins profond, dont l'entrée est étroite & la base large, avec callosité dans toute son étendue: c'est pourquoi les tumeurs qui abscédent sans intéresser les voies lacrymales, ne doivent pas être appellées fistules lacrymales, mais phlegmon ou ulcère de la texture des paupières, avec engorgement des vaisseaux capillaires. On donne à ces sortes de tumeurs les noms d'*anchilops* & d'*œgilops*. Dans le premier cas, c'eſt une élevation, qui arrive ordinairement entre le grand angle & la partie oſſeuſe du nez; qui ſe manifeſte au-deſſous de l'union des paupières qui tient à la peau & à la graiſſe qui recouvre le muſcle orbiculaire. Lorſque cette tumeur devient inflammatoire, la douleur, ainſi que la tenſion eſt générale; & la fiévre s'allume, juſqu'à ce que l'humeur ſe ſoit fait jour extérieurement; c'eſt ce qu'on pelle *œgilops*. Ces deux maladies, qui n'en font qu'une, doivent être traitées dans le principe, par tous les émolliens & les adouciſſans; enſuite par les aſtringens & les réſolutifs, quelquefois même par les déterſifs, ſur-tout lorſqu'elles ſont entretenues par un vice du ſang; ce qui demande les plus grandes précautions; mais ce qui eſt urgent, c'eſt de chercher à reparer les voies lacrymales, dont l'oblétération augmente le foyer de la maladie & en retarde les effets curatifs.

Les cauſes qui donnent lieu à la fiſtule lacrymale, ſont en général l'acrimonie, & la viſcoſité du fluide lacrymal; ce qui arrive lorſque les glandes des paupières ſe trouvent viciées, ou couvertes de chaſſie; lorſqu'elles ne peuvent fournir cette humeur onctueuſe, ſi néceſſaire pour en diminuer le ferment; alors, ſi le fluide lacrymal péche par l'acrimonie, il en réſulte que ce fluide, en se portant dans le sac lacrymal, en irrite les parois, d'où suit un séjour de matière, qui devient épaisse & purulente, qui bouche le conduit ou canal nazal; ce qui fait que l'humeur s'amasse dans le sac, & produit une tumeur qui, par une pression plus ou moins active, fait regorger l'humeur par les points lacrymaux: mais, lorsque la tumeur est occasionnée par la viscosité du fluide lacrymal, il se trouve qu'en pressant le sac, cette viscosité ne pouvant refluer par les points lacrymaux, force le sphincter du canal nazal, & découle par le nez, un peu au-dessous du cornet inférieur. Voilà donc deux espéces de fistules, dont l'une tient à l'acrimonie, & est fluente externe, l'autre à la viscosité, & est fluente interne. La fistule lacrymale ne peut pas être appellée hydropisie du sac lacrymal; parce que, qui dit hydropisie, dit amas ou collection de liqueur dans une cavité, ou dans le tissu cellulaire, & qui ne peut avoir d'issue que par l'opération ou l'insensible transpiration: or la fistule lacrymale, n'est qu'un amas de fluide lacrymal, qui séjourne dans le sac qu'il dilate, faute de trouver le passage libre, & de pouvoir prendre les voies ordinaires: mais cependant il peut se faire que le fluide lacrymal infiltré dans le tissu cellulaire, vienne intéresser le sac lacrymal, & provoquer

ou

ou déterminer la fiſtule. Tels ſont les exemples qu'on rencontre tous les jours, & auxquels il faut remédier dans l'origine, ſuivant l'Axiome : *Principiis obſta.*

SECTION PREMIÈRE.

Des moyens curatifs de la Fiſtule lacrymale, & des procédés pour y parvenir.

LES FISTULES lacrymales ſont de deux eſpéces, les unes ſont naturelles, les autres accidentelles. Les premières ne ſont autre choſe que l'engorgement & l'obſtruction des conduits; ce qui arrive, ſoit par acrimonie, ſoit par viſcoſité; les ſecondes ſont l'effet des contuſions, des polypes & autres qui, en dilatant les vaiſſeaux, forment embarras dans les parois du ſac lacrymal ou du canal nazal; ce qui décide une fiſtule; mais la cauſe la plus générale de cette maladie accidentelle, eſt le réſultat d'un bouton de petite-vérole, qui, par ſa malignité acrimonieuſe, corrode & ulcére les voies abſorbantes, ſoit d'une manière, ſoit d'une autre; de ſorte que le fluide lacrymal trouve des obſtacles qu'il ne peut vaincre, & décide des engorgemens qui deviennent fiſtuleux : c'eſt une expérience qui ne m'eſt que trop journalière; & je puis dire que, ſur cent fiſtules lacrymales, il y en a plus de moitié qui ne doivent leur malheureuſe poſition, qu'aux effets funeſtes de cette redoutable maladie.

On peut encore recevoir les atteintes d'une fiſtule lacrymale d'après un vent glacial, qui, en comprimant les artères temporales, porte la même compreſſion dans les ſolides & les fluides, d'où il réſulte un écoulement involontaire de larmes, & de ſuite une ſtagnation qui détermine l'épaiſſiſſement de l'humeur, ce qui produit le commencement de la fiſtule. Voilà à peu-près les cauſes productrices de cette redoutable maladie, pour la cure de laquelle, les anciens & les modernes ont employé différens moyens; les uns ont mis en uſage le fer & le feu, les autres, les compreſſions & les injections; mais après avoir fait uſage des uns & des autres; voici ceux auxquels je me ſuis attaché, & qui m'ont le mieux réuſſi.

Lorſqu'il ſe préſente à mon examen un malade qui ſe trouve affecté d'une fiſtule lacrymale; je cherche à m'aſſurer de la véritable cauſe qui en eſt le principe; &, d'après les différentes preſſions que je fais ſur la tumeur, pour en faire refluer la matière qu'elle contient, & en connoître la bonne ou la mauvaiſe qualité, je commence par m'informer s'il n'exiſte pas de vices dans le ſang, qui ſoient ſuſceptibles d'un régime à obſerver; alors, ſi la maladie eſt récente, ſi elle eſt ſimplement locale & ſans complication, je fais doucher les paupières, deux ou trois fois le jour, avec l'infuſion de fleurs de mauve; je fais mettre ſur la tumeur une mouche de taffetas noir, enduite de l'emplâtre de Vigo *cum mercurio*. Ce qu'on réitère tous les jours. Après quelque temps de ce genre de préparation, je commence, avec le ſecours de ces remédes, l'uſage de la pommade ophtalmique préparée avec le mercure doux; je la fais mettre en la manière indiquée, une ſeule fois le jour, pendant une huitaine; & enſuite deux; ce qu'on doit continuer un mois ou cinq ſemaines de ſuite: vers les quinze derniers jours de cette application, j'emploie les injections faites avec une infuſion froide de véronique des bois; me ſervant de la petite ſeringue d'Anel, avec piſton recourbé; je les emploie un quart d'heure avant que de mettre la pommade, & je les continue juſqu'au moment de ceſſer les premiers remédes, pour paſſer enſuite au doux réſolutif de ſang de pigeon qu'on fait couler entre les paupières deux fois le jour, & pendant trois à quatre jours de ſuite; après quoi j'indique pour le bain des yeux du matin, & ſouvent du ſoir, l'eau de joubarbe préparée;

ce qu'on doit continuer plus ou moins de temps, ſuivant le beſoin.

La cauſe déterminante des fiſtules lacrymales, étant preſque toujours le produit des engorgemens & des obſtructions, occaſionnés par le reſſerrement du ſphincter des points lacrymaux, par le relâchement du ſac lacrymal, & ſouvent même par l'oblitération du canal nazal ; il étoit donc néceſſaire de trouver un remède, qui dans le principe pût fondre, atténuer & diviſer ; qui pût rendre aux voies lacrymales toute leur liberté d'action & d'infiltration ; qui pût enfin déterger les corroſions & ulcérations : or, qui a mieux cette poſſibilité que le mercure doux, préparé & diviſé dans des poudres, dans des foſſiles, qui de leur nature ſont réſolutives ; qui par la réunion de leur composé, peuvent réſiſter à l'influence des larmes. Voilà les effets que contient la pommade ophtalmique, à qui j'aurois pu donner tout autre nom, & que j'aurois pu déguiſer ; mais dont le principal agent auroit toujours été le mercure doux ou le précipité blanc ; c'eſt donc d'après mon obſervation, & le bien de l'Humanité, d'après les ſuccès obtenus & à obtenir, que j'ai cru ne devoir pas couvrir d'un voile myſtérieux ce qui auroit amuſé la crédulité des uns, & trompé la bonne-foi des autres ; c'eſt, dis-je ; d'après des aveux auſſi ſolemnels & auſſi conſéquens, qu'on ne ſera plus fondé à dire que ce reméde eſt toujours le même ; qu'il eſt nuiſible ; qu'il eſt contraire aux maladies des yeux, parce qu'il renferme un corps gras, & que les corps gras empêchent l'exudation ſi néceſſaire aux humeurs ; pour moi, je concluerai toujours avec le Docteur *Hans-Sloane*, que ce moyen, ou tel autre de même nature, eſt le ſeul qui puiſſe purger les yeux des humeurs acrimonieuſes qui les engorgent & les enflamment.

Lorſque la tumeur fiſtuleuſe s'eſt fait jour naturellement au dehors, & que l'ouverture qui en produit la ſuppuration paroît vouloir ſe refermer ; je me ſers, avec ſuccès d'une mouche enduite de l'onguent ſuivant :

SA PRÉPARATION.

Minium parfaitement tamiſé, demi-livre ;
Huile d'olive, la plus récente & la meilleure, une livre ;

le tout, bien incorporé dans un vaſe de terre verniſſé, ſe met ſur un feu clair ; ayant ſoin de le remuer avec une ſpatule de bois, juſqu'à ce qu'il ait acquis une conſiſtance réelle, & propre à en former des magdaléons.

Son usage & ses propriétés.

On se sert d'un taffetas noir, un peu plus étendu que la tumeur, on en enduit toute la circonférence, qu'on rend flexible le plus qu'il est possible, afin de ne pas trop comprimer la plaie; il faut changer tous les jours cette emplâtre, & en la changeant, avoir soin de doucher la partie malade, avec une infusion dégourdie de fleurs de mauve. Cet onguent, quelque simple qu'il soit, est le détersif & le résolutif le plus approprié aux circonstances; on l'emploie avec le même succès dans les fistules de l'anus, les panaris & autres: c'est donc le reméde le plus décisif pour absorber les fungus, & consolider la plaie. Voilà ce qu'on voit tous les jours avec un succès souvent inattendu, & qui doit donner à ce reméde qu'on connoit, tout le prix qu'il mérite.

SECTION II.

Des différentes opérations de la Fistule lacrymale, & des raisons qui déterminent à les faire.

LES fistules lacrymales parfaites sont peu susceptibles de résolution ; on les distingue en fistules internes & externes ; les premières sont celles qui, avec l'aide de la pression, fluent par le canal nazal, les secondes, sont celles qui, avec le même secours, refluent par les points lacrymaux : l'humeur qui en est le produit, est ou purulente ou visqueuse ; c'est pourquoi, avant que de tenter l'opération, on doit faire usage pendant quelque temps des remédes indiqués dans la Section précédente, afin de diminuer les sinus, & les callosités que le sejour de l'humeur auroit pu occasionner. Les fistules lacrymales parfaites, dont l'écoulement est entretenu par un vice du sang, qui donne à la matière une teinte de mauvaise qualité ; c'est-à-dire verdâtre, ou jaunâtre : ces sortes de fistules, dis-je, ont besoin qu'on prenne avant l'opération les précautions les plus grandes, pour atténuer ou réparer les vices du sang, parce que la lymphe devenant de plus en plus acrimonieuſe, mordicante, porteroit atteinte à l'os *unguis*; qui, n'étant pas revêtu de périoſte, eſt plus ſuſceptible de carie que toutes les autres parties.

Les fiſtules lacrymales qui ſont fomentées par des anchilops phlegmoneux; ainſi que je l'ai ci-devant expoſé; c'eſt-à-dire par des tumeurs inflammatoires, qui de temps à autre entrent en ſuppuration, peuvent eſpérer naturellement une guériſon décidée, parce que la Nature plus adroite que l'inſtrument, ne revient à la charge que pour faire ſon ouverture, & ſa ſaillie plus parfaite, afin de débaraſſer le ſac lacrymal de l'humeur ſurabondante qui ſe régénère ſans ceſſe : c'eſt donc alors qu'il faut agir avec prudence, pour ne pas contrarier des efforts auſſi ſouvent réitérés, mais les aider par des douches & des injections propres à déterger les parois du ſac, & en rétablir l'oſcillation; autrement c'eſt forcer cette même Nature de réunir tous ſes moyens pour détruire le ſac en entier, d'où il peut réſulter des écarts dangereux; comme auſſi il peut arriver un bien-être décidé, parce que, la cicatrice parfaitement conſolidée, on reconnoît que le fluide lacrymal coule directement dans le canal nazal, & que la fiſtule ſe trouve guérie. Voilà ce que j'ai eu lieu d'obſerver pluſieurs fois, & ce qui me fait dire qu'il n'eſt pas d'opérations plus heureuſes que celles qui ſe font par les voies de la Nature.

L'opération des fiſtules lacrymales parfaites, a fait de tout temps l'étude & la recherche des Obſervateurs les plus adroits & les plus expérimentés. Les uns, en voulant éviter aux malades les angoiſſes d'une torture douloureuſe, ont imaginé de forcer la tumeur par des compreſſions graduelles, de faire des injections vulnéraires & déterſives, par les points lacrymaux, de pratiquer une ouverture, ou de faire une ſection pour introduire juſques dans le canal nazal une bougie ou tente de plomb; les autres, ne craignant pour la victime, ni le fer ni le feu, & redoutant d'ailleurs la carie des os, ont cherché à mettre la tumeur à découvert pour ſe ſervir de l'eſprit de vitriol, de l'eau mercurielle, & de la poudre de précipité rouge; d'autres enfin plus prudens, & croyant l'os *unguis* altéré, ſe ſont ſervi du cautère actuel ou potentiel, pour en établir la deſtruction. Voilà qu'elles ont été à peu-près les armes dont les anciens ſe ſont ſervi, mais dont les modernes font peu d'uſage; parce qu'en ſcrutant la Nature de plus près, on eſt parvenu à ſe perſuader que la carie n'arrive que très-rarement, ſur-tout lorſqu'il n'y a pas à redouter les ſuites des vices du ſang.

D'après l'examen que j'ai pu faire des différentes

fistules lacrymales, & de la structure des voies absorbantes, j'ai toujours remarqué qu'on ne pouvoit être ni trop instruit ni trop prudent, pour porter la sonde par les points lacrymaux, parce que le plus petit écart, la moindre fausse route peuvent fournir à la matière stagnante de nouvelles issues, & rendre la maladie plus redoutable; mais, comme personne ne doit s'ingérer à faire de pareilles tentatives sans aptitude & sans connoissance de cause; je dis qu'il est à propos de sonder le terrein, avant que d'en venir à une opération qu'on peut regarder comme douteuse; cependant je vois tous les jours des Oculistes, des Chirurgiens très-versés dans la structure des voies absorbantes, qui établissent, avec quelques succès, des méches internes & des canules externes; ce qui facilite pour le moment l'écoulement du fluide lacrymal; mais, la méche & la canule retirées, l'engorgement se retablit de nouveau, & souvent l'oblitération ne fait que croître & se fortifier. Quant à moi, le seul moyen qui m'a paru favoriser le vœu de la Nature, est de former, avec le secours de l'instrument ou du caustique, une ouverture à l'entrée du canal nazal, pour y adapter une petite canule d'or ou d'argent, qui puisse rester permanente dans le conduit, & former à la Nature un égoût constant à la décharge de ses humeurs; ce qui arrive, lorſque la fiſtule tient à l'oblitération du canal nazal; alors ce ſac, qui ſe vuide auſſi aiſément qu'il ſe remplit, forme une guériſon parfaite; ſur-tout lorſqu'on ne fait pas fauſſe route, lorſque la plaie ſe cicatriſe aiſément, & que la canule acquiert un degré de conſiſtance locale. Voilà le genre d'opération que j'ai vu réuſſir le plus ſouvent, ſous la direction d'un de nos plus habiles Démonſtrateurs, qui recouvre la plaie avec une emplâtre réſolutive, qui la fait baſſiner avec l'infuſion de fleurs de ſureau, de roſes de Provins, & ſucceſſivement avec l'eau végéto-minerale. Telle eſt la conduite que j'adopte, & la ſeule qui me paroiſſe répondre aux beſoins de la Nature.

SECTION III.

Des Varices ou Fiſtules des Paupières; leur danger.

LE grand angle de l'Œil n'eſt pas le ſeul ſujet aux fiſtules: toutes les glandes des paupières ſont de petits corps caverneux, qui ſont ſuſceptibles de cette maladie, parce que l'amas d'humeur qui s'y forme, étant continuellement arroſé par l'acrimonie des larmes, les irrite & les enflamme; ſur-tout, lorſqu'il y a quelque vice du ſang qui les entretient, tels que la dartre & autres; alors les vaiſſeaux excrétoires de ces glandes s'excorient, & produiſent une ulcération, qui eſt plus ou moins profonde, dont les bords ſont d'un rouge livide, quelquefois dur & calleux, parce que, l'humeur ne pouvant fluer que par une très-petite ouverture, il en réſulte une poche ou dépôt qui entretient le foyer de la maladie, & qui fixe de plus en plus celui de la fiſtule. Dans une criſe auſſi embaraſſante, le parti le plus ſage eſt d'attaquer la cauſe première, pour pouvoir réuſſir plus avantageuſement ſur les effets ſeconds; en conſéquence je fais établir le ſain-bois au bras gauche, comme le plus favorable & le moins néceſſaire; car peu importe que cet exutoire ſoit placé du côté du juge de la maladie ou non; c'eſt abſolument indifférent.

D'après les mêmes principes, je mets le malade au régime pour le diſpoſer à la purgation, en lui faiſant boire des tiſanes dépuratives, en le purgeant à ſept à huit jours de diſtance, ſuivant la force de ſon tempérament; enſuite je donne ou fais donner un coup de lancette à l'ouverture de la fiſtule, pour la rendre plus étendue & faciliter la déjection de la matière morbifique, ou bien, je prends la pointe d'un curedent que je trempe dans un cauſtique liquide, pour en toucher profondément la plaie ; ce qui forme un escarre, qui aggrandit l'ouverture de la fistule, & qui en détruit la callosité, de manière que la poche se vide, & que la plaie se cicatrise, en bassinant les paupières trois à quatre fois le jour, avec l'infusion de fleurs de sureau, en appliquant de même la pulpe de pomme cuite, délayée dans un blanc d'œuf; ce que je fais continuer jusqu'à parfaite résolution, pour ne plus se servir alors que de l'eau ophtalmique ou de celle de joubarbe préparée.

Outre les fistules qui arrivent à l'orifice des glandes des paupières, il en est de plus considérables qui sont fomentées par les suites des abscès qui surviennent entre le muscle orbiculaire & la peau; il en est qui avoisinent la glande lacrymale, comme le reservoir le plus considérable du fluide lacrymal, alors l'humeur stagnante détermine une fistule, & c'est de cette fistule que découle la surabondance de la matière qui englutine les paupières, ce qui peut arriver à la suite d'une humeur érésipélateuse, dont les boutons tuméfiés forment dépôt, & décident une tumeur fistuleuse. Voilà ce qu'une expérience journalière m'a confirmé & me confirme tous les jours. Cependant il arrive quelquefois que la Nature aussi heureuse qu'industrieuse, produit une résolution avantageuse, sans qu'on s'apperçoive du contraste qu'elle éprouve. Alors la plaie se cicatrise sans employer d'autres ressources ; mais lorsque ses moyens sont insuffisans, il faut de toute nécessité en venir à une opération, qui consiste à ouvrir la tumeur avec la pointe de la lancette, & assez profondément pour en faire dégorger la matière stagnante ; après quoi se servir de la seringue d'Anel, avec piston droit, pour déterger la plaie, qu'on recouvre avec l'emplâtre de l'Abbé de Grace, jusqu'à parfaite résolution, employant toujours, pour doucher les paupières, l'infusion de fleurs de sureau, soit froide, soit dégourdie, suivant les circonstances. Telles sont les précautions qu'on prend, jusqu'à ce que la résolution ait acquis un véritable dégré de perfection ; alors, on doit se servir, tous les matins, pendant quelque temps, de l'eau ophtalmique ou de celle de joubarbe préparée ; ce qu'on peut toujours continuer, sans crainte de danger.

SECTION IV.

De l'Épiphora, ou Flux involontaire de larmes.

UNE JOIE extrême, un chagrin cuiſant, ſont deux paſſions de l'ame, qui, ainſi que je l'ai déja démontré, & quoiqu'oppoſées l'une à l'autre, produiſent cependant les mêmes effets, par la ſurabondance de larmes qu'elles procurent, parce que les pores excréteurs, comprimés ou reſſerés par ce mouvement inattendu, ſe dilatent & déterminent ce flux de ſéroſités que les points lacrymaux ne peuvent plus abſorber; c'eſt pourquoi les yeux & le viſage ſe trouvent inondés; mais il n'en eſt pas de même du larmoyement journalier, qui eſt ou naturel ou accidentel. On peut dire qu'il eſt naturel, lorſqu'il eſt occaſionné par le relâchement des parties nerveuſes & muſculeuſes; par le défaut d'action des ſphincters des points lacrymaux, de manière que le grand angle ſe trouve ſurchargé par les larmes qui découlent ſur le viſage, ſurtout le matin au reveil, & dans toutes les circonſtances où les mouvemens naturels ſont portés à des baillemens, ſoit de beſoin alimentaire, ſoit de ſommeil; le flux de larmes peut être regardé comme involontaire lorſqu'il eſt l'effet forcé des causes accidentelles, telles que l'engorgement des glandes des paupières, celui des points lacrymaux, ainsi qu'il arrive dans la compression d'un rhume de cerveau, dans une ophtalmie parfaite ou imparfaite & même après, jusqu'à ce que les canaux excrétoires des glandes dilatées par la maladie, se soient resserés sur eux-mêmes. Telles sont pour l'ordinaire les causes les plus fréquentes du flux de larmes, qui peut devenir très-grave, faute de secours, ou avec des secours qui contrarient les besoins de la Nature. Voilà ce qui intéresse les personnes qui en sont affectées.

Le traitement curatif du larmoyement involontaire, doit donc être considéré sous deux points de vue; sçavoir, l'un qui est naturel & l'autre accidentel. Le premier doit être regardé comme la suite & l'effet d'un relâchement dans les solides, qui produit nécessairement le défaut d'action dans les fluides: c'est pourquoi il arrive ordinairement que ceux qui ont un cerveau humide & muqueux, sont plus exposés que les autres à cette surabondance de larmes qui inondent le globe; ce qui se manifeste particulièrement vers l'âge de quarante-cinq à cinquante ans, qui est à peu-près le terme où la Nature éprouve un contraste dans les deux sexes: c'est donc dans ce moment contrarié, dans ce temps

de

de crise, qu'il faut chercher à fortifier ce que l'ordre naturel a de propension à relâcher ; de le faire, en bassinant tous les matins, le front, les tempes & les yeux, soit avec l'eau ophtalmique, soit avec celle de joubarbe, préparée à froid en été, & simplement dégourdie en hiver ; d'avoir en même temps un flacon de bonne eau de Cologne, pour s'en servir trois à quatre fois la semaine, tant en aspiration sous le nez, qu'en évaporation sous les yeux, de respirer tous les jours, après le dîner, la vapeur encore chaude du caffé à l'eau, ayant soin d'environner de la main la tasse ou la caffetière, afin que les effets en soient plus directs ; de porter de temps en temps l'index sur le contour des sourcils, pour ranimer l'action des muscles, ce qu'on doit faire également, toutes les fois que le globe de l'Œil éprouve des démangeaisons.

Il n'en est pas de même des causes accidentelles qui occasionnent le larmoyement ; il faut de toute nécessité bien connoître la cause première, pour agir efficacement sur la cause seconde, qui d'ordinaire, est l'engorgement des vaisseaux lymphatiques ; ce qui arrive, soit après un coup, soit après une contusion ; alors il est nécessaire d'avoir recours à la pommade ophtalmique, d'en faire usage le temps nécessaire, ainsi que des topiques & douches des yeux qui conviennent au traitement. Après quoi, se servir, pendant quelques jours du doux résolutif du sang de pigeon, & successivement des liqueurs ophtalmiques spiritueuses. Mais, si la maladie est entretenue par un vice du sang, qui porte chanceglement dans les vaisseaux de l'Œil, on doit prendre le régime le plus convenable, pour détruire la cause peccante ; & le faire d'après les avis du Médecin-Oculiste, parce qu'en agissant simplement par des remédes locaux, c'est vouloir pallier la maladie, & nullement la guérir ; aussi n'est-il pas étonnant de voir un larmoyement cesser pendant quelque temps, pour reparoître avec plus d'affluence, sur-tout lorsqu'on agit sans connoissance de cause.

SECTION V.

Des Hydatides, ou Phlyctenes des Paupières, de leurs moyens curatifs.

Il est des maladies des paupières qui n'ont rien de bien redoutable, & dont je n'aurois pas rendu compte, si ceux qui en sont affectés ne venoient souvent me trouver pour éclairer leurs doutes, & calmer leurs inquiétudes. De ce nombre sont les hydatides ou phlyctenes, qui se manifestent sur le bord des cartilages des paupières. Cette petite tumeur croît & se fortifie sans fermentation, sans douleur; elle représente une petite vessie oblongue, de la grosseur d'un grain de bled, & se trouve remplie d'une eau fort claire, qui n'est autre chose que la lymphe qui s'est épanchée dans le tissu cellulaire; ce qui arrive même quelquefois à la conjonctive; ainsi que j'en ai rendu compte dans mon premier volume. La cause ordinaire & naturelle de cet épanchement séreux, provient quelquefois d'un effort accidentel; quelquefois aussi, & même le plus souvent, elle peut être la suite d'un coup ou d'une contusion à la tête, d'un éternuement trop précipité, ou du peu de précaution qu'on prend dans l'action de se moucher. Quoi qu'il en soit, cet épanchement n'est à craindre, qu'autant qu'il rend paresseux le mouvement de la paupière, & que le sejour de l'humeur séreuse peut déterminer quelques obstructions dans les glandes voisines.

Le traitement curatif de l'hydatide ne peut avoir lieu que par le moyen de l'opération qui se pratique simplement avec l'aide de la pointe d'une lancette ou tout autre instrument, avec lequel on fait l'ouverture de l'hydatide, en observant bien de ne pas intéresser le cartilage. Alors l'écoulement de l'humeur se fait aisément, & la plaie ſe cicatriſe de même, en la baſſinant pendant quelques jours avec une infuſion de fleurs de ſureau, & enſuite avec l'eau ophtalmique ou l'eau de joubarbe préparée. S'il arrive que cet amas ſéreux ſe régénère de nouveau, on uſera des mêmes moyens & des mêmes précautions, parce que ce ſeroit envain qu'on mettroit en uſage les émolliens, les anodins & les calmans, tant en douches qu'en forme de topiques; à moins qu'il ne ſurvienne une inflammation; ce qui eſt très-rare, ſur-tout lorſque la ſection eſt faite par un homme adroit & qui connoit le local de la maladie, il y a une précaution à prendre, lorſqu'on eſt ſujet à ces ſortes de dépôts lymphatiques; c'eſt de ne faire aucun effort violent en ſe mouchant ou éternuant, parce qu'il eſt certain que ces ſortes d'accidens ont preſque toujours pour cauſe première une circonſtance de cette nature; il s'agit donc d'être un peu attentif ſur ſoi-même, & de s'obſerver toutes les fois que le beſoin le requiert.

SECTION VI.

Des Frictions humides faites sur la fontanelle ; leurs bons effets dans la foiblesse de Vue.

LES cerveaux humides & muqueux, sont plus sujets aux maladies graves des yeux que ceux qui sont sanguins ; je dis sanguins, parce qu'il est rare que ceux qui sont doués de ce tempérament ayent la lymphe & les humeurs aussi épaissies que les autres : c'est donc de cet embarras muqueux que proviennent les engorgemens du cerveau, & c'est de ce gonflement que résulte la compression des nerfs optiques, d'où suit ordinairement la constriction ou le relâchement des solides, le trouble ou la confusion des fluides. On pouroit même dire que cet épaississement donne naissance à l'opacité du cristallin, à l'obstruction qui affecte les membranes rétine & choroïde ; mais ce qui est plus malheureux encore, ce sont ces rhumes de cerveau continuellement répetés, & dont le retour fréquent empêche la fluidité des liquides ; ce qui produit des étourdissemens, des pesanteurs, des maux de tête qui déterminent des ophtalmies, pour lesquelles on est obligé de redonner du ton aux solides, & de l'action aux fluides, en pratiquant des douches, des frictions humides sur la fontanelle ; mais, lorsque le besoin paroit les requérir, il faut bien se donner de garde de les employer dans des tempéramens sanguins & nerveux, parce que ce seroit porter la constriction sur des parties qui ne sont déjà que trop resserées ou trop incendiées.

Les frictions humides peuvent se faire & se préparer avec les infusions de différentes plantes astringentes, vulnéraires & aromatiques; on peut employer, pour leur préparation, du vin blanc de Macon, auquel on ajoute à la fin de l'ébullition, un douziéme d'esprit-de-vin rectifié; mais, pour éviter les méprises & les embarras, je me suis toujours servi avec succès de l'eau blanche vulnéraire, dite *des Carmes*. Cet extrait des aromates volatilisés tient le premier rang après la véritable eau de Cologne, qui est celle à laquelle je donne la préférence. Je n'entreprendrai pas de faire l'éloge de cette eau incomparable, parce qu'elle n'a pas besoin de panégyristes pour annoncer ses bienfaits & ses prodiges; mais je dois dire que la véritable & particuliérement la mère-goute, est un baume aromatique qui vivifie le cerveau, qui en dissipe les nuages, qui rétablit l'action des solides, & la circulation des fluides, sur-tout lorsqu'elle est portée tant en aspiration qu'en évaporation ; ainsi que j'aurai occasion d'en parler dans les moyens qu'on doit prendre pour conserver & fortifier sa vue.

Les frictions aromatiques humides n'exigent aucune préparation ; elles se font sur la fontanelle, & il n'est pas même nécessaire de couper les cheveux, mais seulement de débarasser cette partie de la crasse & de la poudre, afin de rendre les pores plus actifs & plus ouverts : on doit les faire le matin de préférence, & au moins une heure avant que de sortir. Il s'agit, pour cela, de prendre de l'eau des Carmes environ plein une petite cuiller à caffé ; on laisse couler cette eau peu à peu sur la fontanelle ; ayant soin de frictionner sa circonférence avec l'index, & même les autres doigts ; de manière que la chaleur puisse se communiquer de proche en proche : on doit de même continuer cette opération pendant huit à dix jours de suite, toujours le matin de préférence, & une seule fois le jour ; mais on peut la repéter ensuite, après avoir laissé à la Nature le temps de profiter de ce secours étranger, pour déployer ses propres forces. Voilà ce que j'appelle les frictions aromatiques humides, dont le produit est de porter une chaleur douce & vivifiante, qui ne manque pas de s'insinuer par les pores les plus imperceptibles,

& de précipiter dans les voies de la circulation les parties ſtagnantes. Tels ſont les effets d'un remède peu uſité, & qui cependant m'a réuſſi dans bien des circonſtances; je ne puis donc trop engager les malades, qui ſont dans le cas de s'en ſervir, à le faire avec prudence & confiance.

CHAPITRE V.

Des Inflammations, qui en général ſurviennent aux Paupières.

Je vois tous les jours une infinité de perſonnes ſe plaindre de différentes petites fluxions qui arrivent aux paupières, ſoit d'après un cas fortuit, ſoit d'après l'épaiſſiſſement acrimonieux du ſang; mais je dois dire qu'il en eſt de ces accidens, comme de ces fiévres éphémères, qui ont un période marqué, ſur-tout, lorſque la Nature n'eſt pas contrariée par des remédes qui ne font qu'augmenter de plus en plus le foyer de l'inflammation. Voilà malheureuſement ce qui ne ſe rencontre que trop ſouvent dans ces tempéramens qui ont une diſpoſition à l'engorgement, & voici ce qui arrive: à peine la maladie ſe manifeſte que le malade impatient a des projets, qu'il a des occupations, qu'il veut guérir promptement ; c'est ainsi qu'en se pressant, il emploie le collyre de celui-ci, le topique de celui-là ; c'est donc par une réunion de remédes aussi peu conformes au genre de la maladie des paupières, qu'il se trouve que ce qui n'étoit rien dans l'origine, devient quelquefois très-dangereux dans ses suites, & embarrasse souvent les Observateurs les plus expérimentés. On ne sçauroit donc être trop prudent dans ces sortes de circonstances, parce que les contrariétés que la Nature éprouve ne font qu'accroître, & multiplier les accidens; de manière qu'il est absolument essentiel d'indiquer ce qu'il convient de faire aux causes accidentelles, & ce qui est nécessaire pour combattre celles qui sont occasionnées par un effet naturel.

Les inflammations accidentelles des paupières, sont souvent l'effet d'un coup, d'une contusion, ou bien d'une dilacération. Dans les deux premiers cas, on doit mettre en usage les émolliens & les adoucissans, tels que les infusions dégourdies de fleurs de mauve & autres, parce que les astringens & les toniques, bien loin de rétablir la circulation de la lymphe & du sang, ne feroient, au contraire, que resserer les pores, & fixer de plus en plus la stagnation des fluides, d'où résulteroit même une inflammation plus considérable; mais, lorsqu'il y a en érosion à la peau, il faut examiner si la solution de continuité est assez profonde pour exiger un point de suture; autrement il suffit de rapprocher les lévres de la plaie, en les assujetissant avec le taffetas d'Angleterre, en bassinant superficiellement avec la même infusion dégourdie de fleurs de mauve, & ensuite de celles de sureau. Ces moyens, tous simples qu'ils sont, peuvent produire une résolution heureuse; on peut leur joindre cependant quelques légères frictions, faites sur les parties qui avoisinent le siege de la maladie, afin de ranimer l'actif de la circulation, en attendant que le taffetas se détache de lui-même; ce qui annonce une résolution parfaite.

Lorsque l'inflammation des paupières est l'effet d'une fraîcheur ou d'une transpiration supprimée, lorsqu'elle provient d'un exercice trop assidu ou trop violent, il arrive que le sang qui s'est porté avec trop de rapidité dans l'extrêmité de ces petits vaisseaux très-délicats, se trouve trop raréfié, parce que,le travail cessant, il circule avec moins de vivacité ; ce qui décide un épaississement qui forme des engorgemens, qui tuméfient les vaisseaux & provoquent l'inflammation. Le premier soin qu'on doit inspirer au malade, est de chercher à combattre la chaleur du ſang, en lui preſcrivant un régime doux, en lui indiquant les pedi-luves, les mani-luves, ainſi que des lavemens, pendant pluſieurs jours de ſuite; en lui faiſant mâcher, tous les matins, ou des feuilles de cochléaria ou de la racine de pyréthre, en lui ordonnant de boire, dans le cours de la matinée, quatre à cinq taſſes d'eau d'orge perlée, qu'on édulcorera avec le miel, & qu'on prendra de demi-heure en demi-heure; en l'engageant à porter le calme & la fraîcheur dans les parties enflammées, ſoit avec l'infuſion de fleurs de mauve & la pulpe de pomme, ſoit avec l'eau de laitue, ou le corps même de la laitue; ce qu'on peut réitérer trois à quatre fois le jour. Tels ſont les légers ſecours qu'on doit continuer pendant huit ou dix jours de ſuite, qui ſont les plus conformes à ce genre de maladie, pour lequel la purgation ne devient néceſſaire qu'autant que l'accident eſt fomenté & entretenu par un vice du ſang; mais ce qui eſt indiſpenſable, c'eſt, la maladie ceſſée, de remédier au relâchement qu'elle a pu occaſionner; ce qu'on obtient aiſément, lorſqu'on en a l'intention décidée, au moyen des liqueurs ophtalmiques ſpiritueuſes, tant en aſpiration, priſe ſous le nez, qu'en évaporation portée ſous les yeux; ce qu'on répete pendant quinze jours à trois semaines de suite, plus ou moins, suivant le besoin, ainsi que le bain des yeux du matin avec l'eau ophtalmique ou celle de joubarbe préparée.

SECTION PREMIÈRE.

De la Sanie, ou Humeur sanieuse des Paupières; de ses causes & ses effets.

LE fluide lacrymal, qui est la partie la plus séreuse de notre sang, se trouve très-souvent empreint de tous les vices qui le prédominent: il n'est donc pas étonnant que cette lymphe, saline de sa nature, ne devienne de plus en plus acrimonieuse, suivant les principes & les influences qu'elle reçoit; mais ce fluide lacrymal, sans cesse renaissant, & qui se répand continuellement sur toute la circonférence du globe, éprouve un correctif que lui fournissent les glandes sébacées des paupières, qui sont, comme je l'ai précédemment annoncé, le réservoir d'un fluide épuré, d'une humeur douce & onctueuse qui en diminue l'acrimonie. Voilà l'ordre des sécrétions naturelles, qui ne peuvent être interrompues, sans

ſans qu'il n'y ait altération dans les voies lacrymales; & c'eſt ce qui arrive lorſque l'orifice de ces mêmes glandes des paupières ſe trouve ulcéré & corrodé par les impreſſions d'un vice mordicant qui en altère les ſucs, qui détermine cette ſanie, ou humeur ſanieuſe, qui englutine les cils, & qui produit cette chaſſie qui devient de plus en plus dangereuſe; il eſt donc abſolument eſſentiel de remédier à la cauſe première, en même-temps qu'on cherche à réparer les effets de la cauſe ſeconde.

Le traitement curatif de cette maladie doit avoir pour objet, les remédes généraux & ceux des yeux. Les premiers conſiſtent à mettre le malade au régime le plus doux, à lui faire prendre, le matin, pendant ſept à huit jours de ſuite, des demi-bains; & le ſoir, des remédes à l'eau de ſon; à lui faire boire, dans le cours de la matinée, quatre à cinq taſſes d'eau d'orge perlée, qu'on édulcorera avec le miel : ſi c'eſt un eſtomac chaud, & un tempéramment ſanguin, on peut lui preſcrire de même, dans le cours de l'après-diner, quelques verres d'eau de vinaigre framboiſé, ou autre; mais on ne doit pas ſe preſſer de purger, parce que le point eſſentiel eſt de rafraîchir, & de corriger l'acrimonie du ſang:

ce ne ſera donc qu'après s'être aſſuré de l'heureux équilibre des humeurs, qu'on pourra purger deux fois, & à un jour de diſtance, avec les minoratifs doux & fondans ; après quoi l'on mettra le malade à l'eau de gruau de Bretagne, pendant un mois ou cinq ſemaines de ſuite, c'eſt-à-dire, deux taſſes d'eau de gruau tous les matins à demi-heure de diſtance, & édulcorées avec le miel. Il en eſt de même des remédes qu'on doit faire aux yeux, qui ſont de mâcher, le matin, des feuilles de cochléaria, ou de la racine de pyréthre, d'employer les douches & topiques, avec l'infuſion de fleurs de mauve, la pulpe de pomme cuite, ou l'eau de laitue & ſon application. C'eſt après quelques jours de ces remédes préparatoires, qu'on peut faire uſage de la pommade ophtalmique pendant quinze jours à trois ſemaines de ſuite, ayant ſoin de lui faire ſuccéder le doux réſolutif de ſang de pigeon, les aſtringens, les toniques & les liqueurs ophtalmiques ſpiritueuſes.

SECTION II.

De l'Union contre nature des Paupières, & de ses moyens curatifs.

LES cartilages des paupières, & leur tissu cellulaire, se trouvent quelquefois réunis en partie, mais rarement en totalité. Ce dérangement de l'ordre physique arrive, soit naturellement, soit accidentellement : la première circonstance a lieu, lorsque la membrane délicate qui revêt la conjonctive, se rencontre intimement liée avec les cartilages ; ce qu'il est aisé de reconnoître à la naissance de l'enfant qui ne peut ouvrir les paupières : alors, après avoir employé quelques jours à les humecter, sans autre succès que de les rafraîchir, on peut se servir d'une petite sonde canelée, qu'on porte aussi loin qu'il est possible, entre les cartilages & la membrane, afin de faciliter la dilatation & la désunion ; mais, s'il se trouve que l'union soit si forte qu'elle ne puisse céder aux efforts de la sonde, il faut alors, de toute nécessité, en faire la séparation à l'aide de l'instrument, en prenant la précaution de ne pas intéresser les bords des cartilages, & ensuite en empêcher la réunion, en bassinant la partie opérée avec une infusion de fleurs de mauve, dans laqu'elle on fera macérer, pendant douze heures, un demi-gros de tutie préparée pour une once de liqueur : c'est avec cette infusion, ainsi appropriée & tirée à clair, qu'on bassinera, plusieurs fois le jour, la partie malade, jusqu'à parfaite résolution.

Les causes accidentelles qui sont dans le cas de produire la réunion des cartilages des paupiéres, sont de plusieurs espéces. Les unes ont pour base les différentes ulcérations qui paroissent, soit à la suite de la petite vérole, boutons miliaires ou galles des paupières; les autres, sont l'effet d'une brûlure qui arrive, soit en tombant dans le feu, soit en recevant sur les bords des cartilages, de la chaux à demi éteinte, ou des corps enflammés. Tous ces différens accidens, & autres de cette nature, peuvent produire la réunion des paupières, comme je l'ai observé différentes fois; parce que l'inflammation générale qui en est la suite, ne permet pas d'envisager la lumière, & force le malade de tenir les yeux fermés : c'est donc pendant cette situation fâcheuse, que l'adhérence se fortifie, & qu'on est obligé d'en venir à une opération qui

qui n'a de redoutable, que les apparences; mais dont la perfection curative demande les ſoins les plus aſſidus, & les attentions les plus grandes, pour empêcher le retour de la réunion. L'opération peut ſe pratiquer, ou avec les ciſeaux courbes, ou avec la pointe de tout autre inſtrument. On ſe ſert, pour doucher la plaie, ainſi que dans l'article précédent, du collyre réſolutif d'eau de tutie préparée; mais on doit recommander au malade de tenir les paupières ouvertes le plus qu'il lui ſera poſſible, & de prendre, tous les matins, au réveil, les précautions les plus exactes pour les ſéparer, afin de ne pas endommager de nouveau la plaie, & attendre une heureuſe réſolution.

SECTION III.

Du dérangement naturel des Cils, des acidens qui en résultent, & des précautions qu'on doit prendre lors de leur chûte.

LES cils sont l'ornement des paupières, & les défenseurs du globe; mais il arrive souvent qu'ils en deviennent les ennemis les plus redoutables, en se dirigeant vers l'Œil, soit naturellement, soit accidentellement. La première maladie nommée *Trichiasis*, ou *Trichaise*, est causée par un double rang de cils, quelquefois un troisième, dont la pointe se dirige vers le globe, de manière que l'Œil en est sans cesse affecté; ce qui détermine des ophtalmies, dont le retour continuel produit de petits dépots ou abscès, qui se cicatrisent, & masquent la cornée transparente. Voilà ce qui est contre l'ordre établi par la Nature, & ce qu'on ne peut réparer sans faire l'opération par extraction. Pour celà, on renverse la paupière autant qu'il est nécessaire; &, à l'aide d'une petite pince, on extirpe les cils qui portent atteinte au globe; mais il est absolument essentiel d'emporter le cil en entier, & même d'en extirper la bulbe;

car autrement, il ſe régénéreroit & produiroit de nouveaux dangers; c'eſt pourquoi on eſt ſouvent obligé de les laiſſer recroître pour en faire une nouvelle extraction; aſſujétiſſement que je préfère à l'habitude où l'on eſt de chercher à porter le feu dans une partie auſſi délicate; mais on ne doit pas oublier que, toutes les fois qu'il s'agit de faire l'extirpation des cils viciés par quelque cauſe que ce ſoit, il faut laver la paupière avec l'eau ophtalmique ſimple, ou celle de joubarbe non préparée.

Les paupières ſont encore ſujettes à une autre maladie qu'on nomme *phtoſis*, qui eſt le renverſement interne du cartilage, de manière que les cils ſont autant de dards qui fatiguent & bleſſent le globe de l'Œil. Cet accident eſt, pour l'ordinaire, occaſionné, ſoit par une tumeur humorale, dont le prurit mordicant corrode le tiſſu cellulaire, ſoit par l'épanchement d'une ſéroſité interne qui s'inſinue entre le muſcle orbiculaire & le tiſſu cellulaire de la peau, de façon que le gonflement externe force le cartilage des paupières de ſe replier intérieurement, & d'entraîner la direction vicieuſe des cils. Le traitement curatif de ce dérangement, lorſqu'il eſt ancien, ne peut avoir lieu ni par les topiques, ni par des compreſſions graduelles; il faut de toute néceſſité en venir à l'opération qui ſe pratique, en faiſant une ſection externe, ou plutôt en amputant, avec les ciſeaux courbes, une partie de la peau tuméfiée ; ce qu'on exécute, en ſuivant la direction des plis cutanés. L'amputation achevée, on pratique trois points de ſuture, l'un dans le centre, & les deux autres à chaque extrémité de la cicatrice, ce qu'on recouvre avec un emplâtre aglutinatif, ayant ſoin de ſurveiller la plaie, & de la panſer très-exactement, juſqu'à parfaite réſolution ; ce qu'on peut faire avec l'infuſion de fleurs de ſureau. Les cils des paupières ſont encore ſujets à une infinité d'accidens qui arrivent d'après la ſuppuration interne d'un bouton de petite vérole, qui, en changeant la direction du cartilage, force les cils à ſe recourber vers le globe, que le frottement continuel irrite & enflamme : dans ce cas, on ne ſauroit faire trop tôt l'extirpation des cils, panſer la plaie avec tous les moyens connus, & empêcher que la racine ou bulbe ne vienne à ſe reproduire dans une direction contraire à l'ordre établi par le Créateur. Telles ſont les précautions indiſpenſables pour empêcher le retour d'une maladie, dont les ſuites ſont toujours dangereuſes pour le globe de l'Œil, & forment, pour le malade, un tourment continuel.

SECTION IV.

De la maladie des Angles de l'Œil, & particulièrement de la Caroncule lacrymale.

Le fluide lacrymal, si néceſſaire pour lubréfier le globe de l'Œil, devient cependant la ſource de la majeure partie des maladies des paupières; c'eſt de ſon extrême acrimonie, que provient la conſtriction des ſolides, & ſouvent le défaut de ſécrétion des fluides: il n'eſt donc pas étonnant de voir les angles des paupières ſe ſerrer & ſe brider au point de ne pouvoir en permettre l'ouverture qu'avec peine, & même avec une tenſion douloureuſe: de cet état de ſouffrance & de contrainte, naiſſent ces tumeurs, ces engorgemens qui font la maladie des angles, & qui finiſſent toujours par déterminer une ophtalmie qui eſt plus ou moins décidée, ſuivant l'imprudence qu'on a de frotter le globe ou les paupières, ainſi que j'aurai occaſion d'en parler. A la maladie des angles ſe réunit quelquefois celle de la caroncule lacrymale, qui ſert à l'écoulement du fluide, comme d'une eſpéce de digue propre à en diriger le cours vers les points lacrymaux: en effet la conſomption ou l'appauvrissement de la caroncule lacrymale, ne provient que de l'extrême acrimonie, dont elle est sans cesse affectée ; de manière que, quand elle se trouve ainsi ulcérée & corrodée, le fluide lacrymal passe difficilement par les conduits lacrymaux, & finit presque toujours par un larmoyement involontaire & forcé. Voilà ce qu'on observe constamment dans les maladies de ce corps glanduleux.

Le traitement curatif des angles des paupières & de la caroncule lacrymale, doit avoir pour principe déterminant, celui de corriger l'acrimonie des fluides ; c'est pour cela qu'on ne sauroit trop se presser de mettre le malade au régime le plus doux, de lui faire même prendre le lait d'ânesse, si la saison le permet, mais avec les précautions ordinaires, qui sont de purger avant que d'en faire usage, afin de débarrasser l'estomac des mauvais levains qui pourroient altérer le lait, le faire aigrir ou fermenter ; de purger également à la fin de son usage ; ce qui devient nécessaire, pour débarrasser ce viscère du résidu laiteux, qui est toujours incrassant & visqueux ; d'établir, pendant quelque temps, le sain bois au bras gauche, si toutefois on a lieu de craindre qu'il y ait un vice du sang qui entretienne, ou qui fomente la cause première ; de prescrire au malade, avant & après le lait d'âneſſe, quelques demi-bains, pour faciliter l'inſenſible tranſpiration, & enſuite le mettre à l'uſage de l'eau de gruau de Bretagne, tous les matins deux taſſes, ce que l'on continuera à peu-près autant de temps qu'on aura pris le lait. Aux remédes du corps doivent ſe réunir ceux des yeux, qui ſont de mâcher, trois à quatre fois la ſemaine, ſoit des feuilles de cochléaria, ſoit de la racine de pyréthre; de baſſiner, matin & ſoir, le front, les tempes & les yeux, avec l'infuſion dégourdie de fleurs de mauve, enſuite avec l'eau ophtalmique, dont on continuera l'uſage tout le temps néceſſaire pour aſſurer une parfaite guériſon.

SECTION V.

Des maladies des muſcles des Paupières, & des précautions qu'on doit prendre en cas d'opération ou de ſuppuration.

LES nerfs & les muſcles qui tiennent le globe de l'Œil aſſujéti dans ſon orbite, & qui ſervent à en faciliter les mouvemens, ont une telle connexion avec les paupières, qu'ils ſe reſſentent preſque toujours des impreſſions plus ou moins fortes des différentes maladies qui les affectent, parce qu'alors, les esprits animaux ne pouvant plus couler aussi abondamment par l'intérieur de ces mêmes nerfs, il en résulte un défaut de ton & d'action, qui porte atteinte à leurs mouvemens, d'où suit nécessairement une circulation lente dans les vaisseaux sanguins & lymphatiques; c'est pourquoi l'on ne sçauroit employer trop de ménagement, ni prendre trop de précautions, lorsqu'il s'agit de faire l'ouverture d'un dépôt, ou d'en déterminer la suppuration; parce que, de la lésion des nerfs & des muscles, peut résulter, soit la paralysie du globe, soit celle des paupières. Voilà ce qu'on remarque tous les jours, à la suite d'une opération trop précipitée, ou d'un séjour trop long des humeurs qui avoisinent les différens points que parcourent le muscle superbe ou l'humble des paupières; aussi n'est-il pas étonnant de rencontrer ces semi-paralysies, connues sous le nom de relâchement de la paupière supérieure ou inférieure; c'est aussi, d'après les mêmes effets, qu'on voit tous les jours le globe de l'Œil changer de direction, & en prendre une toute différente de la véritable. Tels sont les événemens qui embarrassent les bons Observateurs, & qui affligent ceux qui en sont les victimes.

Les nerfs & les muscles qui se trouvent, ou

léſés par l'opération, ou corrodés par le ſéjour de l'humeur, doivent néceſſairement changer la direction des parties, dont ils ſont les agens; c'eſt pourquoi, avant que d'employer les inſtrumens, il faut de toute néceſſité écarter les parties adjacentes, & mettre à découvert celles qui ſont nerveuſes ou muſculeuſes, afin de ne pas en déranger le trajet; il faut employer, pour la réſolution, les moyens les plus doux; ce qu'on doit obſerver de même dans la ſuppuration naturelle, qui demande les précautions les plus grandes, pour déterger la plaie, & en faciliter une heureuſe réunion. Tous ces moyens d'uſage ne ſçauroient être indiqués ici, parce qu'ils dépendent des circonſtances qui demandent, ſoit les anodins ou les réſolutifs, ſoit les toniques ou les deſſicatifs.

Les accidens qui arrivent d'après les ſuites d'une opération mal dirigée, ou peu ſoignée, peuvent encore produire différentes maladies des yeux; dont je n'ai pas rendu compte, parce que je les regarde comme incurables : de ce nombre indéterminé ſont les vacillations continuelles du globe, ou mouvemens convulſifs, qui ne peuvent trouver d'axes fixes, & qu'on obſerve après les convulſions des enfans, ou à la ſuite des fiévres inflammatoires; les autres font ceux qui, plus ou moins fouvent, voyent les objets doubles, fuivant le plus ou le moins de dérangement des axes. Ces fortes de maladies, lorfqu'elles font invétérées, forment une femi-paralyfie, ou goutte fereine imparfaite, fur laquelle les reffources de l'art ont peu de fuccès; c'eft ce que j'ai fouvent expérimenté, & ce qui me fait dire, que fouvent, *ferò medicina paratur;* il eft donc abfolument effentiel de ne pas perdre de temps pour feconder la Nature embarraffée.

SECTION VI.

Des précautions qu'on doit prendre pour maintenir l'intégrité des Paupières.

LA propreté eft abfolument néceffaire pour entretenir la fanté du corps; c'eft par fon moyen que l'infenfible tranfpiration fe fait, & que les humeurs s'évacuent par les pores les plus déliés & les plus délicats. Tels font en général, les fonctions, les befoins de l'humanité: le journalier, il eft vrai, qui n'a pas le temps d'employer ces fortes de précautions, fe conferve cependant en fanté; mais ce bien-être ne lui vient que de fa vie fobre, de fon travail affidu, qui porte la fermentation dans les fluides, & qui force les pores excréteurs de s'ouvrir ; de manière que la Nature trouve toujours à se débarrasser d'un venin morbifique, malgré la crasse visqueuse dont le corps est couvert. La propreté est donc nécessaire, pour déterminer l'insensible transpiration ; & l'insensible transpiration est tellement liée avec l'esprit vital, que plus les personnes sont oisives, plus elles ont besoin de ce secours. Voilà la véritable manière de mettre une juste proportion dans l'équilibre de nos humeurs, & de nous débarrasser souvent de cette multitude de petites maladies qui affectent les parties du corps & celles des yeux. Les paupières ont tant de pores secréteurs & excréteurs, & les cils, par leur nombre sont si susceptibles de donner lieu aux congestions, qu'on ne sauroit être trop attentif à les nétoyer, à les purger de cet amas concréte. Voici ce qu'il convient de faire dans ce cas.

Lorsque le globe des yeux & les paupières sont sans inflammation, on peut, & l'on doit se servir, tous les matins, & en la manière indiquée, soit de l'eau ophtalmique, soit de l'eau de joubarbe préparée ; on doit s'en servir à froid, ou tout au plus dégourdie, pour en bassiner le front, les tempes & les yeux ; ayant soin de déglutiner les paupières, s'il en est beſoin, ou, au moins, de rendre les cils les plus nets qu'il ſera poſſible, afin de faciliter l'inſenſible tranſpiration. Cette précaution non-ſeulement rendra les pores excréteurs plus diſpoſés à l'exudation, mais facilitera même l'action des nerfs & des muſcles; je puis encore ajouter que, pour rendre cette opération beaucoup plus fructueuſe, & donner au muſcle ſuperbe, une extenſion plus ſuſceptible d'action, il ſeroit à propos d'avoir un petit peigne d'écaille ou d'ivoire, pour débarraſſer les ſourcils de cet amas de ſueur qui en altère les bulbes, & les fait tomber; car il eſt certain que les ſourcils ſont les premiers défenſeurs du globe de l'Œil, non-ſeulement pour empêcher la ſueur de ſe porter ſur les paupières, & d'en diminuer les mouvemens; mais même pour ſervir au globe comme d'un baſtion avancé, & le prémunir contre tous les coups & contuſions qui peuvent lui arriver de haut en bas. Cette vérité conſtamment établie, il eſt donc abſolument eſſentiel de rendre ſaines toutes les parties externes qui avoiſinent les yeux & les paupières; parce que de leur intégrité, doit réſulter le bien-être général de tout l'enſemble. Ces ſoins journaliers, qui ſe prennent, en baſſinant, tous les matins, le front, les tempes & les yeux, forment, il eſt vrai, une petite gêne;

mais on en ſera bien dédommagé par les avantages qui en réſulteront, parce que de la libre circulation de la lymphe & du ſang ſuit néceſſairement le bien-être des nerfs & des muſcles. Telles ſont en général les maladies les plus ordinaires des paupières, & ce ſera, d'après les mêmes principes, qu'on pourra remédier à celles dont on n'a pas rendu compte.

CHAPITRE VI.

Des différentes eſpèces de Vues auxquelles l'Humanité eſt ſujette.

Les maladies du globe de l'Œil, & celles des paupières ont naturellement un rapport ſi étroitement lié entre-elles, qu'il étoit néceſſaire de ſuivre le plan que je m'étois propoſé; autrement il y auroit eu une confuſion qui auroit troublé l'ordre de cet ouvrage, ſur-tout en rendant compte des différentes eſpéces de vues que nous apportons en naiſſant, ou qui nous arrivent par accident, quelquefois même par révolution d'âge; il n'eſt donc pas étonnant de revenir de nouveau à certaines maladies du globe, après avoir parlé de celles des paupières, puiſque la majeure partie de ces ſortes d'affections tient à notre conſtitution première, qu'on ne peut que ſoulager, ſans la réformer, & que l'autre eſt, pour l'ordinaire, l'effet d'une diſpoſition vicieuſe dans l'organe de la vue; ce qui embarraſſe ſouvent les Obſervateurs les plus éclairés : c'eſt auſſi pour remplir ce point eſſentiel, que je vais tâcher de rendre ſenſible, ce qu'il y a de plus plauſible ſur les écarts de la Nature, ſur les doutes qu'elle nous laiſſe, & ſur les moyens d'en réformer les inconvéniens.

La vue eſt le don le plus parfait du Créateur; c'eſt le ſens le plus précieux de la créature; mais tous les hommes ne ſont pas doués de la même; tous n'ont pas le même foyer de vue, ni une égale conformation de globe. Chercher à expliquer ce phénomène, ou plutôt à rendre compte de ce jeu de la Nature, ce ſeroit deſſerter inutilement ſur ce point, parce qu'il en eſt des yeux comme du reſte du corps. Peut-on dire quelque choſe de ſatisfaiſant ſur les cauſes occultes, qui font que cet enfant vient au monde ou déformé, ou marqué de différens ſignes, ou avec quelque partie de moins. Ce qui paroit de plus vraiſemblable ſur ces variations de la Nature, c'eſt que la mère, pendant le port de l'enfant, pluſieurs fois étonnée ou ſurpriſe par un objet défectueux, communique à l'ame la même ſenſation, qui porte la même empreinte ſur le fœtus ou embryon, qui n'eſt encore que l'aſſemblage imparfait de ce qu'il doit être : il peut donc ſe faire que ſi cette impreſſion ſpontanée ſe répete ſouvent, & que l'ame en ſoit également affectée; il peut, dis-je, arriver que le moule imparfait prenne les mêmes impreſſions qui lui ſont ſuſcitées, & produiſe une partie déformée.

Pour prouver d'avantage l'effet de nos ſenſations, & le pouvoir de l'ame, ſans le ſecours de la vue, je dirai que j'ai ſouvent vu dans l'hôpital des Quinze-Vingts, des femmes aveugles, mettre ſucceſſivement au monde des enfans à demi-aveugles, & qui même le ſont devenus par le laps de temps; ce qui n'arrive jamais ou preſque jamais, dans l'ordre ordinaire des choſes, ſur-tout lorſque les yeux des parens ſont bien conſtitués : j'ai obſervé, dis-je, que l'aveuglement de ces enfans dépendoit, pour l'ordinaire, du trop gros volume du corps vitré, quelquefois auſſi de l'obſtruction de la membrane rétine ou choroïde, mais très-rarement de l'opacité du cryſtallin. D'où peut donc provenir cette révolution ou ce changement de nature, ſi ce n'eſt de l'état malheureux des aveugles; qui, ſans ceſſe l'eſprit occupé de leur triſte poſition, communique à l'ame les mêmes ſenſations, &

l'ame qui préside à toutes les fonctions du corps, porte de même le trouble & la confusion dans le composé naissant des globes. Voilà, ce me semble, la meilleure explication, ou plutôt les raisons les plus probables de ces événemens contre l'ordre naturel ; cependant je crois devoir ajouter, pour preuve du pouvoir de l'ame sur les fonctions corporelles, sur celles des yeux, ce qui arrive dans les ressorts admirables des causes de la vision. Tous les bons Physiciens s'accordent à dire que ce n'est pas l'Œil qui voit les objets tels qu'ils sont, puisqu'ils se peignent dans un sens renversé ; mais que c'est l'ame, qui, excitée par les secousses nerveuses & musculeuses, rectifie la sensation, & nous fait appercevoir l'objet tel qu'il est. Il résulte donc de ce même pouvoir, que l'ame peut également agir sur les causes premières, & en déranger les justes proportions. Voilà, en un mot, les idées que nous donne, & que nous représente la chambre obscure. Puissent-elles nous éclairer assez, pour pouvoir nous écrier sur le bord de l'abyme : *O altitudo !*

SECTION I.

SECTION PREMIÈRE.

De la Nictalopie, ou aveuglement de Jour; de ses causes & de ses effets.

LA Nyctalopie ou vue nocturne, est une disposition vicieuse de l'organe de la vue, sans douleur ni inflammation, sans changement apparent dans la constitution du globe. Cette maladie provient pour l'ordinaire de l'extrême rigidité des solides, ou du peu de circulation des fluides. Dans le premier cas, la pupille est extrêmement resserrée; dans le second, elle se dilate sensiblement, à mesure que le jour tombe; ce qui fait dire que la Nyctalopie a pour cause, soit la constriction des muscles, soit l'obstruction des membranes internes de l'Œil; de manière que la vue s'étend davantage avec le déclin du jour, parce que la pupille, en se dilatant, permet à un plus grand nombre de rayons de la pénétrer. La Nyctalopie ou aveuglement de jour, peut donc se considérer sous deux rapports différens, qui sont, la paralysie & l'obstruction. Cette maladie est d'autant plus difficile à guérir, que les causes en sont souvent anciennes & invétérées.

La Nyctalopie par obstruction, est presque toujours l'effet d'un rhume de cerveau négligé, ou d'une ophtalmie interne qui apporte l'engorgement, soit sur les membranes rétine & choroïde, soit sur la capsule crystalline; de manière que ces humeurs réunies n'ayant pu se filtrer dans les voies de la circulation, & s'étant fixées dans le centre des membranes, il en est résulté que, plus le jour est grand, plus les fibres de l'iris contractent la pupille; ce qui fait que le malade ne voit les objets que confusément; il ne les voit tels, que parce que l'obstruction n'est pas suffisante pour intercepter tous les faisceaux de lumière; mais, à mesure que le jour diminue, la pupille se dilate, & alors les parties non obstruées perçoivent plus aisément les rayons lumineux. Voilà ce qui paroît de plus vraisemblable, & ce qui fait dire que les nyctalops sont des aveugles de jour, & ne commencent à voir que vers son déclin.

La Nyctalopie qui est produite par une paralysie imparfaite, est le plus souvent l'effet des convulsions des enfans, ou celui d'une fièvre inflammatoire; elle se manifeste par la constriction du globe qui diminue même de volume, & par l'érétisme des fibres de l'iris, qui, dans le plus grand jour, ne sont pas susceptibles de mouvement, ni de dilatation, ni de restriction.

Cet état d'oppreſſion annonce celle qui exiſte ſur les membranes néceſſaires à la reception des rayons viſuels ; d'où ſuit néceſſairement la difficulté de percevoir clairement les faiſceaux de lumière ; telle eſt la paralyſie nyctalopique, & ce qui fait que la chute du jour, en diminuant l'érétiſme, augmente la perception des rayons lumineux.

Les moyens curatifs de la Nyctalopie par obſtruction, peuvent être ſuivis d'un heureux ſuccès, ſur-tout dans les enfans, parce que l'humeur eſt moins épaiſſe & moins concréte ; ce n'eſt pas cependant qu'il ne faille employer les mêmes reſſources dans les adultes, & particulièrement lorſque la maladie n'eſt pas aſſez ancienne pour ſe refuſer aux moyens de réſolution, qui ſont de mâcher, de deux jours l'un, ſoit des feuilles de cochléaria, ſoit de la racine de pyréthre ; de faire uſage, pendant un mois ou cinq ſemaines de ſuite, de la pommade ophtalmique, avec les bains & topiques légers qui lui ſont convenables ; de s'accoutumer abſolument à l'uſage du tabac, ſi toutefois le malade eſt d'un âge raiſonnable ; parce que je regarde cette poudre ſtimulante, comme le cautère le plus analogue aux yeux, & même néceſſaire dans quelque genre de maladie que ce ſoit. La pommade ophtalmique ceſſée, on doit ſeulement se servir, tous les matins, pour bassiner le front, les tempes & les yeux, de l'eau ophtalmique ou de celle de joubarbe préparée. La Nyctalopie, qui est la suite & le produit des convulsions est beaucoup plus difficile à guérir, parce que cet état de constriction n'est susceptible que de fumigations douces, que de bains de vapeurs émollientes, avec la précaution cependant, de n'en pas abuser, dans la crainte de réunir l'obstruction à la constriction; cette cruelle incertitude doit faire trembler les malades, & servir de leçon à ceux qui pourroient le devenir, afin de leur faire redoubler de soins & d'attentions pendant & après le cours des ophtalmies, pendant & après les effets des convulsions, ou d'une secheresse extrême dans l'atmosphère.

Il est une autre perte ou foiblesse de vue, qui existe de jour comme de nuit, & qui arrive toutes les fois que l'estomac est dérangé, & que les parties destinées aux fonctions excrémenticielles sont relachées, parce qu'il se fait dans tout le corps une perte réelle de sucs nourriciers: or, pour peu que la maladie soit de durée, les yeux se ressentent de la foiblesse générale; c'est ce qui fait qu'on ne peut trop mettre en usage les secours les plus puissans pour rétablir les fonctions de l'estomac. Dans le nombre des remédes connus, celui qui m'a le mieux réussi est la composition suivante:

Vin rouge de Bourgogne, une chopine;
Rhubarbe la plus nette, & grossièrement pulvérisée, une once;
Bayes recentes de génièvre broyées, une once;

le tout mis dans un vase de terre, laisser infuser sur les cendres chaudes pendant six heures, après quoi passer le tout à travers un linge avec forte expression, pour y ajouter *sucre fin & pulvérisé, trois onces;* remettre le tout sur le feu, pour lui donner une consistance de syrop, & former l'électuaire stomachique.

Son usage consiste à en prendre tous les matins, au reveil, une ou deux cuillerées à bouche, à observer un régime très-sévère, & à ne se permettre d'alimens, qu'environ deux ou trois heures après; ce qu'on peut continuer dix à douze jours de suite, ayant soin de proportionner la dose à l'âge & à la force des sujets. Ce puissant stomachique m'a toujours réussi dans une infinité de circonstances, & peut être regardé comme un baume vivifiant, qui porte ses effets dans toute l'économie animale.

SECTION II.

De l'Héméralopie, ou Aveuglement de nuit; de ses causes & de ses effets.

L'HEMÉRALOPIE ou vue diurne, est aussi une disposition vicieuse de l'organe de la vue, sans aucun trouble apparent qu'une extrême dilatation de la pupille, qui s'annonce à mesure que le jour tombe; de manière que le malade ne voit plus les objets que confusément. La cause première de cette redoutable maladie, paroît provenir des convulsions arrivées dans l'enfance, & qui ont produit une paralysie imparfaite dans les muscles & dans les fibres de l'iris, ensorte que ces mêmes muscles & fibres perdent insensiblement de leur action, à mesure que le jour tombe; ce qui rappelle journellement une goutte sereine imparfaite. L'héméralopie, ou aveuglement de nuit, peut encore provenir de différentes causes qui déterminent différens effets : de ce nombre sont les migraines périodiques & les violens maux de tête, qui occasionnent une infinité de maladies des yeux; d'où il résulte que la compression & l'irritation du cerveau ne peut que porter alors les mêmes atteintes au nerf optique, qui, par ſon épanouiſſement forme la rétine, & s'étend même juſques ſur la choroïde, à laquelle il communique les mêmes ſenſations; il n'eſt donc pas étonnant que les nerfs & les muſcles de ces deux membranes n'éprouvent une contraction qui ne ſoit plus ſuſceptible ni de la reception ni de la réflexion des corps peu lumineux, ou qui n'ont pas la faculté de ſtimuler l'action de ces mêmes nerfs & muſcles. Voilà ce qu'on peut dire de plus ſatisfaiſant ſur cette maladie, qui conſtitue en partie l'héméralopie ou vue diurne, parce qu'on peut ajouter qu'il n'y a que les rayons du ſoleil ou d'un corps lumineux quelconque, qui puiſſe rendre au globe l'étendue de ſon jeu organique.

Cette maladie peut avoir encore pour cauſe la viſcoſité des humeurs, & leur manque de fluidité, qui produit néceſſairement les mêmes effets, en portant ſur les parties actives les mêmes défauts d'action & de ſenſibilité; elle peut être auſſi la ſuite d'une ophtalmie ſéche & nerveuſe, qui engourdit les mêmes ſenſations, de manière qu'on pourroit conclure que l'épaiſſiſſement des humeurs en général, & leur viſcoſité ont tant de cauſes productrices, qu'il ſeroit trop long d'en faire l'énumération; c'eſt à l'Oculiſte intelligent à bien ſcruter la Nature, en interrogeant ſon malade ſur tous les points essentiels, & d'agir ensuite d'après ses principes, en cherchant les moyens & les circonstances de faire une application heureuse.

L'héméralopie invétérée est difficile à guerir, parce que la semi-paralysie, occasionnée par la viscosité des humeurs qui enveloppent les nerfs & les muscles, a acquis un degré d'intensité, que les remédes ne peuvent ni varier ni changer ; cependant il est à propos, pour n'avoir rien à se reprocher, de faire usage de tous les moyens qui ne peuvent ni contrarier ni déranger l'économie animale dans l'héméralopie, qui est produite par les affections spasmodiques ou toute autre cause de cette nature ; on peut sans crainte, se servir, pendant une quinzaine de jours, des fumigations séches, en la manière indiquée ; on peut de même employer une seule fois le jour la véritable eau de Cologne, tant en aspiration, prise sous le nez qu'en évaporation portée sous les yeux, ce que l'on continuera autant de temps qu'on le jugera nécessaire : mais il n'en est pas de même de la viscosité des humeurs qui englutinent les parties nécessaires à la vision ; il faut de toute nécessité agir sur la cause première, qui est d'atténuer & de diviser cette lymphe épaissie, en observant un régime doux, en évitant les farineux & les laiteux ; en prenant, pendant dix à douze jours de ſuite, des demi-bains, en mâchant, tous les matins, ſoit du cochléaria, ſoit de la pyrethre, en buvant à tous les repas, pendant un mois ou cinq ſemaines des eaux légèrement ferrugineuſes, qu'on pourra mêler avec le vin : du reſte baſſiner, tous les matins, le front, les tempes & les yeux, ſoit avec l'eau ophtalmique, ſoit avec celle de joubarbe préparée. On poura ajouter, de temps à autre, l'uſage des fumigations ſéches en la manière indiquée ; & le temps néceſſaire pour eſpérer une heureuſe réſolution.

SECTION III.

De la Myopie & Demi-Myopie ; de ſes cauſes & de ſes effets.

LA Nature bizare dans ſes opérations, s'écarte quelquefois de la régle générale ſans cauſe déterminante. Il eſt tel père, telle mère qui, avec des yeux bien conſtitués, produiſent ſouvent des myopes dont le globe eſt protubérant, dont le foyer de vûe eſt plus ou moins étendu, ſuivant le plus ou moins de convexité de la cornée : ces exemples ne ſont malheureuſement que trop communs, ſans qu'on puiſſe répandre un juſte degré de lumière ſur la cauſe productrice, parce que ceux qui ſont affectés de cette maladie, ont des nuances de vision si différentes, que l'Observateur est toujours très-embarrassé pour connoître si la myopie provient du trop gros volume de l'humeur vitrée, ou du corps lenticulaire; les vrais myopes sont ceux qui, pour l'ordinaire, voyent à un, deux, trois & quatre pouces de foyer; ils ne voyent ainsi, que parce que la cornée transparente est trop saillante, & que les rayons qui se trouvent dans une proportion ordinaire, viennent se croiser & se perdre, sans pouvoir parvenir au fond de l'Œil; c'est pourquoi ils sont obligés de rapprocher les objets près des yeux, ou de se servir d'un verre concave, qui, en réunissant les rayons de lumière, en allonge la direction sur les organes immédiats de la vue.

Les demi-myopes sont ceux qui voyent également de près, mais dont la cornée transparente est moins saillante, & forme une espéce de pointe ou éminence, qui est tournée du côté du grand angle plus que du petit; ce qui constitue dans les yeux de ceux qui sont affectés de cette maladie, une espéce de louche plus ou moins apparent. Les demi-myopes ne voyent les objets un peu éloignés que confusément, parce que les points de lumière qui partent de chaque partie des objets, en rencontrant la cornée trop saillante, s'unissent & se croisent dans le corps vitré ; ce qui les rend confus & divergens lorſqu'ils ſe peignent ſur la rétine & la choroïde, de manière que les fibres de ces membranes, n'étant pas ſuffiſament ébranlées par les points de lumière, ne peuvent tranſmettre au nerf optique qu'une action imparfaite. On peut remarquer que les myopes & demi-myopes ne regardent jamais attentivement ceux à qui ils parlent ; ce qui arrive parce qu'ils ont peine à conſidérer le mouvement des yeux : ils écrivent pour l'ordinaire en petits caractères, parce que les gros occupant un plus grand eſpace, les gênent & les fatiguent conſidérablement, de manière que la lecture la plus fine & la plus rapprochée des yeux, eſt ce qu'ils appellent leur favorite.

Les cauſes les plus ordinaires qui conſtituent la Myopie, peuvent donc être conſidérées ſous deux rapports différens, qui ſont le trop gros volume du corps vitré, ou celui de la lentille cryſtalline. Dans les deux cas, les remédes les plus ſimples ſont toujours les meilleurs ; ils conſiſtent dans la précaution de baſſiner, tous les matins, le front, les tempes & les yeux avec l'eau ophtalmique, & d'attendre un bien-être du nombre des années, parce qu'inſenſiblement le trop gros volume des humeurs des yeux diminue, la cornée devient moins ſaillante ; d'où il arrive que les faiſceaux de lumière ſont moins ſuſceptibles de réfraction, & le point de réunion plus facile à ſe reproduire ſur les organes de la vue. Les myopes de deux à trois pouces de foyer, ſont des ſujets bien malheureux, puiſqu'ils ne voyent que confuſément ce qui eſt à leurs pieds, ils ſont par conſéquent peu propres au travail ; c'eſt pourquoi, lorſqu'ils ſont encore jeunes, mon avis eſt d'extraire le cryſtallin ; ce qui diminuera l'extenſion de la cornée, & rendra l'image des objets plus ſenſible ; cette opération, ainſi que je l'ai annoncé dans un opuſcule que j'ai donné en 1776, eſt moins redoutable que celle de la cataracte, parce que le cryſtallin qui n'eſt pas altéré, dont la capſule eſt ouverte, s'échappe plus aiſément à l'ouverture de la cornée. Ce ſecours, pour les myopes de la première claſſe, n'étoit ni connu, ni praticable avant l'opération par extraction, & ne peut être que d'une grande utilité pour ceux qui ont beſoin de travailler.

Je n'ai pas rendu compte des différentes manières de procéder à la ſection de la cornée tranſparente, dans l'extraction du cryſtallin opaque, non plus que des différens inſtrumens dont on ſe ſert pour faire cette opération, parce que, dans le nombre de MM. les

Oculiſtes opérans, il en eſt qui agiſſent d'une manière, & les autres d'une autre; mais je dois dire que l'opération qui ſe pratique le plus heureuſement, & qui eſt moins dans le cas d'intéreſſer les fibres de l'iris, eſt celle par laquelle on dirige l'inciſion vers le milieu du lymbe de la cornée tranſparente qui correſpond au petit angle; ce qui ſe fait avec l'aide de deux inſtrumens, l'un pour ouvrir la cornée, l'autre pour en prolonger la ſection & la faire aſſez étendue pour que le cryſtallin & ſa capſule puiſſent s'échapper aiſément.

Les myopes & demi-myopes n'ont que des précautions à prendre pour maintenir & conſerver leur vue, pour empêcher le relâchement des parties nerveuſes & muſculeuſes, qui en eſt la ſuite; car, à meſure que les humeurs de l'Œil diminuent de volume, les ſolides manquent de ton, & les fluides de circulation; je puis même dire que j'ai ſouvent vu les malades de cette eſpéce, courir plus de riſques que les autres, parce que plus il y a de relâchement dans les ſolides, moins il y a d'action dans les fluides; c'eſt auſſi pour prévenir cet inconvénient, que je conſeille de baſſiner, tous les matins, le front, les tempes & les yeux, avec l'eau ophtalmique, ou avec celle de joubarbe préparée, de faire uſage, de temps à autre, de la vapeur d'eau de Cologne, portée ſous le nez & ſous les yeux ; de ne pas chercher à multiplier les ſecours de l'optique, en changeant continuellement de verres concaves, ni de les employer pour enviſager le feu ou tout autre corps trop lumineux ; du reſte les tenir propres & nets, afin de ne pas produire un nouvel obſtacle, ou déterminer une ombre de plus à la viſion. Cette dernière obſervation eſt trop ſenſible pour qu'elle ne ſoit pas ſaiſie dans toutes les circonſtances où le beſoin le requiert, ainſi que j'aurai occaſion d'en parler dans l'Article qui concerne les Lunettes.

SECTION IV.

De la Presbytie ; de ſes cauſes productrices & de ſes effets.

LES yeux ſont le tableau repréſentatif de tout ce qui ſe paſſe dans les fonctions corporelles, dont ils reçoivent les influences d'une manière ſi ſenſible qu'il n'eſt pas poſſible de s'y tromper ; car à peine la maladie vient-elle nous aſſaillir, qu'ils ſe gonflent & s'enflamment, ou bien qu'ils deviennent ternes & livides ; cet état doit nous fournir un ſigne propre à faire connoître les embarras où ſe trouve la Nature, ſur-tout dans les différentes révolutions qui rempliſſent les quatre âges de la vie de l'homme: de ce nombre eſt la presbytie, qui eſt comme l'avant-coureur de la vieilleſſe. Les ſujets qui commencent à reſſentir les effets de cette maladie, ſont ceux qui reconnoiſſent la néceſſité où ils ſont d'éloigner un livre, une lettre pour en prendre lecture; les presbytes décidés ſont forcés de recourir aux reſſources de l'art, & de ſe ſervir de conſerves ou lunettes convexes, pour pouvoir lire ou écrire avec facilité; cependant cette maladie n'eſt pas toujours l'annonce de l'âge caduc; elle peut être auſſi accidentelle; ce qui arrive ou peut arriver après une fiévre inflammatoire, qui apporte l'incendie au cerveau, d'où eſt réſulté l'affaiſſement des parties organiques, qui quelquefois, ſe rétabliſſent auſſi promptement, que les autres parties du corps mettent de temps à reprendre leurs forces.

La presbytie naturelle eſt celle qui arrive de quarante-cinq à quarante-huit ans; elle ſe manifeſte quelquefois un peu plutôt dans les perſonnes maigres, parce que la partie de graiſſe qui maintient le globe dans le fond de l'orbite, diminue de volume; ce qui rend les yeux plus enfoncés, & par conséquent les objets plus confus. La cause la plus déterminante, de la presbytie, provient de ce que les humeurs, moins raréfiées, rendent la circulation plus lente; & ce défaut de circulation ne permet plus aux sucs nourriciers de pénétrer aussi aisément dans les petits vaisseaux de l'Œil; de manière que la cornée transparente devient moins saillante, le crystallin & le corps vitré moins volumineux, les humeurs aqueuses & crystallines moins susceptibles de régénération; d'où il arrive que les rayons de lumière, trop proches, se rassemblent plus difficilement, & ne peuvent produire qu'une image confuse & imparfaite; c'est ce qui fait que les presbytes voyent très-bien de loin, & très-mal de près. Le globe de l'Œil n'est pas le seul qui se ressente de ce temps critique; toutes les parties du corps éprouvent la même foiblesse & le même desséchement; sur-tout lorsque le tempérament n'est pas disposé à l'embonpoint.

La vue des presbytes, qui est tout l'opposé de celle des myopes, n'est pas plus susceptible de moyens curatifs, parce qu'il n'est pas possible de rendre au globe de l'Œil l'extension que l'âge détruit; mais on peut en corriger les défauts avec le secours des lunettes convexes qui

qui, en réuniſſant les rayons lumineux, fait l'office d'un nouveau cryſtallin, les rend plus diſtincts & plus propres à repréſenter l'image des objets : la ſeule précaution qu'on doit prendre, eſt de bien proportionner le foyer des verres au dégré ſenſible de la vue, & ne l'augmenter que peu à peu, afin de ſe conſerver une reſſource au beſoin. La vue des presbytes, ſans le ſecours des lunettes, eſt confuſe de près & très-étendue de loin.

Quoique le presbyte ne ſoit pas ſuſceptible de guériſon, il eſt cependant abſolument eſſentiel de fortifier le relâchement des ſolides, & de ſtimuler la circulation des fluides, parce que la Nature engourdie par elle-même, pourroit devenir de plus en plus pareſſeuſe, & former la paralyſie ou demi-paralyſie ; c'eſt pourquoi mon avis eſt d'employer les mêmes remédes que pour la myopie, qui ſont l'eau ophtalmique pour doucher les yeux, & l'eau de Cologne pour les fortifier ; d'en doubler même l'uſage dans la presbytie accidentelle, qui eſt la ſeule curative ; parce que dans la presbytie naturelle, on peut ſeulement en arrêter les progrès, ſans pouvoir en diminuer les effets. Voilà ce que l'expérience journalière démontre, & ce que les reſſources de l'art peuvent preſcrire.

SECTION V.

De la Vue naturelle & bien conſtituée ; de ſes différens rapports.

LES orbites ou trous orbitaires renferment toutes les dimenſions néceſſaires pour maintenir en ſûreté le globe de l'Œil : c'eſt à cette eſpéce de thrône ſupérieur, que ſe rapportent tous les objets qui nous environnent ; c'eſt par le moyen des différentes parties dont cette ſphère organique eſt compoſée, que notre ame eſt émue, & qu'elle nous repréſente la forme, la couleur & la grandeur des objets, dont les rayons pénétrent cette boîte obſcure, qui les reçoit dans un ſens renverſé. Telle eſt la ſituation du globe de l'Œil, qui eſt conſtamment aſſuré dans l'orbite par le nerf optique, & par les muſcles ; il peut ſe mouvoir en tous ſens ; mais il ne peut, & on ne peut le ſouſtraire à ſes muſcles, ſans pratiquer une inciſion ; ce qui eſt bien fait pour détruire cette opinion vulgaire qui s'eſt accréditée par les ruſes cachées de ces hommes faux, qui, pour mieux duper le trop crédule Public, s'annoncent pour avoir le talent de nétoyer le globe de l'Œil, & de le replacer dans son orbite. Telles sont les friponneries marquées auxquelles une confiance aveugle se prête encore tous les jours, sans qu'on cherche les moyens de les réprimer; ce qui afflige les Observateurs honnêtes, & les Praticiens éclairés.

Le globe de l'Œil, pour être bien établi dans son orbite, ne doit paroître ni trop volumineux ni trop saillant; il doit être régulièrement convexe, & à fleur d'orbite. La couleur des fibres de l'iris la plus heureuse est la grise & la brune, qui a des nuances plus ou moins foncées. La cornée transparente doit avoir une circonférence assez étendue, pour que la pupille puisse se resserer ou se dilater avec aisance. La situation la plus avantageuse du globe de l'Œil, est lorsqu'il se trouve à couvert par l'arcade sourcillière; ce qui fait qu'il est moins exposé aux contusions, & nullement enveloppé, comme celui qui est saillant, par une infinité de rayons divergens qui lui viennent de toute part. L'étendue de vue d'un Œil bien constitué, se trouve & se prolonge également, depuis six pouces jusqu'à deux pieds & au-delà, parce que l'action de ses muscles n'est pas gênée, parce qu'elle se prête facilement à toutes les impressions qui se transmettent de l'objet à l'Œil;

c'eſt pourquoi un globe qui eſt ainſi fixé dans ſon orbite, donne à l'acte viſuel toutes les proportions néceſſaires à la perception des rayons lumineux, de manière qu'on pouroit dire, qu'il eſt inutile de prendre des précautions pour en maintenir le bien-être; cependant je crois devoir dire qu'il eſt à propos de le rafraîchir de temps en temps, ſoit avec l'eau ophtalmique, ſoit avec celle de joubarbe préparée, & qu'on fait le matin de préférence.

D'après tout ce qu'on vient de dire ſur l'heureuſe conformation du globle de l'Œil, il eſt aiſé de conclure qu'on paye ſouvent bien cher le plaiſir qu'il y a d'avoir un Œil bien fendu & bien protubérant, puiſque la jouiſſance en eſt troublée par une multitude d'accidens, auxquels un globe bien à couvert n'eſt pas expoſé. Heureux celui qui, ainſi favoriſé de la Nature, jouit tranquillement de ce précieux thréſor. Puiſſe-t-il le ménager, d'après le proverbe, comme la prunelle de ſes yeux, & n'en pas abuſer dans les circonſtances forcées. Voilà à peu-près ce qu'on peut dire ſur la bonne conſtitution des yeux, qui cependant s'affoibliſſent avec l'âge, & qui ſouvent ont beſoin des ſecours de l'optique, ainſi qu'il ſera plus amplement détaillé dans la Section ſuivante.

SECTION VI.

Du besoin des Lunettes ; de leur utilité, & de leur choix.

IL est un temps où toutes les productions de la Nature se dessèchent & se flétrissent, parce que la séve naturelle n'a plus assez de vertus actives, ni assez de forces intérieures pour porter des sucs nourriciers dans ses ramifications les plus menues & les plus déliées. Voilà ce qui se passe de même au temps critique de l'homme, & ce qui fait que la peau se ride, que le visage se décolore, & que les yeux s'enfoncent dans les orbites ; alors les faisceaux de lumière qui nous viennent de toutes parts, ne trouvant plus les mêmes proportions pour atteindre le foyer de la lentille cristalline, il en résulte qu'ils s'écartent & se divisent, ce qui rend les objets sensibles, troubles & diffus. C'est donc dans ces momens justement allarmans que l'homme a besoin de chercher les moyens de suppléer au défaut de la Nature, en faisant usage de lunettes convexes, de lunettes qui, en réunissant les rayons puissent les transmettre au fond de l'Œil dans une juste proportion ; mais ce qui est essentiel pour celui qui se trouve pressé par ce besoin, est de ne pas trop attendre, ni laisser passer le moment de prendre ce secours, parce que les efforts redoublés que l'Œil emploie pour saisir les objets lumineux, ne peuvent qu'affoiblir de plus en plus les ressorts de ce méchanisme incomparable.

Les lunettes des presbytes sont deux morceaux de glace, qu'on rend plus ou moins convexes; celles qui le sont moins sont appellées *conserves;* on doit placer les lunettes sur le nez, de manière à ne pas gêner la respiration, ni trop comprimer la membrane nazale; c'est pourquoi il est essentiel de les mettre sur la partie inférieure & cartilagineuse du nez. On connoit le besoin qu'on a de lunettes, lorsqu'on est forcé d'éloigner le livre dont on se sert, ou tout autre objet de lecture & d'écriture; on le connoit, dis-je, lorsque le caractère devient trouble & diffus, lorsqu'enfin on a peine à enfiler une aiguille, à suivre la direction des mailles & autres, parce qu'alors c'est une preuve de la divergence des rayons incidens, dont l'effet n'est pas assez sensible sur les fibres de l'iris, pour atteindre le crystallin qui doit les réunir, & former une espéce de cône, dont la pointe porte sur les membranes rétine & choroïde. Lorsqu'on prend des lunettes ou qu'on a besoin d'en changer, il faut ouvrir un livre, & avoir l'attention la plus ſcrupuleuſe pour que les verres ne faſſent qu'éclaircir le caractère ſans en augmenter ni diminuer l'étendue ; il faut avoir ſoin d'entretenir ces mêmes verres bien nets & bien propres : pour cela, il faut les nettoyer de temps en temps avec de la bonne eau de vie, & les eſſuyer promptement, afin d'éviter de mouiller le cuir ou tout autre corps qui les contient. Lorſque les verres ſe graiſſent trop, ou que le foyer de vue diminue ſenſiblement, on doit s'adreſſer à un Opticien expérimenté, pour ſuivre le même dégré de foyer, ou diriger celui qui devient néceſſaire; mais je ne puis m'empécher de dire qu'il eſt dangereux de ſe ſervir de lunettes en forme de béſicles, parce que les attaches compriment les artères temporales, & portent obſtacle à la circulatation dans les vaſſaux ſupérieurs. Il ſeroit donc à déſirer qu'on pût changer cette forme, ou y ſuppléer par quelque choſe d'élaſtique, qui s'attacheroit au chapeau ou au bonnet.

Les verres des myopes ſont concaves des deux côtés; cette forme leur eſt donnée pour recevoir & prolonger la réunion des rayons, pour aſſurer le point où l'image devient diſtincte & ſenſible. Les perſonnes qui ont été opérées de la cataracte avec ſuccès, & qui commencent à faire uſage de la vue, ſoit pour lire, ſoit pour écrire, ſont obligées de ſe ſervir de lunettes très-convexes des deux côtés, afin de remplacer le manque du cryſtallin qui a été extrait, & d'en faire l'office. On appelle *foyer* la réunion des points de lumière, & l'angle aigu que produiſent les rayons de la lumière qui ſe réuniſſent dans la courbure des verres, de manière qu'en diminuant la divergence des rayons incidens, il arrive qu'ils parviennent plus aiſément ſur les organes de la vue. Les bonnes lunettes ſont toutes numerotées, & ſe diſtinguent par le poli des verres, ainſi que par l'étendue de foyer; mais, comme tout le monde n'a pas les connoiſſances de l'optique, on ne peut être trop attentif dans l'acquiſition qu'on fait de ce ſecours artificiel; c'eſt ce qui fait qu'on doit ſe mettre en garde contre les friponnneries des Colporteurs, qui vous vendent pour lunettes de tant de pieds ou pouces de foyer, des verres ſimples, quelquefois mal préparés, & ſouvent de différens dégrés, de manière qu'il en réſulte un tort irréparable pour l'organe de la vue, & qui devient même la cauſe des maladies les plus graves.

Il eſt des vues baſſes qu'il eſt difficile de définir; il en eſt qui ne ſont ni myopes ni preſbytes, qui voyent difficilement les objets qui ſont à peu de diſtance, & très-bien ceux qui ſont éloignés ; mais qui ne peuvent ni lire ni écrire que de près. Cependant ces ſortes de vues ne trouvent de facilité que dans l'uſage des verres convexes, dont la courbure & le foyer varient conſidérablement. On ne peut trop exhorter ceux qui en ſont les victimes, à conſulter ſouvent les perſonnes de l'Art, à ne pas abuſer de la facilité qu'ils ont de changer ou de multiplier les verres, parce que ces ſortes de vues ſe troublent, & ſe paralyſent aiſément. Il eſt un autre abus contre lequel je ne puis trop élever la voix, & qui regarde les jeunes-gens, ſur-tout ceux qui, pour ſe donner un ton dans les promenades, pour avoir un air d'examen dans les ſpectacles, s'arment d'une lorgnette, & viennent hardiment narguer le Public avec le ſecours d'un Œil, qui ne tarde pas à ſe reſſentir de cette élégance peu ſéante. Voilà ce que j'ai vu & reconnu dans ceux qui regrettent, mais trop tard, l'influence du mauvais exemple. On ne ſçauroit donc être trop prudent dans le beſoin & dans l'uſage des lorgnettes, parce qu'il eſt certain que l'Œil, ſans ceſſe occupé par une action forcée, perd de ſa force, & rend l'autre foible.

Il eſt encore des lunettes auxquelles on donne mal à propos le nom de *conſerves*, parce que les verres ont une teinte verte, ce qui, en apparence paroit adoucir & ménager la vue; mais on ne fait pas attention que cette douceur eſt meurtrière pour le globe, dont elle affoiblit l'action, en portant de plus en plus le relâchement dans toutes les parties nerveuſes & muſculeuſes, d'où ſuit néceſſairement le trouble des humeurs aqueuſe & cryſtalline. Il eſt donc de la dernière conſéquence, de réfléchir ſur un inconvénient de cette eſpéce; c'eſt pourquoi, j'oſe aſſurer qu'il eſt plus prudent de ſe ſervir de lunettes ordinaires, ſans aucune teinte de verd, de jaune ou de bleu. Puiſſent ceux qui ont la vue foible ſe reſſouvenir de cette importante leçon !

CHAPITRE VII.

Des moyens de conserver sa Vue jusques dans l'âge le plus avancé.

VOIR est le premier de tous les biens, c'est le sens le plus nécessaire ; c'est le don le plus favori de la Nature : il n'est pas de fortune qui puisse dédommager de sa perte ; il n'est pas de consolation qui puisse faire supporter patiemment le regret d'être à charge aux autres, insupportable à soi-même ; plus on a vécu dans les plaisirs & l'abondance ; plus le souvenir en est douloureux, par l'impuissance où l'on est de faire & d'agir toujours de même ; cependant les Grands & les Riches du siécle sont les moins craignans, sont les premiers à se faire illusion sur un point aussi essentiel : on les voit tout occupés d'une fête, d'une partie de plaisir, penser quelquefois à leur santé, mais rarement à leurs yeux. S'il arrive un échec un peu considérable, on recule toujours, & l'on parvient enfin au moment où les ressources de l'Art sont de peu d'utilité, lorsque dans les premiers instants, la maladie auroit cédé au régime le plus doux, aux remédes les plus ſimples ; c'eſt donc la faute des malades ; & non celle des Obſervateurs, ſi une paralyſie parfaite met obſtacle à toute eſpéce de reſſources, ſi une cataracte commençante fait des progrès aſſez prompts pour ne laiſſer d'autre eſpoir que celui d'une opération toujours douteuſe ; c'eſt ce qui fait que je ne puis trop m'étendre ſur un objet auſſi important, pour montrer les dangers qui peuvent en réſulter & indiquer les précautions qu'on doit prendre.

Celui qui veut jouir, avec ſécurité, de la douce ſatisfaction de conſerver une bonne vue, doit, tous les mois, faire lui-même l'examen de ſes yeux ; c'eſt-dire, placer un objet, différemment colorié, à une certaine diſtance, l'enviſager de l'Œil l'un après l'autre, & ſucceſſivement de tous les deux à la fois ; alors, ſi les nuances ſont les mêmes, ſi elles ſont claires & nettes, on peut en augurer que les yeux ſont dans un état d'intégrité parfaite ; mais au contraire, ſi ces mêmes nuances ſont plus louches pour un Œil que pour l'autre, il faut, de toute néceſſité, recourir à un Obſervateur éclairé, & d'une réputation avouée ; il faut lui faire un détail bien circonſtancié des variations qui arrivent, & des différentes ſenſations qu'on éprouve, afin qu'il puiſſe juger ſi la cauſe peccante provient du relâchement des solides, ou du défaut de circulation des fluides ; alors, c'est à ce même Médecin oculiste à prescrire le plan de conduite qu'on doit tenir corporellement & oculairement ; c'est au malade à en remplir toutes les conditions, afin qu'il puisse juger ensuite des autres moyens propres à maintenir le bien-être qu'il aura ménagé, & à lui en assurer la jouissance.

Il seroit à désirer, que le Gouvernement, qui encourage tous les talens utiles, s'occupât de quelque noveau moyen d'encourager ceux des vrais Oculistes, puisque le dixiéme des sujets de l'Etat porte les preuves qu'il a été ou qu'il est affecté de maladies des yeux. Ce point d'Administration seroit, ce me semble, facile à remplir, par des sujets de prix, qu'on pourroit annuellement proposer, par des distinctions & des récompenses flàteuses qu'on accorderoit à ceux qui les auroient méritées. C'est, selon moi, un puissant moyen d'encourager les Observateurs, qui, fâchés de voir le peu de cas qu'on a fait de leurs découvertes, ont enseveli dans les ténébres, le fruit de leurs travaux. Je désirerois donc qu'on prît de justes mesures pour favoriser les progrès de cette partie si essentielle de l'art de guérir. Il semble que certains Grands n'ont des Oculistes que de nom, ſans ſe ſervir de leurs ſecours; quoiqu'il ſoit bien démontré qu'il en eſt du Médecin des yeux, comme de celui du corps. En effet on cherche & on déſire l'un, parce qu'on a peur de mourir, & on néglige, ou on oublie l'autre, parce qu'on ſe flatte de voir toujours de même; mais c'eſt une erreur qu'on paye ſouvent bien cher, faute d'un petit ſecours. Il eſt donc abſolument eſſentiel de ne pas attendre le moment de l'aveuglement, pour en connoître la diſpoſition; il faut être, de toute néceſſité, au fait des cauſes phyſiques, & en ſcruter les ſecrets les plus cachés; il faut, en un mot, obſerver les yeux au moins une fois tous les mois, pour pouvoir prévenir les accidens qui les menacent, ou remédier plus ſûrement à ceux qui leur arrivent. Cet objet important, le devient encore davantage avant, pendant & après le temps critique. Puiſſe le Lecteur ſe pénétrer de cette vérité, & ne pas attendre le moment de l'orage, pour ſe mettre à l'abri des événemens!

SECTION PREMIÈRE.

Des précautions qu'on doit prendre au moment de la Naiſſance, & pendant l'Enfance.

A PEINE un enfant eſt-il compté au nombre des vivans, qu'il annonce ſes beſoins, qu'il fait connoître ſes infirmités. Ce petit être, qui n'eſt ſuſceptible de rien, ſemble réclamer tous les ſecours réunis, pour achever de rendre parfait le grand ouvrage de la Nature. En effet ce n'eſt que par des ſoins aſſidus, par une propreté bien étendue, qu'on parvient à favoriſer l'action des conduits ſécréteurs & excréteurs. Les yeux, ce chef-d'œuvre de l'Artiſte divin, donnent, après les fonctions du cœur, les premières preuves ſenſibles de notre exiſtence; cependant le moment de la naiſſance n'eſt pas celui de la viſion, puiſque cette chambre obſcure eſt incapable de percevoir les rayons lumineux; ce dégré de perfection ne ſe manifeſte même que par gradation, un peu plus tôt dans les uns, un peu plus tard dans les autres, ſuivant la forte ou délicate conſtitution du ſujet, ſuivant le plus ou le moins de ſoin qu'on prend pour purger les yeux de cette lymphe épaiſſie, qui englutine les paupières.

C'eſt donc un devoir comme une néceſſité, de laver, tous les jours, les yeux des nouveaux nés, ainſi que le front & les tempes, afin de perfectionner le ton des ſolides, & de favoriſer la circulation des fluides, afin de procurer à la cornée tranſparente un ſuc lacrymal propre à lubréfier ſa tranſparence, & à faciliter le paſſage des faiſceaux de lumière.

Après avoir bien lavé le corps de l'enfant qui vient au monde, on doit s'attacher à décraſſer la peau du viſage, à développer les cils naiſſans des paupières; pour remplir cette indication, on peut ſe ſervir d'un linge ou d'une petite éponge qu'on trempe dans une infuſion dégourdie de fleurs de mauve, en doucher, tous les matins, le front, les tempes & les yeux; ce qu'on répétera après, & avec le même ſoin, ayant l'attention la plus ſcrupuleuſe de ne pas porter les doigts, ni faire de preſſions ſur les globes, dont le compoſé organique eſt encore trop foible & trop délicat; je dois même ajouter qu'il eſt de la dernière conſéquence, lorſque les enfans deviennent un peu plus forts, de les empêcher de porter la main ſur les yeux pour les frotter, parce que la partie de graiſſe qui eſt au fond de l'orbite, & qui ſert à maintenir la ſaillie du globe, s'affaiſſe aiſément; ce qui naturellement n'arrive que trop tôt aux perſonnes

personnes maigres, & particulièrement vers l'âge de quarante-cinq à cinquante ans, où l'on voit les yeux se caver & rentrer dans l'orbite : mais une raison plus déterminante encore, pour laquelle on ne doit pas frotter les yeux à tout âge, & sur-tout dans les momens où l'on éprouve une demangeaison, c'est parce que de cette pression réitérée, il en résulte des engorgemens, dans les vaisseaux soit sanguins soit lymphatiques ; ce qui donne lieu aux différentes ophtalmies qui naissent successivement. Lorsque la démangeaison devient insupportable, le parti le plus sûr & le plus sage qu'il y ait alors à prendre, c'est de passer la main sur les sourcils, en frottant, avec les doigts, toute l'étendue de l'arcade ; pour lors, la demangeaison cesse ou diminue considérablement. On conseille de ne point toucher aux yeux avec les doigts, parce qu'il est prouvé que l'humeur de la transpiration de cette partie les irrite sensiblement.

D'après le compte que j'ai rendu, dans mon premier volume, des maladies des enfans, & des moyens d'y remédier, il ne me reste à annoncer que ce qu'il faut faire en état de santé, pour seconder la Nature, & en favoriser les efforts. Lorsqu'un enfant commence à suivre la direction des objets, c'est une preuve que les membranes rétine & choroïde ont acquis l'état de perfection ; c'eſt pourquoi il ſuffit de baſſiner à froid, tous les matins, le front, les tempes & les yeux, ſoit avec une eau de mauve, ſoit avec une eau ſimple, & d'avoir un ſoin particulier pour ne laiſſer aucune ſanie entre les paupières; mais le point eſſentiel, & ſur lequel les Nourrices ne peuvent apporter trop de précautions, c'eſt d'éviter de mettre ſouvent l'enfant en face du feu, des lumières & du ſoleil, parce que la trop grande vivacité de ces corps lumineux, après avoir forcé l'action des nerfs & des muſcles, finit toujours par produire un relâchement qui affoiblit le mouvement de ces mêmes muſcles; qui en altère les ſucs nourriciers, & qui enfin, d'une vue forte & bien conſtituée, en fait peu-à-peu une foible & délicate.

Lorſqu'un enfant eſt ſevré, & qu'il commence à marcher ſeul, on doit lui inſpirer la terreur la plus grande pour les approches du feu; on doit lui faire porter un bourrelet pendant deux à trois mois ſeulement, afin de mettre, autant qu'il eſt poſſible, les yeux à l'abri des contuſions & des chûtes ſans ceſſe répétées : ce terme expiré, on le lui ôte, parce que le bourrelet comprime les ſinus frontaux, & même les artères temporales ; d'ailleurs ces fortes de ferres-tête, peuvent être sujets à bien d'autres inconvéniens, qui sont de faire approcher des yeux un bâton, ou tout autre objet avec lequel l'enfant joue, & qu'il veut promener en l'air, ou qu'il fait tourner de droite à gauche. S'il arrive que le sevrage d'un enfant ne porte aucune atteinte aux fonctions du corps; il est à propos de se servir d'une éponge pour le laver tous les jours, ou presque tous les jours, de la tête aux pieds; de le faire à jeun avec l'eau froide, ou simplement dégourdie; mais il est très-essentiel de commencer par la tête, afin d'éviter toute répercussion au cerveau, parce que la compression momentanée n'est que tonique, & ne peut produire qu'un bon effet; c'est d'après ce moyen, & un régime conforme, qu'on peut conserver de bons yeux, & établir une constitution forte & vigoureuse, une constitution pour laquelle on n'aura à redouter que les influences malignes de l'air, ou les effets des accidens.

SECTION II.

Des soins qu'on peut employer dans l'Adolescence & dans un âge plus avancé.

L'ADOLESCENCE est le moment où la Nature cherche à se débarrasser de ses humeurs morbifiques, pour déployer tous les ressorts de l'accroissement; on ne sçauroit donc prendre trop de précautions, pour mettre les yeux à l'abri de tous les échecs auxquels ils sont exposés; mais ce ne sera ni par des remédes compliqués, ou mal entendus, qu'on parviendra à maintenir ce bien-être; au contraire une eau simple est suffisante pour bassiner, tous les matins, le front, les tempes, les yeux & même toute la peau du visage; ce qu'on doit faire à froid en tout temps. Le Public peu instruit, regarde comme illusoire, un reméde de cette espéce; mais il ignore que l'eau froide est un tonique qui a la propriété de fortifier les solides relâchés, & de précipiter dans la circulation, les globules épaissis. Malheur donc aux incrédules qui, avides des nouveautés, veulent faire usage du collyre de l'un, employer l'eau céleste de l'autre, & dont le plus grand bien feroit de ne produire aucun mal. Pour moi, je dis, avec confiance, qu'on ne fçauroit trop fe mettre en garde contre les furprifes de ceux qui couvrent d'un voile myftérieux, de prétendus remédes, dont on redouteroit l'ufage, fi l'on en connoiffoit la compofition & les pernicieux effets.

Les humeurs de gourme qui commencent avec l'enfance, & qui fuivent l'adolefcence, exigent beaucoup de foins & de ménagemens, pour ne pas répercuter cet amas de férofités qui fe porte derrière les oreilles, pour ne pas éteindre trop tôt ces feux dévorans qui encroutent le vifage, pour ne pas détruire artificiellement cette vermine qui en abforbe l'humeur, met le fujet dans un tourment continuel. Ce qu'il y a de certain, c'eft que tous ces excrémens de la Nature, annoncent le befoin qu'elle a de s'en débarraffer : or, fi de votre côté, vous lui oppofés des moyens de défenfe externes, il arrive alors que la matière morbifique qui vient à refluer intérieurement, porte fes ravages fur les yeux qu'elle enflamme & qu'elle obftrue, avant qu'on ait pu fe mettre en garde, ou lui donner le change. On ne fçauroit donc être trop prudent dans l'emploi des fecours qu'on lui oppofe, ni apporter trop de précautions, pour ne pas fupprimer les égoûts que la Nature se prépare. L'exemple suivant donne un exemple du danger de ces suppressions.

Une jeune Dame de qualité, à laquelle j'avois été de quelque utilité, ainsi qu'à toute sa famille, m'écrivit, il y a cinq à six mois, dans ma solitude, pour me prier, lorsque je paroîtrois à Paris, de venir voir son fils aîné âgé de sept ans, qui avoit une légère ophtalmie. La rigueur de la saison ne me permettant pas de m'absenter de chez moi, & la maladie devenue grave en peu de jours, la mère prit le parti de me l'amener. Au premier aspect, je fus effrayé, & je ne pus m'empêcher de lui dire: Pourquoi, Madame, avoir tant tardé ? Ensuite, examinant l'Œil de près, e reconnus que le globe étoit diminué de volume; que la cornée transparente avoit perdu de sa couleur naturelle; que la pupille etoit totalement masquée par un dépôt interne, qui avoit, ou qui devoit entraîner la suppuration de la capsule du crystallin, & du crystallin lui-même. Un état aussi effrayant me fit prendre toutes les précautions pour questionner cette mère & la bonne, pour chercher à connoître la cause première, que j'annonçois devoir être l'effet d'une contusion ou d'une répercussion d'humeurs : enfin, après bien des demandes & des réponses, j'appris, avec douleur, que quelques mois avant, on s'étoit servi d'une pommade mercurielle pour faire passer la vermine, dont la tête de l'enfant étoit remplie; & on y avoit réussi.

Un aveu de cette nature, qui avoit privé l'Œil de toute lumière, me donnoit de justes appréhensions sur la suppuration entière; c'est pourquoi j'indiquai seulement quelques remédes palliatifs, & je promis de donner, par écrit, mon avis détaillé; mais j'exigeai qu'on présenteroit l'enfant à plusieurs Oculistes, d'une réputation avouée, qui tous jugèrent la maladie d'un succès douteux & de longue durée. Les uns furent pour tels remédes, les autres pour tels autres; & enfin, on en revint à moi, en me disant qu'on avoit fait tout ce que j'avois exigé; mais qu'on étoit bien déterminé de ne suivre que mes avis. J'avoue qu'il étoit bien difficile de résister à la sensibilité d'un père & d'une mère attendris sur le sort d'un enfant chéri; c'est pourquoi je pris le parti de mettre promptement en usage toutes les ressources que l'expérience m'avoit acquises. Je commençai donc par établir un exutoire au bras gauche, par purger doucement, par ordonner de bien poudrer & pommader les cheveux de l'enfant, & de le laisser avec son bonnet de nuit plusieurs jours de suite, sans le peigner.

En obſervant un régime doux, j'attaquai l'Œil malade avec le ſecours de la pommade ophtalmique que je faiſois mettre deux fois le jour, en employant les bains des yeux, & les topiques appropriés à ce traitement; quinze jours ou trois ſemaines ſe paſsèrent dans les inquiétudes les plus grandes; mais la vermine qui s'étoit régénérée, & qu'on entretenoit avec ſoin, m'inſpiroit quelque confiance : en effet, le ſtimulant de la pommade détermina la réſolution du dépôt; alors la cornée tranſparente redevint diaphane, & reprit en partie ſa couleur naturelle; enfin, dans moins de ſix ſemaines, la vue de cet Œil s'eſt rétablie, & s'eſt toujours perfectionnée, puiſque l'enfant en voit aſſez pour pouvoir lire & écrire; cependant, je ſuis, & ſerai encore quelque temps à l'examen de cet Œil, qui demande les ſoins les plus aſſidus, pour faire ſuccéder les différentes eſpéces de remédes qui peuvent en aſſurer la jouiſſance; parce qu'il eſt certain qu'une humeur de gourme, ainſi répercutée, eſt toujours à redouter.

Un exemple ſemblable, eſt bien fait pour corriger les parens du déſir qu'ils ont de vouloir arrêter ou ſupprimer les déjections de la Nature; ces ſoins recherchés ſur la propreté, ſont quelquefois un coup de poignard que l'on enfonce dans le ſein de celui qu'on chérit le plus. Il ſuffit de tenir propre la tête de l'enfant, & de le peigner de temps en temps, pour faciliter l'exudation de ce venin morbifique. Le cours de l'adoleſcence n'a donc beſoin que de ſoins & de précautions, pour maintenir & perfectionner de plus en plus le méchaniſme de la viſion. Il n'en eſt pas de même du commencement de l'âge viril, qui eſt le moment le plus délicat de la vie, celui de prendre un état qui ne puiſſe pas contrarier le genre de vue qui nous eſt propre; c'eſt alors qu'il faut recourir à un Oculiſte expérimenté, & lui demander ſon avis pour ne rien entreprendre au-deſſus de la force des yeux. Ce point de Phyſiologie eſt abſolument eſſentiel; c'eſt de lui que dépend ſouvent le bonheur de la vie, & le ſoutien de la vue. Les jeunes-gens qui veulent conſerver de bons yeux, doivent avoir l'attention de ne pas chercher à enviſager ni le ſoleil, ni les éclairs, ni la lune, ni les étoiles; parce que ces corps, trop lumineux, portent l'érétiſme dans les nerfs & dans les muſcles, au point qu'en ceſſant de vouloir faire cet examen, on reſte quelquefois des momens ſans voir; ou, ſi l'on voit, c'eſt avec une teinte rouge, ſi c'eſt le ſoleil ou les éclairs; avec des rayons blancs, ſi c'eſt la lune ou les étoiles. Une habitude de cette nature, est donc toujours dangereuse, & devient souvent l'origine d'une foiblesse de vue, qui ne se déclare que long-temps après.

L'âge de puberté est l'âge favori de la Nature qui ne laisse à redouter que les imprudences, qui pour lors font toujours plus de ravages, parce que la chaleur du sang s'irrite & s'enflamme aisément; c'est ce qui fait qu'on ne sçauroit trop recommander à la jeunesse, toujours téméraire, de ne point se mettre entre deux airs, ayant chaud, de ne pas s'endormir de jour auprès d'un ruisseau, ni de laisser les fenêtres ouvertes, pendant la nuit, parce que les yeux à-demi fermés & moins actifs que dans la journée, sont plus susceptibles de prendre la fraîcheur ou l'humidité du moment; parce que plus la chaleur a été grande pendant le jour, plus les pores sont ouverts, & par conséquent plus les humeurs sont affectées d'une transpiration interceptée. Voilà ce qui est, en été, la cause & la source de tant d'ophtalmies qui, par négligence ou autrement, deviennent très-graves & affoiblissent toujours l'organe de la vue. C'est donc payer bien cher un plaisir meurtrier, un plaisir du moment.

L'âge heureux de la puberté n'a besoin,

pour favoriser le bien-être des yeux, que d'en ménager l'usage, que de les bassiner tous les matins avec l'eau fraîche, soit de rivière ou de fontaine, parce que l'eau de puits, si mal-à-propos recherchée, est pour l'ordinaire d'une nature trop crue & trop dure, par conséquent plus propre à empêcher le cours des excrétions qu'à les faciliter : il en de même de cette eau de corde à puits que les bonnes gens adoptent par prédilection, & dont les effets répercussifs ne produisent qu'un calme momentané qui fixe de plus-en-plus le genre de la maladie. Il est encore une infinité d'autres remédes vulgaires, auxquels on ne doit pas donner plus de confiance qu'ils ne méritent, parce que c'est toujours l'effet du hazard qui en accrédite les succès, parce que l'homme avide de la nouveauté, court long-temps après ce qu'il désire, sans trouver ce qu'il cherche.

SECTION III.

Des ménagemens que les différens dégrés de l'âge viril peuvent réclamer.

Le commencement de l'âge viril eſt un torrent qui ſe précipite avec impétuoſité, qui couvre la terre de ſes flots. Heureux celui qui, craignant les écueils & les dangers, dirige ſa courſe du côté du port fortuné; plus heureux encore le mortel favoriſé qui en a connu les apparences trompeuſes, & qui n'abuſant pas des forces de ſon corps, a conſervé celles de ſes yeux. Mais hélas! cette claſſe privilégiée n'eſt pas le plus grand nombre. Un jeune homme ſe croit tout permis, parce que la Nature, habile à réparer ſes écarts, lui donne la facilité d'y retomber; cependant, tôt ou tard, il devient la victime de ſes erreurs; c'eſt alors qu'il demande, qu'il implore des ſecours pour une vue naturellement bien conſtituée, & qui devient foible avant le temps. C'eſt alors qu'il abjure le paſſé, qu'il ſe ſoumet au préſent & qu'il promet tout pour l'avenir. Voilà ce qui ſe paſſe journellement à l'examen des yeux; mais, pour un repentant ſincère, il en eſt neuf qui retombent dans leurs égaremens. Tel eſt l'homme, telle est sa foiblesse, ou plutôt sa témérité.

L'ordre social est un composé d'états si différens, qu'il n'est pas possible de donner des préceptes particuliers pour faire éviter les dangers de chacun; il faut de toute nécessité s'en rapporter aux avis généraux qui ont le plus de rapport avec celui dont on a besoin pour maintenir & conserver l'organe de la vue. Le repos de la nuit est fait pour réparer les pertes du corps, pour reposer le globe de l'Œil des fatigues du jour; c'est pourquoi, le matin, à son réveil: on doit éviter d'envisager trop vite, soit la lumière naturelle, soit l'artificielle, parce que l'aspect trop prompt de ces corps lumineux nuit à l'organe de la vue, l'empêche de se prêter facilement aux différentes impressions; parce que d'une sensibilité trop subite & trop précipitée, doit suivre nécessairement l'érétisme des solides, & le relâchement qui en est la suite inséparable; ce qu'il est aisé d'assimiler à l'effet d'une corde d'arc trop tendue; mais dont l'usage réitéré la relâche au point d'obliger de la resserrer de nouveau. Le précepte le plus sage qu'on puisse proposer, selon moi, dans cette circonstance, c'est d'ouvrir les yeux peu-à-peu, afin des les rendre insensiblement à la lumière; c'est de les bassiner tous les jours, ainſi que le front & les tempes, avec l'eau fraîche animée d'eau des Carmes : ſavoir, dix à douze goutes d'eau des Carmes pour une once d'eau de rivière ou de fontaine, ou bien ſe ſervir de même de l'eau ophtalmique préparée.

Les précautions qui regardent l'homme de cabinet, conſiſtent dans la néceſſité où il eſt de placer ſon bureau, de manière à n'être pas en face du jour, parce que l'impreſſion trop vive tient les nerfs & les muſcles en trop grande contention ; ce qui empêcheroit de ſuivre un travail de longue durée ; il doit ſe placer de manière à n'avoir ni le réflet du ſoleil, ni celui de ſa réverbération, parce que l'Œil qui ſe trouveroit ainſi exposé en ſouffriroit beaucoup, & deviendroit plus foible que l'autre. C'eſt une obſervation que j'ai faite ſouvent dans les différens examens qui ſe ſont préſentés. Il doit, dis-je, avoir ſon bureau garni d'un tapis ou cuir verd, couleur dont la vue fatigue le moins les yeux ; mais, ce qui eſt eſſentiel, c'eſt de ſe procurer un ſiége commode, qui ne ſoit ni trop haut ni trop bas, afin de ne pas gêner le corps, & que les yeux ſoient à une diſtance aiſée de l'écriture. On ne ſçauroit donc être trop attentif ſur ce point, ni apporter trop de ménagemens pour ſe mettre à l'abri de l'impreſſion d'un trop grand jour ; parce qu'il eſt certain que les faiſceaux de lumière, en ſe renouvellant ſans ceſſe, affoibliſſent l'organe de la vue ; en voici la preuve :

Appellé dans une Maiſon Religieuſe, à quelque diſtance de Paris, on me préſenta pluſieurs Dames affectées d'une foibleſſe de vue, qui offroit tous les ſymptômes d'une goutte ſereine imparfaite, quoique les yeux fuſſent naturellement bien conſtitués. Cet état, qu'il eſt inutile de décrire, n'en devenoit que plus inquiétant, parce que je voyois les malades ſe plaindre avec raiſon du trouble & de la confuſion qui ſe répandoient ſur leur lecture, même avec le ſecours de lunettes, qu'elles avoient priſes avant le temps. Plus je faiſois de queſtions pour chercher à connoître la cauſe première, moins je trouvois de réponſes ſur leſquelles je pus appuyer un traitement convenable ; enfin, pour dernière reſſource, je demandai à voir le chœur des Religieuſes, & je trouvai, que mes trois ou quatre Dames étoient en face de deux croiſées très-vaſtes, très-étendues, & dont le mur, qui ſe trouvoit à quelque diſtance, faiſoit reflетter la réverbération du ſoleil. Satisfait de ma découverte, je pris le parti de faire changer les Religieuſes de place, & je fis établir des rideaux verds, afin que celles qui leur ſuccéderoient, ne puſſent pas recevoir les mêmes impreſſions ; j'ordonnai enſuite quelques remédes toniques, capables de ranimer les parties nerveuſes & muſculeuſes ; ce qui me donna, ſous peu de temps, la conſolation de voir mes ſouhaits accomplis, & ſans avoir à craindre aucun retour.

Celui qui travaille au feu ou à la forge, doit avoir l'attention la plus ſcrupuleuſe pour ne pas trop enviſager l'action de la flamme, qui devient plus ou moins reſplendiſſante, ſuivant les coups de fourgons ou de ſouflets, plus ou moins répétés. L'Artiſan de ce genre, ainſi que ceux qui ſont ſujets à un travail de contention & d'application forcée, doivent, leur journée faite, ſe laver les yeux & le viſage avec l'eau fraîche, pourvû qu'ils ne ſoient pas en ſueur ; car, autrement, il faut ſe ſervir de l'eau dégourdie, parce que le liquide froid eſt un tonique ſi actif qu'il arrête les hémoragies les plus fortes, & pour leſquelles on doit avoir les ménagemens les plus grands ; je puis même dire que j'en ai vu des exemples bien capables d'inſpirer une juſte terreur, & de donner les appréhenſions les plus grandes ſur le danger de ſon application.

Un jeune-homme d'une famille honnête, âgé de 17 à 18 ans, à qui j'avois été de quelque utilité,

utilité, quelques années avant, vint me trouver, il y a plusieurs mois, fondant en larmes, & déplorant l'étourderie qu'on lui avoit fait commettre; ayant été surpris par une hémoragie nazale, qui dérangeoit le moment de ses plaisirs, un ancien Commis de M. son père, qui se trouvoit présent, lui conseilla de se tremper le visage dans un sceau d'eau fraîche; ce qui en peu de temps supprima le flux de sang; mais les yeux & les paupières se gonflèrent avec un tension si douloureuse, qu'il se crut pour toujours privé de la lumière. Ce fut dans cet état qu'il vint me trouver; ce qui me détermina à lui faire frictionner le col & la tête avec des flanelles bien chaudes, afin de rétablir la circulation du sang; ensuite j'employai tous les remédes capables de porter l'ophtalmie à sa résolution; ce que je fus assez heureux d'obtenir, sans qu'il soit arrivé d'accidens plus graves; parce que la maladie avoit été prise au moment, & que la Nature avoit été secondée à propos.

Au travail du jour succéde ordinairement celui du soir; &, pour en remplir les fonctions, on se sert, soit de bougies, soit de chandelles ou de lampes, pour lesquelles on a inventé des instrumens en forme de cloche, qui réunissent & concentrent les rayons de lumière. J'avoue que je ne suis pas le partisan de pareils moyens, que la nouveauté accrédite & que le Sage proscrit, parce que la trop grande vivacité des points lumineux réfléchis porte toujours l'érétisme dans l'Œil, & doit fatiguer, à la longue, l'organe de la vue, ainsi que je l'ai plus amplement observé. J'aime donc beaucoup mieux une lumière qui a son foyer étendu, & qu'on peut multiplier au besoin : en effet voici ma régle. Lorsque j'ai travaillé deux heures de suite, à l'aide d'une bougie, j'en allume une deuxiéme; &, si mon travail se perpétue du double, je me sers même d'une troisiéme. Voilà de quelle manière je cherche à réparer le relâchement qu'a du produire une application trop constante; mais, si l'on n'est pas commandé par le travail, & qu'on veuille éviter la dépense d'une double ou 3e lumière ; voici un procédé bien simple; c'est de reposer la vue de temps en temps, en fermant les yeux l'espace de cinq à six minutes, ou bien d'ouvrir une fenêtre & de prendre l'air pendant autant de temps: quelque foible que paroisse cette précaution, il seroit à désirer qu'elle pût devenir la régle de tous les gens de cabinet, sur-tout lorsqu'ils ont cessé de travailler; parce que ce seroit le vrai moyen de conserver ses yeux, & de réparer la foiblesse qu'ils ont reçue. Il est encore un article intéressant qui regarde le genre de lumière dont on doit faire uſage. Je crois être fondé à dire que les gens aiſés doivent préférer la bougie ou la chandelle, parce que l'huile eſt un corps gras, un corps onctueux qui, en épaiſſiſſant la colonne d'air d'un appartement, porte la même impreſſion ſur l'organe de la vue, & par conſéquent eſt plus nuiſible que la chandelle qu'on doit avoir ſoin de moucher ſouvent, à cauſe de la longueur de la méche qui entraîne plus de fumée.

Le malheureux ouvrier qui n'a d'autre domaine que le travail de ſes mains, d'autre aſyle qu'une humble retraite dans laquelle ſe trouve un vil grabat, pour le délaſſer des fatigues du jour, eſt bien moins à plaindre, quoiqu'il ſoit en proie à tous les beſoins du corps, parce qu'il eſt moins ſujet aux maladies des yeux, parce que ſa vie eſt plus ſobre, parce que le travail du jour répare bien vîte les engorgemens que produit le repos de la nuit, les engorgemens qu'auroit pu occaſionner ſoit une fraîcheur, ſoit un vent coulis. Cet individu, qui eſt l'inſtrument de nos jouiſſances & de nos plaiſirs, n'eſt malheureux que dans l'urgente néceſſité, parce qu'il eſt riche de la ſanté des yeux & de celle du corps, parce qu'il n'eſt pas ſujet à ces petites incommodités que la bonne chère enfante, & que l'oisiveté entretient ; aussi n'a-t-il besoin le soir que d'eau fraîche pour rafraîchir ses yeux de la fatigue du jour, ce qu'il doit réitérer le matin à son réveil, pour les disposer au même service. Telles sont les précautions de l'âge viril, lorsque la sérénité n'en est pas troublée pardes causes accidentelles, ou dérangée par des vices du sang.

SECTION IV.

Des secours que la Vieillesse & l'âge Caduc sont dans le cas de requérir & d'exiger.

LES approches de la vieillesse, en diminuant l'étendue de nos forces, diminuent aussi celles de nos sensations : tous nos organes deviennent plus gênés & plus serrés ; nos yeux sont même les premiers à en ressentir les influences, parce que les petits vaisseaux, en ne recevant plus les mêmes secours, se desséchent & produisent souvent le germe de ces engorgemens désignés sous les noms de *cataracte* & de *goute sereine* : c'est donc à celui qui en ressent les premières atteintes, de consulter un Médecin oculiste, un Médecin d'une expérience consommée, afin qu'il puisse juger la cause première, & désigner les moyens curatifs pour diminuer l'acrimonie ou l'épaississement des humeurs qui, insensiblement, porteroient atteinte à l'organe de la vue; telle est la conduite que doit tenir celui qui craint pour ses yeux, parce qu'il ne suffit pas de prendre des précautions externes, il faut de toute nécessité, avoir recours aux remédes internes, parce que le relâchement des solides se réunit souvent au défaut de circulation des fluides; ce ne peut donc être qu'après avoir consolidé les uns, & diminué l'acrimonie des autres, qu'on peut prendre ces eaux légèrement ferrugineuses, dont l'effet est de diviser les humeurs épaissies, & de les charier dans la voie de la circulation.

Les précautions que doit prendre un vieillard, pour ne pas altérer de plus en plus l'organe de la vue, sont d'éviter l'aspect du feu, c'est-à-dire de le fixer avec trop d'attention, parce que la vivacité des rayons lumineux, & la chaleur qui en est la suite, diminue & altère de plus en plus le coloris du *méconium* de la choroïde; parce qu'elle porte l'érétisme dans les solides qu'elle affoiblit & qu'elle desséche; ce qui, successivement, en ralentit le mouvement & l'action. La preuve en est sensible dans les gens de campagne, qui n'ont ni le temps, ni la faculté de se chauffer : on les voit, malgré la fatigue du corps, & l'extrême chaleur de l'été, porter des yeux caves, il est vrai, mais dont la transparence des humeurs se conserve saine & entière ; c'est pourquoi mon avis seroit de rappeller, plus que jamais, l'usage des écrans de main, & autres ; car, je puis dire que c'est le moyen le plus heureux, non-seulement pour conserver les yeux, mais même pour ménager la poitrine qui souffre beaucoup de cette chaleur qui l'irrite & l'enflamme; s'il arrive que les yeux soient affectés de quelque maladie locale, comme foiblesse de vue ou brouillards, on doit fuir l'aspect des lumières trop éclatantes ; on doit masquer celle qui est la plus frapante ; ce qui peut se faire avec un petit garde-vue de taffetas verd, & à ressort qu'on attache, soit à la bougie, soit à la chandelle.

En fait de préceptes, il n'est pas de petits détails auxquels le Lecteur ne puisse se prêter; c'est ce qui fait que je ne crains pas de dire que, lorsqu'on est affecté de migraines ou de violens maux de tête, qui portent de la douleur & de la chaleur sur les yeux, on doit, sans plus tarder, prendre les mani-luves, & le lendemain matin les pediluves ; ce qu'on peut réitérer pendant plusieurs jours de suite, ainsi que des boissons raffraîchissantes & analogues au tempérament ; on peut ajouter auſſi pour ceux qui, par plaiſir, ou par néceſſité, veulent lire le ſoir aux lumières, on peut, dis-je, ajouter, qu'il eſt de la dernière conſéquence de placer de côté ſa bougie ou toute autre lumière, de le faire de manière que le papier ſoit éclairé, ſans que les yeux en ſoient fatigués ; mais il eſt un article auquel on ne fait pas toujours aſſez d'attention, c'eſt lorſqu'il a plu aſſez dans la journée pour mouiller la terre ; ce qui rend l'atmoſphère humide ; alors on doit fuir l'occaſion de ſe promener le ſoir au ſoleil couchant, parce que l'humidité, en ſupprimant l'inſenſible tranſpiration, enveloppe & obſtrue les parties nerveuſes & muſculeuſes, d'où proviennent ces douleurs de rhumatiſme, de ſciatique & de goute qui, inſenſiblement, dérangent la vue des plus clairvoyants.

La foibleſſe de vue qui nous arrive ordinairement de quarante-cinq à cinquante ans, eſt une preuve de l'embarras où ſe trouve la Nature & de ſes révolutions ; auſſi les yeux ſont ils alors plus ſuſceptibles de toutes les impreſſions qui peuvent en arrêter ou diminuer le mouvement ; en voici un exemple. Il y a quelques années qu'on m'amena un homme de robe, âgé de quarante-huit à cinquante ans, qui avoit été détenu plusieurs mois de suite, dans un endroit souterrein très-obscur & très-humide. Ce particulier, en recevant la nouvelle de son déplacement, fut surpris d'une joie inattendue, & n'eut rien de plus pressé que de chercher à jouir du bonheur de la liberté; c'est pourquoi, sans considérer sa position passée, il se présenta, vers l'heure de midi, à toute la vivacité des rayons du soleil du mois de Juillet; mais à peine en eût-il reçu les premières impressions, qu'il se sentit les yeux comme serrés & bridés, & qu'il perdit totalement l'usage de la vue. Cette situation mêlée de joie & de tristesse lui fit prendre le parti de se faire conduire chez moi, au lieu de se rendre chez lui.

Au premier aspect des yeux de cette personne, je n'eus pas de peine à reconnoître un érétisme des plus frappans, une pupille très-resserrée qui annonçoit une goute sereine séche, & dont l'examen attentif me détermina à mettre en usage les moyens contraires; d'après ces principes, je lui conseillai de se rendre chez lui, de se remettre pendant plusieurs jours dans l'obscurité la plus grande, pour recevoir ensuite peu-à-peu les impressions de la lumière, ayant la précaution de faire usage de pédiluves le matin, & de mani-luves le soir, d'observer un régime doux, & de prendre des remédes à l'eau de son; de bassiner trois à quatre fois dans la journée, le front, les tempes & les yeux, avec l'eau dégourdie de laitue pommée, amortie dans l'eau bouillante, & d'employer pour topique l'application de cette même plante; ce qui fut exécuté avec toute la ponctualité possible; de manière que ce malade, à qui j'avois dit de me donner de ses nouvelles, si cela n'alloit pas mieux, eut la complaisance de venir me faire ses remercîmens vers le neuviéme ou dixiéme jour, en me disant que son aveuglement avoit duré près de trois jours, & que successivement sa vue s'étoit rétablie au point où je la voyois. Cet accident prouve combien l'Œil est susceptible d'érétismes accidentels, dont le traitement n'exige que la connoissance de la cause, pour remédier avantageusement à ses effets, comme j'ai eu occasion d'en faire encore l'expérience quinze jours après, & avec le même succès; mais je n'entrerai dans aucun détail des circonstances relatives à cet objet, puisqu'il suffit d'employer les mêmes moyens, & de faire successivement usage des toniques & des liqueurs ophtalmiques spiritueuses.

Les vieillards, qui sont d'un tempérament

froid & pléthorique, ont ordinairement le cerveau humide & muqueux ; c'eſt une ſuite de leur conſtitution qui leur laiſſe plus à redouter les maladies des yeux, que tous les tempéramens ſanguins, dont la circulation ſe fait & s'établit plus aiſément ; cependant tous deux doivent uſer des mêmes précautions pour maintenir le bien-être de la vue ; c'eſt-à-dire que les Grands & les gens aiſés doivent ſe baſſiner tous les matins, le front, les tempes & les yeux, ſoit avec l'eau ophtalmique, ſoit avec celle de joubarbe préparée : les moins fortunés peuvent le faire avec l'eau ſimple, animée d'eau de mélilſſe, dite *des Carmes* ; ſçavoir, douze à quinze goutes de cette liqueur pour une once d'eau de riviére ou de fontaine, ce qui peut ſe conſerver trois à quatre jours de ſuite. Voilà des préceptes généraux qui ne ſont pas difficiles à obſerver, mais dont l'uſage peut-être très-utile pour maintenir & mettre ſa vue à l'abri des événemens ; car (on ne ſçauroit trop le répéter) tous les remédes toniques produiſent un effet ſenſible ſur cet organe ; ce qu'il eſt aiſé de reconnoître, lorſqu'après s'être fait la barbe, on ſe lave à froid les yeux & le viſage ; pour rendre cette obſervation palpable, on peut, avant que de la faire, conſidérer attentivement les couleurs d'un tableau, & enſuite, après s'être lavé, les obſerver de nouveau, alors, on trouvera ſûrement que les nuances en ſont plus claires & plus nettes; d'où il eſt aiſé de conclure que la vieilleſſe a non-ſeulement beſoin de ces ſortes de ſecours, mais même, de temps en temps, de l'uſage de l'eau de Cologne, comme liqueur ophtalmique ſpiritueuſe, qu'on emploie, tant en aſpiration ſous le nez qu'en évaporation ſous les yeux.

Il eſt encore d'autres règles générales auxquelles on devroit s'aſſujettir, d'autant plus volontiers, qu'il eſt dans la Nature de chercher à éviter les choſes qui peuvent nuire ou porter obſtacle à l'uſage du ſens le plus précieux. De ce nombre ſont, pour le ſexe, les ganſes ou petits colliers dont on cherche à ſe ſerrer le col, pour rendre la peau du viſage plus tendue & plus vive; pour les hommes, les cols ou cravattes, de manière que ces eſpéces de ligatures, en comprimant les veines jugulaires, empêchent le ſang de circuler promptement & aiſément, & déterminent ces engorgemens ſanguins, qui deviennent le principe des différentes ophtalmies. Mais, pour prendre les hommes & les femmes par leur foible, je ne crains pas de dire qu'ils connoiſſent bien peu ce qui flatte leur amour-propre; qu'ils ne connoiſſent pas même les moyens de réuſſir ſelon leurs vues, puiſque l'Œil ainſi gonflé par la trop grande plénitude de ſes vaiſſeaux, devient plus difficile à mouvoir dans l'orbite; ce qui lui fait perdre de ſa fineſſe & de ſa vivacité. Cette obſervation eſt ſenſible.

Les perſonnes d'un tempérament ſanguin doivent ſe couvrir peu la tête, parce que c'eſt rendre inflammable le ſang qui ſe porte continuellement à la peau, au lieu que ceux qui ont le cerveau plus froid & plus humide, doivent chercher à ſeconder la Nature à proportion de ſes beſoins. Il eſt un autre article auſſi eſſentiel à obſerver, pour conſerver ſes yeux; c'eſt le ſoir, en ſe couchant, d'éviter de s'endormir, lorſqu'on a le globe de l'Œil preſſé ou comprimé, ſoit par le traverſin, ſoit par l'oreiller; parce que cette preſſion forcée eſt dans le cas de repouſſer le globe vers le fond de l'orbite, d'en comprimer la partie graiſſeuſe, & de gêner la libre circulation des humeurs: voilà ce qui fait que le matin, au reveil, on a ſouvent tant de peine à ouvrir les yeux, à enviſager le jour, à recevoir l'impreſſion des rayons lumineux; auſſi a-t-on raiſon de dire qu'on doit s'expoſer peu-à-peu à l'action de la lumière, afin de laiſſer le temps aux nerfs & aux muſcles de s'y accoutumer. Il eſt encore pluſieurs autres principes répandus dans le corps de cet Ouvrage; mais il en eſt ſur leſquels je ne ſaurois trop inſiſter; comme de travailler peu les jours de ſaignée, de purgation, d'indigeſtion, d'avoir ſoin de ſe tenir chaudement, & ſur-tout la tête couverte; d'avoir la plus ſcrupuleuſe attention pour empêcher la compreſſion des ſolides, pendant & après l'effuſion du ſang, de le faire en aſpiration ſous le nez, avec un mouchoir imbibé d'eau de Cologne, ou des Carmes. Les puiſſans ſecours qui en réſultent pour l'organe de la vue ſont trop ſenſibles, & ont été aſſez démontrés, pour qu'il ſoit néceſſaire d'y revoir.

Mais il eſt un article ſur lequel on n'a peut-être jamais fait de réflexions; c'eſt la néceſſité où l'on eſt, après une longue maladie, de ne pas fatiguer les yeux trop tôt, de laiſſer le temps aux ſolides de ſe fortifier, & aux fluides de ſe régénérer; autrement c'eſt courir les riſques de perpétuer la foibleſſe de vue qui exiſte alors: il eſt donc néceſſaire, non-ſeulement de les laiſſer repoſer, mais même de les fortifier, tous les matins pendant quinze jours à trois ſemaines, avec l'eau de Cologne, tant en aſpiration qu'en évaporation, & de les baſſiner avec l'eau ophtalmique: mais ſi les ſuites de la maladie exigent de prendre perruque, on doit avoir ſoin que les bords internes de la coeffe ne ſerrent ni ne compriment trop les tempes, qui est le seul danger qui puisse résulter de ce secours auxiliaire ; cependant je ne puis m'empêcher de dire qu'il est de peu d'utilité dans les maladies des yeux, quoique les malades en espèrent souvent tout un autre succès. J'aurois pu m'étendre davantage sur tous ces objets ; mais ce que j'en dis est plus que suffisant pour convaincre de la nécessité des précautions indiquées dans tous les cas exposés.

SECTION V.

Des Gardes-Vue, & de leurs inconvéniens.

L'AIR est un fluide élémentaire qui vivifie tout ce qu'il touche, qui donne une fraîcheur naturelle à tout ce qu'il pénétre. Cet arbre, cette fleur, cette plante qui se trouvent privés de sucs nourriciers externes, se flétrissent, jaunissent; on voit que la végétation interne n'est pas suffisante, & que sa séve externe ne se dilate & ne s'étend qu'autant qu'elle est rafraîchie & alimentée par le contact de l'air. Voilà le pouvoir de cet élément sur tous les corps en général, mais plus particulièrement sur les yeux, dont la délicatesse des vaisseaux a besoin de cette action naturelle, pour donner du ton aux solides ; pour faire rentrer dans le torrent de la circulation les fluides épaissis : en effet qu'on prenne l'air après un travail assidu, après une occupation de cabinet, on éprouve que cette fraîcheur s'insinue dans tous les pores ; qu'elle semble même fortifier la foiblesse qui en résulte pour l'organe de la vue ; on reconnoit que ce bien-être ranime, pour ainsi-dire, ce qui étoit dans un état d'inertie ou de souffrance. Tel est le pouvoir de l'air, qui devient encore plus nécessaire dans toutes les maladies du corps, & dont le renouvellement sans cesse répété, produit les crises les plus heureuses.

Toutes les maladies des yeux sont produites par deux causes différentes, qui sont ou naturelles ou accidentelles ; les premières tiennent soit à l'acrimonie du sang, soit à son épaississement ; les secondes sont l'effet d'un accident ; mais toutes les deux ont besoin des mêmes secours extérieurs, quelquefois même on est forcé d'employer pour l'une comme pour l'autre, les ressources que la pharmacopée naturelle donne & que l'art dirige. Dans l'emploi de ces secours employés à propos, les impressions de l'air ne peuvent en déranger ni l'ordre ni les effets ; au contraire, il devient absolument nécessaire pour concourir à la diminution de cette ophtalmie naiſſante, qui ne manifeſte les progrès d'une inflammation toujours redoutable, que parce que la Nature eſt en combat avec le mal. Ce ſeroit donc vouloir la troubler dans ſes criſes heureuſes, que de la priver des douces influences de l'air, que de lui oppoſer des gardes-vue qui gênent ou qui empêchent les différentes ondulations des corpuſcules aériens, répandu ſur toute la circonférence du globe. Voilà ce que j'ai obſervé, & ce qui m'a fait revenir de l'erreur où j'étois moi-même, en faiſant faire uſage de ces bandeaux, dont je n'ai jamais reconnu de bons effets, qu'après l'opération de la cataracte; encore ne ſont-ils néceſſaires que pour empêcher l'impreſſion trop vive des rayons lumineux, qui viendroient de toute part forcer l'action des fibres de l'iris, leſquelles ne ſont déjà que trop affoiblies par les effets de l'opération.

Les gardes-vue ou bandeaux, dont on ſe ſert le plus ordinairement, ont une forme plus ou moins élevée, plus ou moins ſerrée, ſuivant le lien qui en fait le contour, & qui le tient aſſujéti; ce cercle eſt pour l'ordinaire, un fil de laiton ou de fer, qui vient s'accrocher derrière la tête : c'eſt ce corps métallique que j'ai toujours regardé comme contraire & même dangereux, parce qu'il bleſſe & comprime

les

les sinus frontaux, les artères temporales, & qu'il porte les mêmes effets sur toute la circonférence du crâne. Mon avis seroit donc de rejetter ces sortes de gardes-vue, comme préjudiciables à la vision, & d'une grande gêne pour le malade; d'en rejetter, dis-je, la forme, & les attaches, pour y supléer dans la partie frontale, par un simple carton, doublé de taffetas verd, & noué par derrière, avec deux rubans: alors il n'existeroit ni gêne, ni contention, de manière qu'on pourroit donner à ce garde-vue, une forme plus ou moins élevée, suivant le plus ou moins de force qu'on trouveroit aux yeux opérés & rendus à la lumière; mais ce qu'il est essentiel d'observer, c'est lorsque la cicatrice du globe est bien consolidée, de diminuer le garde-vue insensiblement, afin que l'œil ne soit pas surpris par un trop grand éclat de rayons lumineux.

Il est des ophtalmies humides & nerveuses, qui, dans le premier période, ne permettent pas au malade de supporter la moindre impression de lumière, sans souffrir des douleurs très-vives & très-aigues; aussi je dois dire qu'il est nécessaire dans ce moment urgent, de mettre les yeux à l'abri de cette contraction douloureuse; mais pour cela, on doit éviter toute compression, & se servir seulement d'un double taffetas, qu'on appliquera légérement sur les yeux, après l'avoir fait laver, pour en ôter la gomme, qui feroit préjudiciable au flux des larmes, & qui englutineroit les paupières. Cette précaution néceſſaire ne doit durer que le temps qui ſera néceſſaire pour diminuer la ſenſibilité ; ce qui arrive ordinairement dans les deux ou trois fois vingt-quatre heures, pourvû qu'on ne mette pas en uſage des remédes ni trop chauds ni trop actifs ; ce qui contrarieroit les efforts de la Nature.

D'après une obſervation auſſi familière, il eſt aiſé de conclure que l'impreſſion de l'air ne peut être qu'utile aux yeux malades ou non malades ; que les gardes-vue ne peuvent être que préjudiciables à cet organe, & produire le même effet que les lunettes d'une teinte verte, qui, en paroiſſant favoriſer l'extrême délicateſſe des yeux, finiſſent preſque toujours par produire un relâchement plus conſidérable ; ce qui arrive naturellement, parce que l'action des muſcles devient moins active, parce que la ſenſibilité s'engourdit, & dégénère aiſément en un relâchement qui annonce une goute ſereine imparfaite. Voilà ce que j'ai toujours obſervé avec attention & ſans préjugé, & ce qui m'a fait revenir de l'erreur ou j'étois tombé moi-même ſans le ſçavoir. Puiſſent ces réflexions devenir utiles à ceux qui ont malheureuſement beſoin de pareils ſecours.

SECTION VI.

Des Réverbères placés dans les rues des Villes, & des inconvéniens qui en résultent.

LES grandes-villes sont le siege du mouvement perpétuel, par les différens rapports d'intérêts, de commerce, &c. qui existent entre les habitans; la sûreté du citoyen, occupé de ses affaires, & quelquefois de ses plaisirs, ainsi que le maintien du bon ordre, exigent toute la sevérité des Loix. C'est particulièrement le soir que les dangers se multiplient, que les événemens deviennent critiques; aussi est-ce ce qui a déterminé le ministère public, à faire mettre, soit des lanternes, soit des réverbères, afin d'éclairer la marche des voitures, & d'assurer la tranquillité des gens de pied. Voilà quelle a été l'intention première, sans qu'on ait pû prendre les précautions qui étoient nécessaires pour conserver les yeux. Les réverbères en général, mais particulièrement ceux qui sont placés dans le milieu des petites rues, donnent un faisceau de lumière qui trouble l'action visuelle de ceux qui vont & viennent; ce qui arrive par l'érétisme continuel qu'ils portent dans les nerfs & dans les muſcles qui ſervent au méchaniſme de la viſion; par la conſtriction trop forte qu'ils mettent dans les fibres de l'iris, de manière que le Cocher d'une voiture ne voit pas la tête de ſes chevaux, parce que les rayons lumineux qui viennent en face, & qui ſe répètent ſans ceſſe éblouiſſent, troublent & obſcurciſſent ſa vue; ce qui met les gens de pied dans le cas d'être écraſés contre une borne, ou en tournant le coin d'une rue: c'eſt donc à ces inconvéniens qu'il ſeroit prudent de remédier, en attendant qu'on faſſe des changemens dans la manière de placer les reverbères.

Les réglemens de Police, ſur-tout à Paris, ont été ſi ſagement établis, & ſi ſouvent perfectionnés, qu'il n'eſt beſoin que d'en aſſurer l'exactitude, ſans faire grace aux contrevenans: auſſi n'eſt-il pas de ville plus tumultueuſe, & dont le cahos ſoit moins dangereux; c'eſt pourquoi, avant qu'il ſoit poſſible d'établir les réverbères latéralement, & même le projet exécuté, il ſeroit toujours à déſirer que ce même Miniſtère pût s'occuper d'un Réglement qui porteroit injonction à tous les Maîtres qui ont équipage, à tous les Propriétaires de caroſſe de louage, de fournir à leurs Cochers un chapeau à deux fins; c'eſt-à-dire, qui ſerviroit pour le jour & pour la nuit ; ce qu'il feroit aifé d'établir, fans plus de dépenfes pour les Maîtres & Propriétaires ; il s'agiroit feulement que la partie des bords de derrière fût taillée en rond, & pût former pour le foir un garde-vue, qui mettroit les conducteurs en état de diriger fûrement leurs chevaux : alors les accidens à craindre n'auroient plus lieu ; on ne verrroit plus autant de malheureux Cochers, fe plaindre de la trop grande vivacité des lumières, & venir nous préfenter des yeux ufés ou fatigués par ce choc lumineux.

Le Public qui n'eft pas affez riche pour fe faire voiturer, n'en eft pas moins fujet aux mêmes inconveniens pour les yeux, qui fouffrent cruellement de l'action, fans ceffe répétée de ces globes de lumière ; c'eft cette vibration fpontanée, qui, en portant l'érétifme dans les folides, trouble la circulation des fluides, de manière que celui qui a quelques courfes de nuit à faire, trouve en rentrant chez lui que fa vue eft obtufe, & qu'il a befoin de quelques momens de repos pour en jouir librement ; il eft donc à craindre que, de crife en crife, il n'arrive un relâchement ou refferement affez confidérable pour qu'il foit très-difficile d'y remédier : c'eft pourquoi je ne puis trop exhorter les perfonnes qui marchent à la lueur des réverbères, de ſe garantir du trop grand éclat qui en rejaillit, de le faire avec ces petits écrans de poche qu'on tient à la main; car plus la vue eſt forte & bien conſtituée, plus le danger eſt grand, parce que dans un Œil foible & délicat, il y a moins de tenſion nerveuſe pour percevoir les objets, par conſequent moins de conſtriction dans les parties qui conſtituent le globe de l'Œil. Tels ſont les dangers,& les précautions qu'on doit prendre pour ſe mettre à l'abri de l'action des rèverbères, dont les effets ſenſibles ne peuvent que porter atteinte au méchaniſme de la viſion; il eſt donc de l'intérêt des Particuliers de ſuivre les avis qu'on vient de donner.

CHAPITRE VIII.

Des rapports qui existent entre les Yeux des Hommes & ceux des Animaux.

JE m'étois proposé de surprendre la Nature sur le fait, en ouvrant les yeux des quadrupédes & des volatils, au moment de leur mort; mais me trouvant placé en Capitainerie, & gêné par une infinité de circonstances, j'ai été forcé de ne faire mes expériences, & de ne tirer mes inductions, que long-temps après la mort des animaux; encore n'ai-je pu me procurer à prix d'argent, ceux dont j'avois le plus de besoin, & qui manqueront à cet Ouvrage; c'est pourquoi mes démonstrations ne seront pas aussi satisfaisantes que je l'aurois désiré; car il est certain que les yeux en général, & sur-tout ceux des animaux, deviennent ternes & livides quelques momens après leur mort: alors ce n'est plus cette même vivacité, ce même coloris qui animoit l'intérieur de cette chambre obscure; c'est au contraire, un affaissement de toutes les parties organiques, que l'Œil de l'Observateur le plus pénétrant a peine à reconnoître: cependant il est démontré que les yeux des animaux ont la membrane choroïde différemment nuancée ſuivant le beſoin de repréſentation des objets qui exigent plus ou moins de clarté, plus ou moins d'étendue. Tel eſt l'ordre & la diſpoſition établie par l'Auteur de la Nature, qui a tout vu, tout prévu, & qui a voulu que ce tout ne laiſſât rien à déſirer à ceux qu'il en a favoriſés.

Les yeux continuellement fatigués, & ſans ceſſe en action pendant le travail du jour, ont beſoin du repos de la nuit, ainſi que je l'ai déja annoncé, pour réparer les forces des ſolides & calmer la circulation des fluides; mais à peine l'aube du jour commence-t-elle à paroître ſur notre horizon, que les approches du ſoleil ſemblent de nouveau inviter l'homme au travail, les uns dans un genre, les autres dans un autre; ceux-ci par néceſſité, ceux-là pour leur propre plaiſir; telle eſt la diſtribution admirable qui ne ceſſe de ſe reproduire, & qui prouve que le Créateur n'a accordé à ſa Créature le domaine de la terre que pour le cultiver à la ſueur de ſon corps; auſſi lui a-t-il permis de choiſir, dans cette peuplade d'animaux de toute eſpèce, ceux qui lui ſont les plus utiles & les plus néceſſaires.

L'homme, le premier des animaux, ne peut ſe paſſer de ces actes viſuels ſans ceſſe répétés pour veiller à ſes intérêts, pour ſe procurer ſes beſoins ; c'eſt le ſort même de ceux qui lui ſont ſoumis. Chacun dans ſon eſpéce cherche à choiſir ce qui lui eſt propre, ce qui lui convient le mieux ; & , pour en remplir l'étendue, tous , ou preſque tous , ont beſoin de la repréſentation permanente des objets , par ces deux globes propres à en recevoir l'impreſſion. C'eſt à l'aide de cette bouſſole toujours active , qu'ils trouvent le lieu de leur retraite , celui de leur nourriture ; c'eſt avec le même ſecours , qu'ils évitent les dangers & les embuches qu'on pourroit leur tendre ; voilà le beſoin des brutes ; voilà le pouvoir de l'homme ſur les animaux. L'un agit , & ſe conduit avec un deſpotiſme ſuprême ; les autres fléchiſſent ſous le joug , avec un inſtinct d'eſclavage, qui , pour le plus ſouvent devroit humilier l'amour-propre de celui qui s'en eſt rendu le maître.

Les yeux des hommes & ceux des animaux ont une diſtribution de parties , qui ne diffère que pour la perception des objets , & la réunion de ces mêmes objets ; c'eſt-à-dire que les yeux ſont les mêmes quant à la conformation ; mais qu'ils diffèrent quant à la membrane qui reçoit , & qui tranſmet les rayons lumineux, parce que cette conſtitution primitive , eſt , ſuivant l'eſpéce , propre à groſſir ou diminuer l'image qui en eſt l'objet ſenſible : auſſi voyons nous tous les jours tel animal, qui par sa forme monstrueuse, qui, d'après sa force & son courage, ne redouteroit pas l'esclavage que l'homme lui impose, s'il le voyoit tel qu'il est; mais l'Être suprême, à qui rien n'a échappé dans la formatin des êtres, a voulu & fait que cet animal redoutable apperçoive l'homme dix fois plus grand & plus volumineux qu'il ne l'est réellement; cette perception ne lui vient que des nuances différentes de ce *méconium* qui ombre & tapisse la membrane choroïde, ainsi qu'il est aisé de l'observer dans les animaux de cette force; mais aussi d'après les contraires, il en est d'autres plus petits, pour qui le *méconium* de cette membrane est différent; ce qui rend les objets menus & déliés, de manière que tout se trouve dans l'ordre, & proportionné aux facultés respectives de chaque espéce; ensorte qu'un examen suivi démontrera toujours que la rétine & la choroïde concourent ensemble pour être les organes immédiats de la vision. Voilà ce que j'ai observé avec soin, & ce qui prouvera de plus en plus le systême proposé.

SECTION PREMIÈRE.

Des Yeux des Quadrupédes ; de leur différent degré de foyer & de conformation.

ON peut dire que l'homme eſt le plus parfait des animaux, parce qu'il eſt celui dans lequel l'Auteur de la Nature a réuni le plus de perfections, & de qualités ſupérieures : ſi l'on conſidère ſon organiſation en général, on trouve que tout eſt proportionné, & que ce tout eſt admirable ; ſtructure, grandeur, majeſté, rien n'eſt épargné ; de manière que cet enſemble forme un modéle de perfection, qui eſt l'image de Dieu lui-même & ſon chef-d'œuvre : ſi d'un autre côté, on examine ſes actions, on voit qu'elles peuvent être dirigées par la raiſon : réflexion, intelligence, jugement, tout eſt bien ordonné, & cet ordre eſt une émanation des attributs de la divinité, qui, par ſa ſuprême puiſſance, en a fait un être parfait, qu'elle a animé de ſon ſoufle, qu'elle doit punir ou récompenſer, ſuivant le bon ou mauvais uſage de ſes facultés. Telle eſt la différence qui exiſte entre les hommes & les animaux ; les premiers ont tout ce qu'il faut pour être les adorateurs de l'Être-Suprême ; ils ſont donc coupables, lorſqu'ils manquent d'en remplir les commandemens; les autres au contraire, n'ont qu'un inſtinct brute qui leur ſert de guide pour éviter les dangers, pour trouver le lieu de leur retraite & chercher celui de leur pâture. L'homme eſt le ſeul bipéde & bimane raiſonnable, le ſeul de ſa claſſe; il n'y a que le ſinge qui ait à peu-près la même conformation, le même maſque extérieur; mais, privé de ce ſoufle, indépendant de la matière, il reſte confondu avec les autres familles de quadrupédes, dont il prend aiſément les mœurs ainſi que les uſages.

Tous les hommes ont à peu-près la même conformation; tous ont les globes placés à fleur d'orbite, & dans une diſtance convenable l'un de l'autre, pour ne pas confondre les objets & les voir dans toute leur étendue; ce qui fait que les points de lumière qui ſe communiquent de l'objet à l'Œil, viennent ſe croiſer dans une proportion de convenance & de juſteſſe, propre à en faciliter la réunion, au lieu qu'une partie des quadrupédes ont les yeux plus ou moins allongés, plus ou moins placés de côté; ce qui provient de la ſtructure de la tête, qui en exige les proportions; cette précaution a été ſagement établie par le Créateur, parce que l'animal qui a le corps petit, & qui ſe trouve forcé de passer à travers les ronces & les épines, seroit continuellement exposé à avoir les yeux piqués ou blessés par tous les obstacles qu'il rencontre ; témoin le liévre, ainsi que bien d'autres, qui ne voient pas en face, mais de côté seulement. Il est vrai que cette différence de situation ne change rien à la structure organique de l'Œil, parce que les corps transparens sont les mêmes, & que la vision ne diffère que dans la peinture des objets ; c'est-à-dire que la membrane choroïde qui en perçoit l'image, en fait la réunion plus ou moins volumineuse, suivant les différentes nuances du coloris de son *méconium*, ce qui milite toujours en faveur de cette membrane, pour être conjointement avec la rétine l'organe immédiat de l'organe de la vue. Il est cependant juste de dire que tout concourt à la conservation des yeux des animaux, parce que pour l'ordinaire la sclérotique est une espéce de cartilage très-dur & très-compact, afin de mettre l'intérieur du globe plus à l'abri des contusions & des lésions auxquelles il est exposé.

Les yeux des hommes & ceux des animaux, ont un rapport de convenance qui se trouve proportionné aux besoins de chaque espéce. Dans le nombre des quadrupédes, le chat est un animal moitié domestique, moitié sauvage, qui a la faculté de faire la chasse de jour comme de nuit, & de délivrer la maiſon de ſon maître de cette fourmilière de vils animaux qui en ſont les deſtructeurs. Cet animal, quoiqu'apprivoiſé n'en eſt pas moins redoutable ; il eſt de la famille des Carnivores ; il porte dans ſes yeux l'empreinte de ſon caractère, & ſes yeux ſe prêtent à ſes déſirs. Dans l'obſcurité ſa pupille s'allonge & ſe dilate aſſez pour percevoir tous les rayons de la proie qu'il ambitionne. Le *méconium* de la choroïde eſt d'un velouté noir auſſi fin que délicat, & qui par conſéquent en fait un point de réunion ſenſible. Supérieurement favoriſé du côté des yeux, il l'eſt également du côté de l'ouie, de manière que rien n'échappe à l'extrême fineſſe de ces deux organes. La dent & la griffe du chat ſont des armes offenſives & défenſives, qui le font toujours ſortir victorieux de ſes combats. Sa vie n'eſt pas de longue durée, & ſes yeux reſplendiſſans de force & de fureur, ne tardent pas à reſſentir une diminution de vivacité par l'abus continuel qu'il en fait, en fixant les corps les plus lumineux. Les yeux du chat ſont donc bien différens de ceux du liévre ; ils le ſont du côté de la conformation & de l'action. Le premier eſt un furet, qui ne vit que de rapine carnaſſière, le ſecond de ſimples végétaux ; ce qui donne moins d'activité à ſon ſang, par conféquent moins de feu & de vivacité à fa vue.

Le Tout-Puiffant, en accordant à l'homme le fouverain domaine de la terre, & un empire abfolu fur tous les animaux, avoit prévu que, pour rendre traitables les uns, apprivoifer les autres, il étoit abfolument néceffaire de faire de leurs yeux un microfcope qui pût leur repréfenter l'homme dix fois plus redoutable qu'il ne l'eft réellement : c'eft ce qui arrive tous les jours vis-à-vis du bœuf & du cheval ; tous deux d'une figure coloffalle, n'auroient eu rien à redouter des efforts humains, parce que tous deux ont des armes offenfives & défenfives ; le premier par la force de fa tête & de fes cornes ; le fecond par la dureté & l'agilité de fes pieds. Mais, lorfque l'homme fe préfente, fa figure leur paroit fi gigantefque, & le fon de fa voix fi effrayant, que tout céde à fon empire ; c'eft ce qu'il eft aifé de reconnoître, & ce qu'on reconnoîtra encore plus aifément, fi l'on fait la fection des yeux de ces animaux, puifque la choroïde eft enduite d'un *méconium* couleur de verd de mer foncé, qui en tapiffe toute l'étendue. C'eft donc cette différence de coloris différemment nuancé, fuivant les différentes efpéces d'animaux, qui fert à la repréfentation de l'objet, & qui lui donne le plus ou le moins de circonférence : fi cela n'étoit pas ainfi, la conformation de la choroïde feroit la même pour tous les animaux; mais le contraire eſt ſi manifeſte, qu'on ne peut s'empêcher de répéter, que tout concourt à rendre la rétine & la choroïde les organes immédiats de la vue.

Il eſt des animaux ſauvages carnivores de leur naturel, qui par inſtinct & par caractere fuient la ſociété & les approches de l'homme. On les voit ſe choiſir une retraite inaceſſible, ſe faire une guerre mutuelle, & s'entre-dévorer les uns les autres. Les plus redoutables ſont ceux qui habitent les déſerts de l'Afrique; c'eſt ſous cette zône torride, que la chaleur du ſoleil ſemble allumer le feu de leur férocité, de manière qu'il paroît que les influences du climat portent les mêmes impreſſions ſur ce qui les touche, ſur ce qui les environne : ces ſortes de bêtes farouches n'aiment que le carnage & le ſang; la fureur eſt peinte dans leurs yeux, leurs poils ſe hériſſent aux approches du danger, & tout annonce leur voracité : on diroit même qu'ils ne craignent pas l'aſpect des hommes, parce que la choroïde teinte d'un *méconium* bien noir, ne leur repréſente les objets que ce qu'ils ſont; du moins c'eſt ce qu'on peut obſerver dans les différentes ménageries, où l'on voit des lions, des tigres, des panthères. Si l'on vient à les conſidérer de près, on trouve que leur fureur augmente à meſure

mesure qu'on les examine; on s'apperçoit que leurs yeux éteincellent, & que la pupille laisse appercevoir tout le feu d'une vision ardente; tel est en général le méchanisme de l'acte visuel de la famille des carnivores, tant méridionaux que septentrionaux: du nombre des derniers est le lynx, qu'on appelle mal-à-propos, *loup-cervier*, parce que cet animal est plutôt un chat sauvage, puisqu'il en a les usages & les mouvemens: c'est donc bien à tort qu'on lui attribue la faculté de voir à travers les corps opaques; ce qui n'est pas possible à l'Œil le plus ardent; c'est pourquoi on peut conclure que le lynx est un animal, qui, comme le chat, voit dans les ténébres les objets les plus fins & les plus déliés, mais nullement à travers une muraille. Ce trait fabuleux n'a aucun fondement, & ne peut être soutenu par aucune réalité.

Quelque bizare que soit la Nature dans ses opérations, elle a des principes certains, des régles assurées qui constituent le régime & l'essence de ce qui lui est soumis. Il est tels animaux qui, craignant la fluidité de l'air, restent cachés sous terre; il en est d'autres qu'une trop grande rigidité jette dans une inertie incroyable. De ce nombre sont la taupe & la marmote. La première a des nuances de constitution différente, ſuivant les différens climats qu'elle habite; mais les mœurs & les inclinations ſont les mêmes, puiſqu'elle ſe conſtruit toujours des demeures ſoutereines, puiſqu'elle eſt ſans ceſſe occupée à ſe faire des galleries qui chagrinent nos Jardiniers & déſolent la culture de nos jardins. Cet animal jouit d'un heureux tempérament, il nait & croît dans l'obſcurité, de manière qu'il a plus beſoin de ſes oreilles que de ſes yeux; auſſi l'Auteur de la Nature a-t-il voulu qu'ils ſoient conſtitués de façon à n'avoir rien à redouter du labour continuel qu'il fait avec ſes pattes & ſon muſeau. C'eſt ce qui fait que la taupe a deux orbites très-enfoncés, deux globes d'un diamétre très-petit, & pour ainſi dire, recouvert par la fourure de l'animal. La marmote, au contraire, eſt un quadrupéde qui vit & ſe nourit ſur la ſuperficie de la terre; elle a les yeux à fleur d'orbite, & leur tranſparence d'un terne qui annonce l'épaiſſiſſement du ſang; ils ſont placés de la même manière que dans les animaux à long muſeau; mais, vers la fin de Septembre, la marmote ou les marmotes enſemble, ſe forment une eſpéce de ſouterein, qu'elles approviſionnent de foin, pour leur ſervir de litière; enſuite elles en ferment l'entrée, & reſtent tout l'hyver dans une eſpéce de léthargie & d'engourdiſſement, ainſi qu'il arrive au loir & autres de même eſpéce; ce qui prouve le réfroidiſſement du ſang, qui n'eſt alors alimenté que par la conſomption de l'embonpoint qu'elles ont eu la précaution de ſe procurer. Tel eſt le tableau ſans ceſſe varié, qui occupe le Philoſophe attentif, & qui le met dans le cas d'apprécier les prodiges de la Nature.

SECTION II.

Des Cétacées, ainſi que des Quadrupédes aquatiques; de leur conſtitution oculaire.

TOUT ce qui exiſte dans l'ordre de la Nature a des règles immuables & proportionnées à ſes facultés reciproques, de manière qu'on pourroit aſſurer que rien ne peut s'écarter de la direction première, animaux, végétaux, minéraux, tout eſt à ſa place; cependant on voit des quadrupédes qui tiennent à deux élémens à la fois; c'eſt-à-dire qui habitent la terre & l'onde. Ces ſortes de monſtres marins, ſont l'effroi & la terreur de tout ce qui reſpire, ſous des climats auſſi redoutables. De ce nombre eſt le crocodile qui habite le bord des fleuves; parce que cet animal vorace a l'inſtinct de ſe cacher ſur les bords du Nil ou de tout autre fleuve, &

d'attendre le moment de voir sa proie, sur laquelle il s'élance, & qu'il engloutit d'un seul mouvement. Tel est le naturel de ce monstre dangereux, dont la structure corporelle se raporte à celle du lézard. Bien différent de ce dernier, il semble avoir une guerre ouverte avec les animaux terrestres & aquatiques; &, si l'on en croit ce qu'en disent les voyageurs, ses yeux sont deux flambeaux qui lui servent de guides pour se précipiter sur ce qui se présente; mais, comme il est très-difficile de disséquer les globes de cet animal, on ne peut que tirer des conjectures sur les parties qui constituent son organe visuel; cependant on peut dire avec quelque confiance, que la délicatesse du *méconium* de la choroïde, doit répondre à l'action nerveuse & musculeuse, qui constitue l'espéce des animaux carnivores.

La plûpart des amphybies marins, sont des espéces de gloutons, qui non contens des productions de la mer, cherchent encore sur terre ce qui peut favoriser leur appetit dévorant. Leurs besoins faméliques se font ainsi connoître, parce qu'ils tiennent pour la plupart à l'espéce de famille dont ils sont dégénérés. Il est des ours marins ainsi que des lions: ces sortes d'animaux fuient les endroits les plus fréquentés, & se trouvent également dans les mers australes

& boréales: on les voit ſe réunir & former des familles nombreuſes; mais, au moindre bruit, tout le troupeau fuit, & gagne la mer, comme l'élément qui leur eſt le plus favorable. L'ours marin, ainſi que le lion, a des oreilles, qui ont une fente longitudinale, que l'animal peut reſſerer, lorſqu'il ſe plonge dans l'eau. Les yeux du premier ſont protubérans, & approchent de ceux du bœuf; l'iris en paroît noire, parce que le *méconium* de la choroïde a des nuances plus foncées; ce qui eſt abſolument néceſſaire aux animaux aquatiques, qui pour la plûpart ont une membrane particulière qui prend naiſſance au grand angle de l'Œil, & le recouvre à volonté. Les yeux du lion ſont auſſi grands, auſſi préominens; mais les caroncules lacrymales ſont d'un rouge plus vif; ce qui rend les globes ardens & échaufés; du reſte, ces deux eſpéces d'animaux ont le trou ovale de la cloiſon du cœur aſſez ouvert, pour pouvoir reſter long-temps dans l'eau, ſans avoir beſoin de reſpirer; ce qui arrive par la communication du ſang d'une cavité du cœur à l'autre au moyen du trou ovale; de manière que la circulation ſe fait de deux façons différentes; l'une agit dans l'eau par le trou ovale du cœur, & l'autre dans l'air, par les poumons.

La mer eſt le réceptacle d'une infinité d'animaux de toute espéce ; il en est qui ne sont ni cétacées ni quadrupèdes, tels que tous les différens genres de phoques, mais plus particulièrement encore les lamentins, qui n'ont que les deux pieds de devânt qui leur servent comme de nageoires. Ces espéces de bimanes ne quittent jamais l'eau ; ils préfèrent celles qui sont douces à celles qui sont salées, & n'ont d'autre nourriture que les herbes qui se trouvent sur le rivage, & qu'ils broutent comme le bœuf, sans sortir de l'eau ; ils ont une forme corporelle, fort allongée du bas, qui se termine par une grosse queue, qui s'élargit à la manière des éventails, & qui leur sert de gouvernail. Leur caractère est doux & pacifique, à moins qu'on ne les irrite de front. Ces animaux n'ont pas d'oreilles externes, mais un trou auditif, qu'ils réforment à volonté ; les yeux sont ronds & très-petits ; l'iris est d'un bleu foncé, & la pupile d'un beau noir transparent, c'est-à-dire, qui représente la teinte ombrée du *méconium* de la choroïde ; d'où l'on doit conclûre que cette membrane est toujours le miroir représentatif du méchanisme de la vision, qui s'opère à l'aide de la rétine, qui en modère les impressions, & qui avertit le *sensorium commune* qu'elles existent ; voilà à peu-près ce qu'on peut dire de ces monstres marins, sur lesquels il est difficile de faire des remarques particulières, à moins d'être sur les lieux, & pouvoir en ouvrir les yeux au moment de la mort.

Il est des animaux dont la forme externe paroit convenir aux habitans de la terre; mais qui, dans le fait, habitent les deux élémens; témoin le castor qui est commun aux deux continens; il en est de plus retirés les uns que les autres; il en est qui vivent en communauté. Cet animal si connu par son intelligence, & ses rapports de société, habite de préférence les bords des fleuves, des lacs & des rivières: sa vie est frugale, ses inclinations peu sanguinaires, puisqu'il ne se nourit en partie que d'écorces d'arbres & de quelques poissons, qu'il atrape à la nage. L'eau paroit son élément favori, & la Nature qui ne laisse rien d'imparfait, lui a donné toutes les parties nécessaires pour marcher sur terre & nager dans l'onde. Quadrupéde par structure, sa queue est longue d'un pied, épaisse d'un pouce; elle est d'un oval plat, parsemée d'écailles, & lui sert de gouvernail; ses pattes de derrière lui font l'office de nageoires & d'avirons; elles sont recouvertes dans la partie inférieure par une épaisse membrane qui en réunit toutes les séparations, de manière qu'on peut les comparer à celles de l'oie, dont le castor a toute la démarche: ce quadrupède ne paroit pas avoir d'autres ennemis que la loutre, à qui il fait une guerre continuelle ; il a tous les ſens très-fins & très-déliés ; le moindre bruit qui ſe fait entendre à celui qui eſt en ſentinelle à la porte de la cabanne, lui fait ſonner l'allarme à tous ſes camarades. Ses yeux ſont à fleur d'orbite & d'une forte conſtitution ; la couleur des fibres de l'iris eſt plus ou moins nuancée, ſuivant le climat qu'il habite, mais la pupille manque de ſes mouvemens de dilatation & de reſtriction, parce qu'il eſt de ces amphybies pacifiques qui ne connoiſſent pas les reſſources d'un corps volumineux, & d'une force majeure. Le caſtor a ſous le ventre deux veſſicules, qui renferment une liqueur appellée *caſtoreum*, & dont on fait grand uſage en médecine.

Les quadrupédes amphybies ſont ceux qui pour la majeure partie, ont les pieds ou les pattes diſpoſées à pouvoir voyager ſur terre, & nager dans l'eau ; de ce nombre eſt la loutre qui eſt plus piſcivore, que carnivore ; elle a les quatre pattes revêtues d'une forte membrane qui favoriſe ſon goût & ſes inclinations aquatiques : on peut la regarder comme le loup raviſſeur des lacs & des rivières. Cet animal ſe trouve en Europe & dans le Canada ; tous deux diffèrent peu l'un de l'autre ; leur caractère eſt naturellement ſauvage & cruel ; tout annonce leur voracité par le carnage continuel qu'ils font de poiſſons ; mais ils ne peuvent reſter long-temps dans l'eau par le beſoin qu'ils ont de reſpirer ; ce qui arrive, faute d'avoir le trou ovale du cœur aſſez ouvert, de manière que ces animaux tranſportent leur proie dans le lieu de leur retraite, où ils en font des amas auſſi dégoutans que mal odorans. La loutre eſt en grand, ce que la fouine eſt en petit ; elle a la tête mal-faite, les oreilles baſſes, les yeux petits & d'un terne livide ; c'eſt-à-dire que les humeurs de l'Œil renouvellées par un ſang épais & incraſſant, produiſent une lymphe de même nature, d'où réſulte un trouble dans les humeurs aqueuſe & cryſtalline ; ce qui provient du chyle huileux que fournit cette ſurabondance de poiſſons. Tel eſt donc le rapport manifeſte entre les fluides qui agiſſent ſur les fonctions corporelles & oculaires.

La ſurabondance de nourriture eſt toujours nuiſible, ou plutôt engourdit les ſens & le ſang, au point de ne pouvoir agir & ſe reproduire avec cette facilité naturelle à chaque eſpéce d'animaux ; c'eſt une expérience qui eſt commune à tous les hommes ; mais cependant le glouton, toujours affamé, eſt le vautour des quadrupédes, qui n'ayant pas la force d'attaquer en face les animaux les plus monſtrueux, ſe met en embuſcade, & fait comme le voleur qui attend ſa proye au paſſage : c'eſt alors qu'il s'élance ſur le dos de l'animal, qu'il lui fait des bleſſures aſſez profondes pour l'exténuer, & le mettre dans le cas d'expirer ſous la dent canine qui le dévore. Cet animal plus carnivore que piſcivore, n'eſt pas dans la claſſe des amphybies marins ; mais ſa gloutonnerie le porte ſouvent à ſe repaître de tout ce qu'il rencontre ; on le trouve quelquefois en ſentinelle ſur le bord des lacs & des étangs pour ſaiſir ce qui ſe préſente. Le glouton eſt à peu-près de la forme du blaireau ; mais il a le corps une fois plus épais & plus grand ; ſa tête & ſes yeux ſont très-petits, il eſt armé de dents & de griffes, qui ne permettent pas à ſa victime de s'en débaraſſer. Il eſt commun en Laponie, ainſi que dans toutes les terres voiſines de la mer du Nord. Si l'on en croit les Hiſtoriens, ſes yeux ſont auſſi ardens que ſes inclinations, & ne deviennent troubles que quand ſon eſtomac eſt trop ſurchargé de nouritures, remarque que les hommes peuvent faire ſur eux-mêmes ; auſſi arrive-t-il que de bons yeux finiſſent preſque toujours par devenir très-mauvais, ſur-tout lorſqu'on ſurcharge le produit de la circulation par une trituration lente & pareſſeuſe.

SECTION III.

Des Yeux des Reptiles ; de leur forme, & de leur conſtitution.

Il eſt des animaux qui ſont le mepris & la terreur du genre-humain ; il ſemble même que l'Auteur de la Nature ſe ſoit complu à rendre mépriſable, celui qui a ſervi d'organe au prince des ténébres, pour corrompre la Mère commune de tous les hommes. Le ſerpent condamné à ramper ſur terre, renferme bien des genres de ſon eſpéce ; il en eſt de plus dangereux & de plus vénéneux les uns que les autres : celui qui eſt le plus redouté en Amérique & dans les Indes, eſt le *boiciningua* ou *ſerpent à ſonnettes*. Cet animal a pour l'ordinaire cinq pieds de long, & près de deux de circonférence ; il n'eſt rien d'égal à la vîteſſe avec laquelle il rampe ; on le voit ſe replier en cercle, s'appuyer ſur ſa queue, s'élancer ſur ſa proie, la bleſſer, & ſe retirer avec la même célérité : heureuſement pour l'homme, qu'il ſe fait entendre de loin ; parce que la dernière vertèbre de l'extrémité de ſa queue renferme un aſſemblage d'anneaux creux & ſonores, qui produiſent le bruit qui lui a mérité ſon ſurnom. Ce reptile eſt vorace, & sa fureur augmente lorsqu'il pleut ou qu'il se trouve tourmenté par le besoin; c'est alors que ses yeux s'enflamment, & qu'il dévore d'avance la victime qu'il ambitionne. Les yeux de ce serpent sont à fleur d'orbite; &, d'après ce qu'en disent les Voyageurs, l'iris est nuancée d'un fond d'azur qui annonce l'activité de ses nerfs & de ses muscles; la choroïde paroît teinte d'un *méconium* de noir foncé, qui démontre la vivacité de ses impressions, par conséquent celle de sa représentation: c'est donc toujours d'après le coloris de cette membrane, qu'on peut juger du plus ou du moins de perspicacité visuelle.

Les climats tempérés sont ceux où l'homme exerce l'empire le plus absolu sur toutes les classes des animaux, parce que la température de l'air en modère les inclinations malignes: les plus redoutables en apparence sont les moins à craindre dans la réalité, pourvû qu'on ne cherche pas à les provoquer, à les irriter. Telle est la couleuvre qui habite les bois, les marais & les prés; qui se nourit d'herbes, d'insectes & de feuilles. La morsure de ce reptile est vénéneuse, mais nullement mortelle. Sa longueur dans nos climats est de trois à quatre pieds au plus, sur deux à trois pouces de circonférence. Sa peau est revêtue d'une espéce de glue, qui eſt le produit d'une ſéroſité ſans ceſſe renaiſſante. La couleuvre, toujours rempante ou recourbée en elle-même, s'entortille cependant quelquefois autour d'un arbre, autour de la jambe de celui qui la bleſſe. Toute ſa force réſide dans les reſſorts de ſon corps, & ſon corps ſe prête à tous ſes mouvemens; une branche d'oſier ou de coudrier dont on ſe ſert pour la frapper ſur le dos, la ſepare en deux; mais, ſi dans le premier inſtant les parties détachées viennent à ſe rapprocher, elles ſe réuniſſent promptement. Sa tête eſt d'une forme oblongue, & n'a pas de conques d'oreilles apparentes, mais ſeulement deux trous auditifs, qui l'avertiſſent de ce qu'elle peut craindre ou redouter. Ses yeux ſont vifs & perçans; ils annoncent l'extrême délicateſſe de la choroïde qui s'enflamme & s'anime ſuivant les différentes impreſſions de l'animal.

Tout ce qui exiſte ſur la terre a des vertus & des propriétés dont l'uſage eſt ſouvent d'une grande reſſource en médecine; c'eſt ce qui ſe rencontre dans les animaux les plus vénéneux, témoin la vipère. Ce reptile, dont la morſure eſt dangereuſe, ſe trouve dans pluſieurs endroits de l'Europe, mais plus particulièrement en France, & ſur-tout dans le Poitou. Son corps peut avoir au moins deux pieds de long, ſur un pouce d'épais ; sa queue est très-pointue, & sert de défense à l'animal qu'on irrite, ainsi que les dents, qui sont presque toutes incisives ; c'est particulièrement dans ces dernières, que réside le venin qu'on redoute avec raison ; & ce venin qui découle de l'intérieur, se porte dans la plaie qu'elles ont procurée : voilà ce qui rend cette morsure dangereuse, & pour la cure de laquelle on emploie différens moyens ; elle est dangereuse & même mortelle, parce que cette liqueur acide s'insinue dans les vaisseaux dont elle coagule le sang ; dont elle interrompt la circulation, & par conséquent produit un gonflement ou enflure, qui souvent cause la mort, faute de secours. La vipère a la peau marquetée & couverte d'écailles, dont elle change deux fois l'année. La structure de sa tête est plus grosse & plus oblongue que celle de la couleuvre ; sa langue est fourchue & armée de trois à quatre lances qu'elle darde sur les animaux & sur les insectes dont elle veut faire sa proie ; ses dents sont crochues ; ce qui rend la plaie plus dangereuse ; elle n'a également que deux trous auditifs ; mais ses yeux sont plus saillans & plus ardens que ceux des autres reptiles ; les fibres de l'iris en sont différemment nuancées, & semblent se rapprocher davantage du tempérament vénéneux de cet animal, d'où il est aisé

de

de conclure que le *méconium* de la choroïde influe toujours sur la perspicacité de l'acte visuel. La graisse de la vipère est de tous les corps gras celui qui a le plus de propriétés incisives.

La terre renferme dans son sein une infinité d'animaux qui semblent se soustraire à la vue de l'homme : on diroit que l'humiliation de leur nature paroit vouloir dégrader l'instinct qui les favorise ; aussi arrive-t-il tous les jours que dans l'ordre social, lorsqu'on méprise quelqu'un, ou qu'on cherche à le mortifier, on l'assimile à ces vers de terre, qu'on regarde comme l'excrément de tout ce qui respire ; cependant c'est bien à tort qu'on rabaisse ainsi l'animal qui fait l'admiration de tous les vrais Observateurs. Le ver de terre est un reptile, dont les organes & les articulations sont formés avec une magie admirable. Son corps n'est qu'un tissu de muscles annullaires ; il se dilate, il se contracte & se replie avec une facilité qui surpasse les prodiges de la Nature ; on pourroit même dire que la souplesse de son individu est le triomphe de sa foiblesse obscure. Ce reptile ne paroit sur terre que dans l'obscurité, & profite pour le faire des temps doux & humides ; il semble qu'il évite la présence du soleil, & qu'il redoute celle de l'homme ; il a l'organe de louie si fin & si délié, que le plus petit bruit le fait rentrer dans l'efpéce de tanière qu'il s'eft fabriquée : cet animal quoique pullulant à l'infini, eft dans la claffe des hermaphrodites, parce que les voies de la génération en font cachées ; mais s'il eft amplement favorifé du côté de l'ouie, il eft bien malheureux du côté de la vue, dont je n'ai jamais pu reconnoître aucune preuve fenfible. Voilà donc un animal qui craint par inftinct, ce qu'il ne voit pas, qui redoute par foibleffe ce qu'il ne connoit pas.

Il eft des animaux dont la forme & la ftructure corporelles font armées de manière à en faire craindre les approches. Tels font le lézard gris & le lézard verd : cet animal eft à la vérité plutôt un furet qu'un reptile, puifqu'il a quatre pattes qui lui fervent à gravir les murs avec une rapidité incroyable ; mais la forme de fa queue & celle de fon corps, paroiffent le placer dans la claffe de ces reptiles qui, bien loin d'être dangereux, font amis de l'humanité : en effet on voit tous les jours les enfans les pourfuivre, les harceler, & les prendre fans courir aucun danger, fans en être bleffés ; cependant rien de plus délié & de plus ardent que la queue de cet animal ; rien de plus fin & de plus délicat que cette bordure dentaire qui orne fa petite gueule, fa peau eft marquetée ; elle eft recouverte d'un

azur

azur doré dans les uns, d'un verd de mer dans les autres. Cet espéce de furet se loge dans les crénaux de murailles, & fait une guerre continuelle à tous les insectes destructeurs de nos jardins. Il paroit avoir l'organe de l'ouie d'une sensibilité extrême, mais le sens qui le favorise davantage est celui de la vue : ses yeux tout resplendissans d'ardeur, ne craignent pas l'aspect du soleil; ils sont en petit ce que ceux du lynx sont en grand, c'est-à-dire que les membranes en sont très-transparentes, parce que les humeurs aqueuse & crystalline en sont très-claires, parce que le *méconium* de la choroïde est d'un noir parfait, qui perçoit & qui rend les impressions des objets avec une délicatesse extrême.

On peut dire qu'il est des reptiles dans la classe des insectes, comme dans celle des autres animaux; mais, parmi les premiers, on en voit qui éprouvent différentes métamorphoses, qui semblent leur donner différens genres de vie. De ce nombre sont le ver à soie, & les autres chenilles. Le corps de ces insectes est composé de plusieurs anneaux, qui, en s'éloignant & se rapprochant les uns des autres, se prêtent aux différens mouvemens du corps; le ver à soie, & les autres chenilles ont des espéces de pieds ou petits crochets, qui leur ſervent à s'attacher & ſe cramponer ſur les feuilles ou écorces d'arbres dont ils font leur nourriture. Leur peau, qui ſe renouvelle à pluſieurs repriſes, prend les différentes nuances ou de l'arbre ou de l'arbuſte qui leur ſert de pâture; elle eſt recouverte de petits poils qui les mettent à l'abri des contuſions & des injures de l'air; c'eſt ainſi que de l'état de rempant ils paſſent à celui de chryſalide, & de ce dernier, à la forme de papillons, qui eſt le *nec plus ultrà* de leur reproduction. Le ver à ſoie, comme les autres chenilles, a le corps conſtitué de manière à remplir toutes les conditions pour leſquelles il a été formé; c'eſt la Fileuſe la plus parfaite, le Tiſſerand le plus adroit; rien ne lui manque, & tout s'exécute avec une perfection qui n'a pas d'exemples. L'un & l'autre ont dans la bouche deux rangs de dents, qui leur ſervent à ſerrer, tailler & échancrer la feuille qu'ils diviſent. Leurs yeux ſont deux petites loupes, qui les mettent en état de diriger le tiſſu de leur hermitage. Le globe de l'Œil eſt donc une merveille de la Nature, qui ſert à l'animal le plus vil comme à l'homme le plus parfait.

SECTION IV.

Des Yeux des Oiſeaux & autres Volatils ; de leurs différens rapports, tant en conſtitution qu'autrement.

LA ſupériorité de l'homme ſur toutes les claſſes des animaux eſt ſans contredit le préſent le plus beau que le Créateur ait accordé à ſa Créature ; mais cet Être ſuprême a voulu que, d'après la chûte première, cette ſubordination fût compenſée par la peine de la meriter à la ſueur de ſon corps. Tel eſt l'ordre établi, & que chaque jour voit renouveller, lorſqu'il prend fantaiſie à l'homme de jouir, ou de ſe nourir de ces oiſeaux, qui n'ont pas beſoin de la direction des vents pour diriger leur vol, ou chercher leur nourriture. Ces animaux aîlés ne redoutent ni l'intempérie de l'air, ni la rigueur des ſaiſons, à moins que la terre & l'onde ne ſoient couvertes de ces frimats qui en cachent les productions : c'eſt alors que la famine ouvre un vaſte champ de bataille aux beſoins des uns & des autres ; c'eſt alors que les piſcivores deviennent carnivores, & que les carnivores détruiſent les frugivores. Les oiſeaux ſont donc de plusieurs familles, de plusieurs classes; il en est de domestiques qui font les délices de nos tables, & l'ornement de nos basses-cours. De ce nombre est le coq ordinaire. Cet animal au regard noble & fier, ne souffre pas de rival, & veut seul dominer sur tout ce qui l'environne; on le voit marcher à la tête de son petit serail, d'un air de triomphe; ses pattes sont armées d'ergots qui lui servent de défenses, & les extrémités pourvues de crochets cornus, pour chercher sa nourriture. Son plumage est presque toujours nuancé; il est d'une couleur plus ou moins foncée; sa tête surmontée d'une crête rubiconde annonce la chaleur de son sang, & la force de son corps; ses yeux sont à fleur d'orbite; la partie antérieure de la sclérotique forme un cercle osseux dans le contour de la cornée, afin de mettre l'optique de l'Œil à l'abri de toute contusion; les fibres de l'iris produisent un cercle d'azur doré, qui annonce l'extrême rigidité de la choroïde: cette même rigidité permet à cet animal d'envisager le soleil & les corps les plus lumineux, sans crainte de constriction; c'est donc toujours la choroïde qui concourt pour être l'organe immédiat de la vision.

Rien de plus divin que le pinceau de la Nature; tout ce qui vient de son burin, tout ce qui eſt ſon ouvrage eſt marqué au ſceau de la perfection. Il n'eſt pas de petit objet qui ne renferme des merveilles. Qu'on prenne un microſcope ; qu'on examine de près les plumes du paon, on verra que toutes les nuances en ſont auſſi riches les unes que les autres ; on reconnoîtra que cette même Nature, prodigue de ſes bienfaits, a voulu épuiſer ſes thréſors, & ſe ſurpaſſer dans cet ornement plumitif. Le paon eſt un oiſeau qui nous vient de l'Inde, & que nous avons rendu domeſtique. Il paroît auſſi glorieux de la légèreté de ſa taille, que des couleurs de ſon plumage : c'eſt avec une émulation majeſtueuſe qu'il dirige ſa queue en manière de roue, & qu'il la promène avec pompe ; mais, s'il vient à faire retentir l'air de ſes cris, tout devient nouveau, tout change l'admiration des ſpectateurs, & l'on eſt tout étonné qu'un corps auſſi beau ait une voix auſſi déſagréable, auſſi diſſonante. Le paon a le haut de la tête ſurmonté d'une aigrette qui lui ſert comme de couronne, & qui marque le haut rang de ſplendeur qu'il a ſur les autres animaux ; le contour de ſes paupières eſt artiſtement orné d'une membrane charnue qui relève l'éclat ſémillant des globes, dont les fibres de l'iris ſont parſemées ; il paroît même que les membranes internes perçoivent les rayons de lumière avec une facilité qui ne leur laiſſe rien à redouter de la vivacité des corps trop lumineux ; ce qui prouve que la choroïde eſt aſſez élaſtique, & ſon *méconium* aſſez étendu pour en recevoir juſqu'aux moindres impreſſions.

Les rochers les plus eſcarpés, les montagnes les plus élevées, ſont l'aſyle & la retraite des oiſeaux de proie, qui portent en tout temps, en tout lieu l'effroi & le carnage. Dans la claſſe de ces carnivores, le plus vorace & le plus intrépide eſt ſans contredit, l'aigle ou la famille des aigles; car il en eſt de pluſieurs eſpéces, & à qui l'on donne diverſes dénominations. Cet oiſeau eſt dans les airs ce que le lion eſt ſur la terre; il fait même plus ; il étend ſon empire ſur les quadrupédes, dont il s'approprie une ample proviſion; on pourroit même dire qu'il eſt plus ſanguinaire que carnaſſier ; ce qui ne contribue pas peu à lui donner de longues années. Cet animal habite de préférence le Mont Taurus, le Caucaſe & les Cordilières. Il eſt redoutable par la force de ſon bec & la puiſſance de ſes ſerres ; ſes jambes ſont revêtues de plumes, ſes ongles ſont noirs & crochus; ſon plumage eſt un mêlange de roux, de blanc & de brun: toutes les ſaiſons lui ſont favorables ; il fait la chaſſe à tout ce qu'il rencontre, & ſon avidité augmente encore davantage, lorſqu'il a une nombreuſe famille à pourvoir : c'eſt alors qu'il trouve une force majeure pour enlever & porter à ſes petits des quartiers d'agneaux, de chevreaux, & même des piéces entières. On le voit, planant dans les airs, fondre ſur ſa proie avec une adreſſe que favoriſe l'Œil le plus vif & le plus ardent. Ce compoſé organique eſt le même que dans tous les volatils en général ; mais il réunit une force de nerfs & de muſcles qui ſe prêtent à ſes intentions, & en favoriſent les actions. Ses paupières ſont revêtues d'une membrane élaſtique, qui lui ſert à les clignoter, afin de ne pas perdre de vue l'objet de ſa rapacité.

Il eſt des oiſeaux qui ne ſont ni carnivores, ni frugivores, ni piſcivores, mais qui purgent notre hemiſphère de tous les inſectes qui, ſans nous être nuiſibles, ne nous ſont d'aucune utilité. Telle eſt l'hirondelle, dont le vol, auſſi varié que rapide, atteint tout ce qu'elle veut, & profite de tout ce qu'elle peut. On la voit planer ſur la ſurface des eaux, s'élancer le long d'une muraille, pour ſe repaître de cette mouche, pour ſurprendre cette arraignée, qui ſemble repoſer à l'abri des injures de l'air. L'hirondelle eſt de tous les oiſeaux celui qui a le vol le plus rapide ; c'eſt un courſier d'une intelligence parfaite ; c'eſt le maçon le plus expert ; c'eſt l'ouvrier le plus adroit, pour se mastiquer une retraite solide; c'est enfin dans cet asyle argileux, que la femelle dépose le fruit de ses amours, & qu'elle voit naître le germe de sa reproduction. Cet animal se trouve dans les quatre parties du monde; mais il fuit les rigueurs du Nord, & ne se plait que dans les climats tempérés, parce qu'il ne vit que d'insectes, & que les insectes ont besoin de cette température pour engendrer & pulluler. Tel est le sort de l'hirondelle, dont la vie est frugale, dont le point de réunion, & le rapport de société, fait l'éloge le plus accompli : on diroit, dans l'automne, que c'est un corps d'armée qui se rassemble de toutes parts, & qui, au son de la trompette, se retire d'un lieu qui manque de vivres & de productions; mais, à peine le soleil vient-il réchauffer notre hémisphère que ce troupeau aîlé se représente de nouveau, sans pouvoir rendre compte de la route qu'il a pu tenir. L'hirondelle est un oiseau de petite forme, de petite structure, mais d'une constitution très-forte & très-nerveuse; ce qui fait que les yeux répondent à l'élasticité de son corps. Les humeurs & les membranes en sont d'un clair très-limpide & très-transparent; le velouté de la choroïde est d'un noir propre à recevoir & rendre l'impression des objets les plus menus & les plus déliés ; ce qui eſt abſolument eſſentiel à la vie alimentaire de cet animal.

A peine le ſoleil commence-t-il à ſe ſouſtraire à notre horizon, que le chant mélodieux des oiſeaux ceſſe, & que tout ſemble annoncer leur retraite ; c'eſt alors que les animaux nocturnes paroiſſent ſe réveiller pour ſortir de leur engourdiſſement, pour venir, à petit bruit, ſaiſir leur proie, à demi-endormie. Tels ſont ces eſpéces de loups raviſſeurs, qui craignent de combattre à force ouverte, qui viennent, comme les voleurs, égorger ce qui leur ſert de nourriture. Dans le nombre de ces monſtres aîlés ſont le hybou & la chouette. Le premier, avec une figure hideuſe, avec des aîles peu bruyantes, s'approche en tapinois, & s'élance en furet ſur l'oiſeau qu'il retient avec ſes griffes, & qu'il déchire avec ſon bec : la ſeconde, moins carnaſſière, mais plus avide des œufs que de l'animal, en fait une ample moiſſon, & devient par conſequent l'effroi & la terreur de ce peuple volatil : c'eſt toujours pour la troupe aîlée, nouveaux ſoucis, nouveaux ſujets de crainte ; l'animoſité eſt même générale ; &, s'il arrive que les premiers rayons du ſoleil retrouvent encore ces animaux lugubres, on voit de toutes parts, les pères & mères déſolés, ſe réunir en bandes, pour mettre à mort, s'il eſt poſſible, le monſtre, ou le forcer de ſe cacher. Les yeux du hybou & ceux de la chouette ont des rapports & des nuances bien différens; l'un a la pupille oblongue & la même perſpicacité de vue que le chat domeſtique. Le muſcle de la paupière ſupérieure lui donne la facilité de la fléchir & de la clignoter, afin de prendre un point de direction plus aſſuré. L'autre a les yeux à fleur d'orbite, & d'une tranſparence qui annonce la légèreté & la ſoupleſſe de cet organe; de manière qu'on peut dire que les yeux de la chouette répondent en quelque ſorte à ſon naturel.

On voit tous les jours des oiſeaux, moitié aquatiques moitié terreſtres; c'eſt-à-dire qui vivent, partie ſur terre, partie dans l'eau. Ces animaux ſont mixtes, ou plutôt de la claſſe des piſcivores & des frugivores. De ce nombre ſont l'oie ſauvage, l'oie domeſtique; tous deux ſont conformés de nature à pouvoir marcher ſur terre, nager dans l'onde & planer dans les airs; cependant l'oie ſauvage eſt le ſeul qui s'éléve dans les nues: on les voit voler par bandes, & former un angle plus ou moins aigu; leurs cris ſe font entendre de loin; ce qui attire l'admiration de ceux qui aiment la Nature, & qui cherchent à en connoître les merveilles.

Les oies ont les pieds longs & plats, revêtus d'une membrane avec laquelle ils pouſſent l'eau, pour avancer en divers ſens. Cet animal, ainſi que tous les oiſeaux en général, mais particulièrement les oiſeaux aquatiques, ont vers la partie inférieure de la queue une eſpéce de bourſe ou mammelon, qui eſt remplie d'une humeur onctueuſe, qu'ils prennent, à l'aide du bec, & avec laquelle ils huillent & luſtrent leur plumage, qui l'eſt naturellement; de ſorte que l'eau ne fait que gliſſer ſur la plume, ſans la mouiller. Les aîles des oiſeaux ſont comme deux balanciers, qui tiennent le corps en équilibre. La queue leur ſert à contre-balancer la tête. Le col eſt toujours oblong dans les animaux aquatiques, par la néceſſité où ils ſont, de plonger cette partie, pour tirer du fond de l'eau leur nourriture, & pourvoir à leurs beſoins. Les oies ont une eſpéce de membrane entre les paupières qui leur ſert à les reſſerer; ils ont la pupile des yeux très-ronde & très-ſuſceptible de dilatation & de reſtriction, ſur-tout lorſqu'ils font le plongeon. Les membranes retine & choroïde ſemblent même ſe prêter à cette élaſticité ſi utile pour percevoir les objets les plus menus, & les rendre avec la même ſenſation.

SECTION V.

De la Vue des Poiſſons, & de ſes différens phénomènes.

PEUT-ON rien de plus grand & de plus digne de la majeſté d'un Dieu Créateur, que l'ordre admirable qui régne dans les différentes claſſes des yeux des animaux. Si l'on en conſidère l'enſemble, on voit que tout eſt marqué au ſceau de la perfection, & que rien n'a échappé à la ſageſſe de ſa prévoyance : ſi l'on entre dans les détails, on trouve que chaque eſpéce jouit de la conformation qui lui eſt propre, & que cette conformation eſt dirigée ſuivant le lieu que l'animal habite, & les beſoins qu'il requiert. Quelle différence de ſtructure entre les poiſſons d'eau douce, & le plus grand nombre de ceux de mer. Les premiers en général, nageant dans un volume d'eau moins conſidérable & moins profond, ont le corps recouvert d'une armure écailleuſe pour les mettre à l'abri des injures de l'air, & des rigueurs de la ſaiſon; les ſeconds, qui ont l'étendue & les abyſmes profonds des mers à parcourir, ſont revêtus d'une peau huileuſe, qui empêche l'eau de les pénétrer, & de nuire à la sécrétion & excrétion de leurs humeurs.

La baleine, d'un volume monstrueux, est le Neptune de sa plage, & l'Hercule de ses rivaux : on distingue plusieurs espéces de baleine ; mais celle qui en merite véritablement le nom, a souvent le corps long de cinquante pieds & plus. Cet animal est vivipare, & ses nageoires repondent à la masse de son corps ; sa queue, aussi épaisse que large, lui sert de défense & de direction ; il respire comme les quadrupédes, à l'aide des poumons, & rejette avec facilité, par deux espéces d'évents qu'il a au-dessus de la tête, la surabondance d'eau qu'il a pu prendre. La conformation de ses yeux ressemble à ceux du bœuf ; mais la choroïde paroît d'un noir plus foncé & moins verd ; les paupières se trouvent environnées d'une membrane qui sert à les resserer, lorsque l'animal plonge dans l'eau. Les différentes parties du corps de la baleine servent à plusieurs usages ; le cervelet renferme cette liqueur blanche qui est d'usage en médecine, mais plus particulièrement encore pour l'agrement & l'ornement des femmes.

L'eau est pour les poissons un élement aussi utile que nécessaire ; il leur est utile parce que le poisson hors de l'eau ne peut plus respirer ; & il ne le peut plus, parce que ses ouies s'affaisſent ; parce que la circulation de ſon ſang ſe trouve interceptée ; il leur eſt néceſſaire, parce que l'eau eſt pour le poiſſon un aliment qui le rafraîchit & le vivifie. Les ouies du poiſſon ſont dans la partie inférieure de la tête, & ſoutenues par quatre arcs oſſeux ; elles ſont pour lui de véritables poumons partagés en deux lobes, dont chacun eſt compoſé de quatre feuillets, & revêtus de membranes ; ils ſervent à l'inſpiration, & à l'expiration. Tel eſt le méchaniſme particulier des organes des aquatiques : il en eſt qui n'aiment que l'eau douce, d'autres qui ne ſe plaiſent que dans celles qui ſont ſalées ; mais parmi ces derniers, on trouve avec plaiſir, & on mange avec délices le turbot, qui eſt un poiſſon de mer à nageoires molles ; cet animal ſe pêche dans l'Océan, & à l'embouchure du Rhône. Le turbot eſt vorace ; il a la figure d'un loſange, il ſe nourrit pour l'ordinaire de cancres & d'écreviſſes : on le trouve ſouvent à l'affût aux embouchures des lacs & des rivières, pour ſaiſir avidement le poiſſon d'eau douce, qui cherche à les remonter ; on pouroit même dire qu'il eſt le furet des lieux aquatiques, parce que ſes yeux lui en donnent l'aiſance & la facilité ; ils ſont placés à fleur d'orbite & d'une forte conſtitution : on les voit recouverts d'une membrane très-tranſparente & très-fine, qui ſemble protéger les globes de l'impreſſion de l'eau, & qui met le méchaniſme de la viſion à l'abri de tout accident.

Tout le monde ſçait que l'air eſt de tous les corps élementaires le plus élaſtique, que ce fluide aérien s'inſinue dans les parties les plus ſubtiles des corps, & qu'il n'eſt rien qu'il ne pénétre avec une activité plus ou moins grande, ſuivant le plus ou le moins de peſanteur de l'atmoſphère qui le preſſe & l'agite. L'eau, cet élément ſi oppoſé, eſt cependant empreint de quelques particules d'air ſi néceſſaire à la circulation du ſang des poiſſons, & ſi propre à remplir les vides de la veſſie, qui leur ſert à maintenir l'équilibre des eaux. L'air en général ſe prend par inſpiration, & ſe rend par l'expiration; c'eſt-à-dire que le poiſſon qui inſpire l'air par la bouche, le prend en même temps qu'il avale l'eau, de même qu'il expire la ſurabondance d'eau & d'air à la faveur de ſes ouies qui agiſſent par dilatation & par compreſſion. Tels ſont les reſſorts de la méchanique admirable qui régne dans les différentes eſpéces de poiſſons qui ont différens gouts & différentes inclinations: les uns ont des marches réglées, des apparitions fixes; de ce nombre eſt le maquereau, qui, après avoir parcouru toutes les mers du Nord; après avoir ſervi d'alimens à tous les peuples de ces contrées ; vient encore en bandes très-nombreuses se présenter dans la Manche & la Méditerranée. Ce poisson de mer, long d'un pied, est gros à proportion ; il est d'un manger délicat, mais de difficile digestion. Le maquereau n'a que peu de défense ; aussi se sert-il de l'extrême délicatesse de ses yeux pour fuir ses ennemis, qui le poursuivent sans relâche. La pupille du globe de ce poisson lui sert de télescope par ses prompts mouvemens de dilatation & de restriction ; ce sont donc les fibres de l'iris qui agissent avec cette extrême sensibilité, d'où l'on peut conclure que c'est toujours la choroïde qui est mise en action par les impression s des objets ; cette vérité est d'autant plus évidente, qu'il est démontré que l'iris est une émanation de cette membrane. Telles sont les observations que peut faire celui qui n'est pas à portée de surprendre la Nature au moment de sa destruction.

Les poissons des lacs, des étangs & des rivières ont presque tous une armure écailleuse, qui leur sert à conserver la chaleur de leur sang, dont la circulation est le principe de la vie ; cette circulation est la même que dans les autres animaux ; mais le cœur des poissons qui ne respirent pas l'air, est différemment constitué ;

c'est-à-dire

c'eſt-à-dire qu'il n'a qu'une cavité, qu'une oreillette, qui ſert à recevoir le ſang qui s'y rapporte, & ce ſang eſt diſtribué dans une infinité de rameaux artériels, & de branches veineuſes. La bouche des poiſſons eſt armée de deux rangées de dents, plus ou moins canines, plus ou moins inciſives: les poiſſons ſont pour le plus grand nombre ovipares; & leur fécondité eſt d'une multiplication ſi grande, qu'il eſt très-difficile de compter les œufs qui doivent leurs ſervir de progéniture. Ils ont des oreilles ou trous auditifs, qui ſont d'une ténuité & d'une délicateſſe extrêmes, & recouverts d'une membrane très-fine, qui empêche le courant d'eau de nuire à cette faculté auditive.

Parmi les poiſſons d'eau douce, le plus vorace & le plus rapace eſt le brochet; on peut le regarder comme le loup raviſſeur des lacs, des étangs & des rivières. Cet animal a la tête maigre & grande, le muſeau allongé & très-ouvert, la bouche garnie de dents aigues, la queue courte, le ventre plat, le dos large & quarré. Telle eſt la ſtructure de ce poiſſon, qui eſt la terreur de tout ce qui l'approche, de tout ce qui l'environne; ſa femelle même pour jetter ſon frais, s'éloigne de ſa retraite ordinaire. Le brochet a le globe des yeux plus oblong que rond ; les fibres de l'iris ſont ſi épaiſes & ſi jaunes, qu'on diroit, que la choroïde eſt teinte de la même couleur ; cependant la texture de cette membrane eſt la même que dans les autres animaux ; mais, à la vérité, ſon *méconium* eſt d'un jaune rembruni ; ce qui peut provenir de la nature du fiel de ce poiſſon & de ſa voracité. Les œufs du brochet, qu'on mange, procurent des nauſées, & agiſſent ſur les membranes de l'eſtomach avec la même activité que l'émétique.

La mer eſt de tous les élémens le plus redouté & le plus redoutable. Cette étendue immenſe de fluide eſt le point de réunion de toutes les rivières, la ſource des lacs, le receptacle des fleuves : ſans ceſſe arroſée ou, pour ainſi-dire, regénérée par des eaux douces, elle n'en conſerve pas moins ſes eſprits ſalins ; & cette ſaumure ne poura peut-être jamais être aſſez artiſtement filtrée ou préparée pour nous ſervir de boiſſon, qui ne nuiſe point à la ſanté. Le flux & le réflux de ſa majeure partie eſt encore l'objet de la recherche des Phyſiciens ; les uns l'ont attribué à des vents ſouterreins, les autres à la preſſion de la terre, ou à l'influence de l'aſtre lunaire. La mer environne les deux continens ; on la diſtingue en orientale & occidentale, en méridionale & ſeptentrionale ; elle renferme dans ſon ſein des choſes très-précieuſes, le corail, les perles, &c.; elle produit une multitude de poiſſons propres à réveiller notre ſenſualité ; mais ceux d'eau douce ne peuvent compatir avec l'eau ſalée ; auſſi voyons nous tous les jours la carpe ſe plaire dans nos étangs, dans nos rivières, & nous fournir un aliment de facile digeſtion, mais qui ne convient pas à tout le monde, parce que ſa chair eſt mucilagineuſe. Ce poiſſon vit long-temps. Son corps eſt revêtu d'écailles très-dures & très-compactes, qui lui ſervent à conſerver ſa chaleur naturelle. La carpe n'eſt réellement bonne & délicate que dans le mois de Février, Mars & Avril, parce que ſon frai qui ſuit, lui fait perdre de ſon embonpoint. Après les laitances de ce poiſſon, le morceau le plus friant eſt la tête, qui eſt ſingulièrement organiſée. La carpe a les yeux auſſi fins que l'ouie; ils ſont à fleur d'orbite, ayant la cornée tranſparente peu ſaillante; mais la choroïde eſt d'une délicateſſe extrême, ce qui fait que les objets ſe refléchiſſent avec la même ſenſibilité. La carpe eſt de tous les poiſſons, le plus adroit dans ſon genre, & le plus ruſé.

Les rivières ne ſont, pour l'ordinaire, dans l'origine qu'un petit ruiſſeau, qui toujours ſerpentant en rencontre d'autres, dont le volume multiplie la maſſe première, & forme un courant, qui groſſit à proportion de ſes rencontres; les rivières ſont auſſi utiles que néceſſaires; elles ſont utiles pour fertiliſer les campagnes, pour étendre le commerce, & nourrir l'homme de ſes productions; elles ſont néceſſaires pour corriger l'intempérie de l'atmoſphère, pour donner une bonne cuiſſon aux alimens, & nous fournir une boiſſon plus ſalubre que nos eaux de fontaine & de puits, parce que l'eau courante ſe rarefie par l'impreſſion de l'air, parce qu'elle dépoſe ſon limon ſur un ſable pur, au lieu que les eaux de fontaine ou de puits, ſont encore empreintes de tous les ſédimens de glaiſe ou de craie, d'acides ou de minéraux, qui ſouvent nuiſent aux ſolides comme aux fluides. Voilà des obſervations que les amis de l'humanité ne ceſſent de répéter, mais ſur leſquelles on ne fait pas aſſez d'attention; cependant c'eſt du choix des boiſſons & de la cuiſſon des alimens que dépend notre bonne ou mauvaiſe ſanté. Les poiſſons d'eau douce n'ont pas tous la chair auſſi fine, auſſi délicate les uns que les autres. La perche de rivière, eſt ſans contredit, celui qui dans ce genre tient le premier rang: ce poiſſon, long de huit à dix pouces, a très-peu d'arêtes, une chair ferme & onctueuſe; c'eſt le rouget des rivières; ſon corps eſt couvert d'écaiſſes très-fines ; il nage avec une vîteſſe extrême ; il ſemble que la Nature l'ait dédommagé de la foibleſſe de ſon corps, en lui accordant ſur le dos une armure d'arêtes pointues, qui le rend redoutable aux poiſſons les plus gros & les plus voraces : ſa bouche eſt très-petite, & ſans dents, parce qu'il ſe nourit d'inſectes, & de vers ; ſes yeux ſont dans une juſte proportion, & ſemblent lui ſervir de flambeaux ardens pour fuir le danger, & découvrir ſa proie. Telle eſt donc toujours l'impreſſion des objets lumineux ſur la choroïde.

SECTION VI.

De la nature des inſectes ; de leurs différens rapports, & de la différente conformation de leurs Yeux.

L'ÊTRE SUPRÊME n'a rien créé de ſuperflu ni d'inutile. Tout dans la création a ſes rapports de juſteſſe & de proportion : depuis l'inſecte le plus petit juſqu'à l'animal le plus grand, on reconnoit que tout eſt dans l'ordre, & que cet ordre ne ſe dérange pas. Quel tableau, quelle dignité, quelle majeſté dans l'eſpectacle de ce vaſte univers, où il n'eſt rien de plus uniforme que la production de chaque espéce ; où il n'est rien de plus avoué que leurs usages & leurs propriétés. Voilà ce qu'on voit & ce qu'on admire tous les jours dans les insectes les plus vils, qui, comme les autres animaux, proviennent d'un germe qui les contient primitivement. Les insectes sont vivipares ou ovipares ; c'est-à-dire que le premier état a lieu, lorsque l'animal rompt son enveloppe en naissant ; & le second, lorsque ce germe se trouve renfermé dans l'œuf, qui a besoin d'être déposé par la mère, lors de sa maturité féconde. Telles sont les loix de la Nature, qui ne souffrent pas de méprise, qui sont, & qui seront toujours les mêmes sans interruption. Du nombre des insectes aîlés, les plus utiles & les plus nécessaires sont, sans contredit, les abeilles, ou mouches à miel. En effet peut-on rien de plus admirable que cet ordre républicain. Où trouver une police mieux établie, une régie mieux formée, une économie aussi bien entendue. Tout ce petit peuple suit la loi de la Nature ; tous agissent d'accord ; & si, l'on semble déférer des honneurs, c'est à la directrice, c'est à celle qui paroît la prédominante par la forme de sa taille, par la beauté de ses couleurs. Les abeilles ont six pates & quatre aîles ; ce qui rend leur vol bruyant. Leur corps est composé de six anneaux, qui ſe prêtent aux différens mouvemens. L'intérieur du ventre renferme les inteſtins, la bouteille de miel, celle de venin & l'aiguillon. La tête de l'abeille eſt armée de deux ſerres & d'une trompe. Les yeux ſont des eſpéces de petits croiſſans ſitués autour de la tête ; ils ſont formés d'une infinité de petits cryſtallins ſur leſquels les raions viennent de toutes parts ſe croiſer & ſe réunir ; ce qui feroit croire que chacune de ces cellules oculaires renferme des capſules & des membranes particulières ; autrement il ſe feroit une confuſion d'objets ſur les organes médiats de la viſion, & la vue de cet inſecte ſeroit confuſe. Voilà ce qui eſt, & dont on ſera convaincu quand on voudra ſe donner la peine de l'examiner.

Tous les animaux ont une tendance à s'entre-détruire les uns les autres. Les plus petits ſervent ordinairement de pâture aux plus grands ; c'eſt même ce qui ſe rencontre dans la plûpart des inſectes qui ſemblent n'exiſter que pour devenir la victime des oiſeaux ; pour être la proie des poiſſons ; cependant il en eſt qui, par la ſtructure de leur corps, par l'armure de leurs défenſes, ſe rendent redoutables à tout ce qui les environne. Ces ſortes d'inſectes volans, ne deviennent tels, qu'après avoir paſſé par trois eſpéces de regénération. De ce nombre ſont les moucherons, qui, pour l'ordinaire fréquentent les bords des étangs, ceux des rivières, qui viennent au ſoleil couchant fredonner autour de nos oreilles, & enfoncer un triple dard dans les peaux même les plus dures. Cet inſecte, avant que de parvenir ainſi à ſe faire redouter, n'eſt dans l'origine qu'un ver aquatique, qui enſuite devient nymphe amphibie, pour paſſer en dernier lieu dans l'état de mouche volante. Lorſque l'on conſidère, à l'aide du microſcope, le moucheron aîlé, ſurnommé *couſin*, on lui trouve la tête ornée d'un ſuperbe panache, le corps couvert d'écailles & de poils propres à le garantir de l'humidité: on lui voit les aîles parées de pluſieurs plumes, dont le froiſſement forme une eſpéce de bourdonnement. Cet inſecte ainſi conformé, porte une trompe dont les reſſorts ſont plus admirables encore; cet étui, ou gaîne, eſt armé de trois épées, dont la pointe eſt d'une fineſſe extrême & un peu recourbée; ce qui fait qu'en perçant la peau, qu'en agiſſant enſemble, le ſang & la lymphe des parties voiſines s'extravaſent, & forment une tumeur qui ſe referme par la compreſſion de l'air extérieur. Tel eſt l'effet de la piquure du couſin, qui a le double avantage de jouir de deux eſpéces de vue à la fois, l'une diurne & l'autre nocturne.

Le coufin, avec des pareils yeux, n'eft jamais plus à craindre que dans l'obfcurité, parce qu'il porte fes coups, au moment où l'on s'y attend le moins. Sa piquure eft plus importune que douloureufe, & la réfolution s'opère à l'aide d'un peu de falive, dont on humecte la tumeur le plus fouvent qu'il eft poffible.

Il n'exifte rien, comme on a dit dans la Nature, qui ne foit utile, foit dans un genre, foit dans un autre. Il eft tel fimple, telle plante dont les principes alkalins & vénéneux, font capables de contrebalancer l'action des venins morbifiques, dont le régne animal fournit un grand nombre; auffi cette connoiffance eft-elle refervée à ceux qui en font une étude particulière : mais les animaux n'en ont pas befoin, & à cet égard leur inftinct fuplée furement à l'intelligence humaine. On ne verra jamais les oifeaux fe tromper dans la chaffe qu'ils font aux infectes aîlés. Il n'y a pas à craindre que la mouche cantharide, par exemple, devienne leur proie; elle vole en toute fûreté, & fe repofe de même fur tous les arbres & arbuftes, dont les favoris font les frênes, les rofiers & les peupliers; c'eft fur-tout au printemps qu'elle prend fon effor; fon corps eft verdâtre, & fes aîles font d'un brillant doré; mais fon odeur eft très-défagréable, & les fucs qu'elle renferme d'une acrimonie extrême. Les cantharides ont, comme toutes les autres mouches, une trompe pour entamer ce qu'elles mangent, pour en pomper tous les ſucs nourriciers. Leurs yeux ſont immobiles, & ne peuvent voir que les objets qui ſont en face; c'eſt pourquoi l'Auteur de la Nature les a multipliés ſur une ſurface arrondie, afin de les avertir de tout ce qui leur eſt utile ou nuiſible. Cette mouche eſt ſans ceſſe occupée à nettoyer ſes aîles, à lubréfier ſes yeux, afin de les rendre plus tranſparens; ce qu'elle fait avec ſes pates de devant qui ſont garnies de poils en forme de broſſes. La poudre des cantharides deſſéchées étoit autrefois un reméde peu uſité; on ne l'employoit que dans les affections ſoporeuſes, & qu'à la dernière extrêmité; mais aujourd'hui, on en fait un uſage journalier, qui paroît avantageux aux uns, dangereux aux autres, parce qu'une doſe trop forte affecte les reins, la veſſie & même les parties génitales.

Les inſectes ont un inſtinct particulier, qui prouve la profonde ſageſſe de celui qui les a créés. Cette ſageſſe infinie a voulu que la femelle du papillon, par exemple, ne pouvant ſupporter les rigueurs de l'hyver, à cauſe de ſa foibleſſe naturelle, pondît ſes œufs avec des ſoins & une précaution qui n'a pas d'exemples.

Elle emploie jusqu'à sa dernière substance, pour mettre en sûreté les germes de sa reproduction, & en mourant, couvrir de ses dépouilles le berceau de sa future progéniture. Telles sont les loix dictées par la Nature. L'homme seul paroît les négliger ou les oublier, & cet oubli est un des moindres reproches qu'on puisse lui faire. C'est donc à tort qu'on regarde comme vil & méprisable ce qui devroit faire le modéle de nos devoirs, l'objet de notre admiration.

Les insectes terrestres ou qui volent dans les airs, sont de différentes familles, de différentes espéces; mais il en est qui vivent plus long-temps les uns que les autres. De ce nombre sont les vivipares, tels que les cloportes, qui n'ont à redouter que l'avidité cruelle des autres animaux, qui en font une recherche de préférence, parce que leur chair est un aliment chaud & friable; aussi voit-on les craintives victimes se cacher dans les caves, sous les pierres, & dans les crénaux des murailles.

Les cloportes sont des insectes plats de constitution, & pourvus d'un grand nombre de pates, dont la flexibilité forme, en se repliant, une espéce de boule régulièrement sphérique; la tête ne paroît pas séparée du corps, qui est un assemblage de différentes rainures toujours prêtes à s'étendre. Les yeux en sont petits & renfoncés ; mais ils semblent acquérir une nouvelle force dans l'obscurité, parce que les organes immédiats de la vision sont si délicats, qu'ils sont peu susceptibles de l'impression d'une trop vive lumière. Les cloportes sont d'usage en Médecine ; on leur attribue une propriété apéritive & diurétique ; on les emploie souvent dans les commencements d'une goutte sereine, d'une cataracte naissante ; pour moi je donne la préférence aux eaux légèrement ferrugineuses, que je regarde d'un secours plus prompt, sur-tout lorsqu'il n'y a pas d'affections dartreuses ou nerveuses.

Les insectes sont pour l'homme un objet de mépris, parce que la plupart lui nuisent, parce que le plus grand nombre ne lui est bon à rien : il est même des personnes qui poussent cet excès jusqu'à la terreur, parce qu'il est de ces animaux, dont l'aspect répugne par la forme & par la figure ; cependant tout sert sur ce grand théâtre de la Nature : ce qui n'est pas utile aux uns, devient nécessaire aux autres ; il faut que tout vive ; rien ne reste ; la mort de l'un sert de pâture à la vie de l'autre ; souvent même il se déclare une guerre mutuelle, & le plus fort l'emporte sur le plus foible ; c'eſt ce qui arrive tous les jours entre la mouche & l'araignée, qui ſe ſert de ruſes pour attirer la première dans les filets qu'elle tend à ſon adverſaire ailée : c'eſt alors qu'elle agit avec un deſpotiſme tyrannique ; qu'elle porte ſon glaive meurtrier dans le ſein de ſon ennemie dont elle s'abreuve du ſang, & rejette le cadavre comme un objet indigne de ſa voracité ſanguinaire. Il eſt cinq eſpéces d'araignées différentes ; les unes tendent leurs toiles dans nos appartements ; les autres troublent la culture de nos jardins ; celles-ci ſont errantes & vagabondes ; celles-là ſont recluſes & ſe plaiſent dans les caves, ou autres lieux ſombres ; d'autres enfin qu'on nomme *faucheurs*, couvrent nos prairies de ces filaments qui voltigent dans l'air, & qui, en automne, gênent les paſſagers dans leurs trajets. Le corps des araignées, en général, ſemble partagé en deux globes, dont la partie antérieure contient la tête & la poitrine, qui ſe trouve revêtue d'un duvet très-fin, d'une écaille très-dure ; au lieu que la partie poſtérieure eſt ſimplement recouverte d'une peau ſouple qui renferme un volume plus conſidérable que la partie première. C'eſt bien à tort qu'on refuſe des yeux à l'araignée ; je lui en ai compté juſqu'à ſix qui environnent le tour de ſa tête ; ils ſont recouverts d'une eſpéce de membrane dure, polie & tranſparente : on les trouve ainſi nombreux, parce qu'ils ſont immobiles, & que l'animal a beſoin de voir tout ce qui ſe paſſe autour de lui. Dans la partie poſtérieure de la tête, ſont deux eſpéces de croiſſants en forme de ſcie, que les araignées font agir pour ſe rendre maîtreſſes de leur proie, & inſinuer le venin meurtrier qu'elles renferment dans une eſpéce de poche.

Il eſt d'expérience que les yeux des animaux ont un rapport réciproque avec ceux des hommes pour recevoir l'image des objets, mais pas toujours avec les mêmes proportions, & ſouvent avec des nuances différentes, parce qu'il eſt des animaux qui ont beſoin de cette diverſité de rayons pour appercevoir les objets plus gros ou plus petits, plus menus ou plus déliés. Cette différence réſide toujours dans la texture délicate de la choroïde, & la vive ſenſibilité de la rétine : ces deux membranes ſont donc les organes immédiats qui concourent à rendre ſenſibles les objets extérieurs, après en avoir averti l'ame par l'impulſion des nerfs & filets nerveux dont elles ſont compoſées.

Mais, pour achever le tableau des inſectes, il me reſte à parler de la fourmi domeſtique qui, après la mouche à miel, eſt l'animal le plus intelligent & le plus économe; cependant il fait la déſolation de nos buffets & de nos offices : tout ce qui eſt ſucre & ſucrerie eſt pour la fourmi d'un appas irréſiſtible. Il n'eſt pas de dangers qu'elle ne courre, point d'eſcalades qu'elle n'entreprenne, pour parvenir à ce ſecond & troiſiéme étages. On diroit même que toute cette république, avide de tout ce qui eſt friandiſe, & inſtruite par les pourvoyeuſes, ſuit une marche réglée pour venir prendre ſa part de ce pain de ſucre, de ce pot de miel, & autres; c'eſt à qui ſera la plus habile, la plus induſtrieuſe pour reporter le ſurplus au magaſin des infirmes ou des nouveaux-nés; car la loi fondamentale de cet ordre républicain porte ſur la néceſſité de ſecourir les malades, & d'alimenter les nouvelles progénitures. Les fourmis ont les pates très-fines, le corps très-menu & très-délié. Le haut de la tête eſt d'un fond d'azur qui environne les cercles oculaires dont le compoſé viſuel eſt d'une délicateſſe extrême, ce qui eſt abſolument eſſentiel pour que cet animal puiſſe appercevoir les objets les plus gros, comme les atômes les plus petits. Il eſt différentes autres eſpéces de fourmis, qui ont les mêmes mœurs, les mêmes inclinations, mais qui ſont plus champêtres, & qui vivent plus frugalement : cependant leur chair eſt chaude & friable, & ſert d'aliment aux oiſeaux les plus délicats.

D'après tout ce que je viens de dire ſur la comparaiſon qu'on peut faire des yeux des hommes avec ceux des animaux, il paroit démontré, ainſi que je l'ai avancé dans mon premier volume, que la rétine & la choroïde concourent enſemble pour être les organes immédiats de la vue ; que l'une ne peut rien ſans le ſecours de l'autre ; que les fibres de l'iris ſont une émanation de la choroïde ; ce qui ſe prouve de plus en plus par l'extrême ſenſibilité dont ils ſont affectés dans les inflammations de cette membrane. Je conviens que, dans l'opération de la cataracte, il peut ſe faire un décolement de l'iris du cercle ciliaire, qui en eſt comme le couronnement ; mais cela n'empêche pas que les fibres de l'iris ne ſoient intimement liées avec la choroïde dont elles deviennent les agens néceſſaires pour reconnoître la ſituation de cette membrane. Heureux ſi, d'après mes obſervations, j'ai pu rendre ſenſible une vérité qu'il eſt aiſé de vérifier ſur la Nature même, & qui ne laiſſera plus de doute à ceux qui paroiſſent les plus éloignés de ce ſentiment.

CHAPITRE IX.

CHAPITRE IX.

Origine de l'Hôpital-Royal des Aveugles, ſurnommés, QUINZE-VINGTS.

De tous les infirmes qui ſont dans la ſociété, il n'en eſt pas de plus à plaindre que les aveugles, & particulièrement les aveugles infortunés; car, celui qui eſt riche, ou qui eſt aiſé, ſe trouve dans le cas de ſe faire conduire, de ſe faire ſoigner, de ſe donner tout ce dont il a beſoin; rien ne lui manque, & il n'eſt à plaindre que par la privation des jouiſſances que procure l'organe de la vue; au lieu que les pauvres aveugles ſont dans la néceſſité d'intéreſſer les cœurs ſenſibles & bienfaiſants, de mendier tous les ſecours dont il eſt beſoin : ils trouvent à la vérité dans les uns une humanité compatiſſante, mais plus ſouvent dans les autres des refus cruels, parce que l'homme fuit naturellement ce qui lui repréſente ou lui rappelle les infirmités humaines : c'eſt pour lui, c'eſt pour ſon ame un mêlange de compaſſion & de répugnance qui lui fait appréhender la poſſibilité du même ſort. Les aveugles indigents n'ont donc de consolation que du côté de Dieu & de la Religion ; ils deviennent à charge à tout ce qui les environne, parce qu'ils ne sont plus dans la société que des membres inutiles dont on craint les rencontres & même l'aspect. Tel est le sort de ces malheureuses victimes, qui ne trouvent des moments de satisfaction que dans la société de leurs semblables, que dans le récit des mêmes accidents, parce qu'ils se plaignent les uns les autres, parce que de la réunion de leurs maux résulte celle de leurs cœurs : c'est ce sentiment intime qui, primitivement avoit donné lieu à ces associations, connues sous les noms *de réunion des aveugles*, ou *non voyants.*

Avant que le ciel nous eût donné le modéle parfait des Princes Chrétiens, le Salomon des têtes couronnées, avant que la Religion eût cherché à punir l'insolence audacieuse des infidéles, sans pouvoir les ramener à leurs devoirs, sans pouvoir les rendre de parfaits chrétiens, tout étoit dans le trouble & la confusion; on ne voyoit que peu ou très-peu de ces retraites salutaires où l'homme renonce au monde, à ses pernicieux penchants, pour ne plus vivre que de l'Esprit de Dieu & de l'espérance de sa miséricorde : on connoissoit à peine ces maisons de charité & d'humanité, que la vieilleſſe indigente a droit de réclamer. Tous les Princes n'écoutoient que leur propre vengeance ; ils étoient en guerre les uns contre les autres., & leurs vaſſaux payoient ſouvent de leur ſang la témérité de leurs prétentions. Il étoit donc réſervé au ſiécle mémorable de S. Louis, à S. Louis lui-même, de devenir le père de ſes peuples, le pacificateur de ſes Etats, l'Ange tutélaire de la Religion, & l'auteur de pluſieurs fondations pieuſes. C'eſt ſous ce régne, ſi ſouvent préconiſé, qu'on a vu tant de pieux Cénobites ſe diſtinguer, à l'envi les uns des autres, c'eſt d'après l'exemple de ce ſaint Roi qu'une émulation chrétienne s'eſt réunie de toutes parts, pour fonder ces établiſſements de charité qui ſervent de retraite à l'indigence; c'eſt enfin, à l'ombre des fleurs de lys que l'Hôpital des Quinze-Vingts a pris naiſſance & accroiſſement, avec tous les priviléges qui lui ont été accordés, & ſucceſſivement renouvellés.

Il n'eſt pas poſſible de donner une juſte idée de l'état des aveugles à Paris, avant l'établiſſement des Quinze-Vingts par S. Louis, puiſqu'il n'exiſte aucun titre qui puiſſe conſtater la poſition de leur maiſon. Etoit-ce une confrairie de gens réunis par le même malheur, ou une aſſociation de pauvres mendiants à jour marqué ? Ce dernier ſentiment paroît le plus probable, parce qu'il eſt encore des villes de province où les pauvres ſe répandent dans l'intérieur, & vont à jours preſcrits intéreſſer, de porte en porte, la charité des fidéles. Cet uſage fondé ſur les préceptes de la Religion, & les loix de la Nature, ne peut ſouffrir de difficulté, qu'autant qu'il ſe trouve un concours tumultueux qui gêne les particuliers dans leurs travaux & leurs occupations ; mais s'il eſt des fautes pardonnables, ce ſont ſans contredit celles des aveugles qui ne voient pas où ils ſont, ni ce qu'ils font ; ils ſont donc bien excuſables, & méritent réellement qu'on leur pardonne les écarts, les chûtes & les contuſions qu'ils ſont dans le cas d'occaſionner ; cependant il paroît probable que des plaintes réitérées parvenues au tribunal de ſaint Louis, déterminèrent ce Prince équitable à les réunir tous en corps particulier, & à leur preſcrire des réglemens convenables à leur aſſurer des conducteurs propres à les mettres à portée de réclamer toujours la charité chrétinne des Fidéles. Telle fut ſans doute l'intention du Monarque, en aſſujetiſſant tous les individus aveugles au même joug, au même regime.

Il eſt certain que les aveugles infortunés, lorſqu'ils ſont ſeuls, ſont dix fois plus à plaindre que les riches, parce que, toujours timides, toujours craintifs ; ils n'ont pour ſe diriger qu'un bâton, qui leur ſert comme de guide, pour diriger leur marche, & éviter les dangers; chaque pas eſt toujours pour eux un nouveau ſujet d'inquiétude & d'allarme, augmenté par la confuſion des voix qui les avertiſſent de tous côté; c'eſt à qui les fuiera, c'eſt à qui les évitera, à moins qu'une main charitable ne vienne les remettre dans leur chemin. Tel eſt le ſort de ces infortunés toujours accablés par le regret de ne pas voir, toujours effrayés par les inquiétudes qu'on leur ſuggère. Cependant j'ai ſouvent vu, avec une ſorte de ſatisfaction, des chiens conduire leur maître avec un inſtinct tout particulier ; je les ais vus plus adroits que les hommes, attendre que le moment du danger fût paſſé pour diriger leur patron à traverſer un ruiſſeau, à tourner le coin d'une rue. Je les ai vus aller de porte en porte, ſans ſe tromper, & lire dans les yeux de celui à qui ils ſe préſentent la poſſibilité, ou l'inutilité des ſupliques du non-voyant. Tel eſt l'inſtinct précieux de cet animal bien-faiſant, qui ſemble ſe réjouir du produit pécunieux que fait ſon maître ; un maître auquel il obéit toujours ſans répugnance, qu'il reconduit ſous ſon humble toit ſans ſe tromper, & toujours par le chemin le plus court. C'eſt un compagnon de ſûreté qui reſpecte l'ordre auquel il eſt ſoumis; c'eſt un ſerviteur toujours prêt, toujours fidéle, qui ſemble chérir l'eſclavage, auquel il ſe ſoumet volontiers; c'eſt pourquoi anathême, mille & mille fois anathême, à celui qui, par méchanceté, ou autrement, priveroit ce malheureux aveugle de cette douce conſolation, qui adoucit d'autant la peine de ſon ſort, parce que ce ſeroit faire le mal pour le mal, & mériter un ſort dix fois plus redoutable & plus triſte encore. Puiſſe, cette leçon d'humanité, corriger les pernicieuſes intentions de celui qui cherche à troubler les pas égarés de cet aveugle, qui prend les moyens de le priver de ſon conducteur le plus chéri & le moins intéreſſé.

SECTION PREMIÈRE.

Fondation de l'Hôpital des Quinze-Vingts ; par le Roi S. Louis, en douze-cent cinquante-sept.

La conquête de la Palestine a toujours été le vœu des Chrétiens, & souvent les Chrétiens ont arrosé de leur sang cette terre précieuse, cette terre de prédilection. On les voyoit avec un enthousiasme céleste, prendre la croix, porter le bourdon, & marcher avec confiance sous les étendarts de l'oriflame. C'étoit à qui feroit le plus de prodiges, & mériteroit le premier la palme du martyr. Telle étoit l'intention primitive des Croisés dont le principe pieux dégénéroit souvent en une licence effrénée, en une débauche incroyable, parce qu'ils étoient dans la persuasion que leur mort effaceroit leurs crimes. C'est ainsi que les meilleures actions dégénérent souvent en abus, parce que les passions dominent, parce que les mauvais exemples entraînent. Cependant le moment le plus ardent des Croisades, a été celui des dons les plus considérables faits à l'Eglise, tant en fondations de Monastères, Chapitres & autres, qu'en pieux établiſſemens d'humanité ; mais il appartenoit au cœur bienfaiſant de S. Louis, de réformer les abus qui s'étoient gliſſés dans les différens ordres de l'Egliſe ; dans les différentes adminiſtrations temporelles & ſpirituelles ; de manière que ce qui honore le plus particulièrement la mémoire de cette illuſtre tige de la Famille royale ; ce ſont les ſoins particuliers qu'il a pris pour fonder des Hoſpices aux pauvres malades, & pourvoir à leurs beſoins ; pour établir des Hôpitaux capables de recevoir la vieilleſſe indigente, & fournir à l'enfance abandonnée, des maiſons de reſſource, propres à l'élever & à la rendre utile. Telles étoient, dans le temps des Croiſades, les pieuſes occupations de S. Louis, qui ne manquoit aucune occaſion de faire le bonheur des uns, & d'aſſurer la vie des autres. La preuve en eſt manifeſte dans la réunion des Quinze-Vingts, ſous la dénomination de *Congrégation*.

Le cœur généreux & compatiſſant de S. Louis ne connoiſſoit pas de bornes ; rien ne lui échappoit ; tout étoit de ſon reſſort. Il regardoit les malheureux comme ſes enfans adoptifs, à qui il donnoit les ſoins du jour & les veilles de la nuit. Modéle de perfection, en tout genre, il devint l'arbitre des Rois, ſes voiſins ; ſes jugemens étoient ſans appel, parce qu'on ſavoit que les motifs qui les dirigeoient étoient juſtes. Tel a vêcu, tel a fini l'Oint du Seigneur, qui fut l'exemple de ſon ſiécle, le modéle des Têtes couronnées, laiſſant après lui le ſouvenir heureux de ſa bienfaiſance, ſans vanité, ſans oſtentation ; parce qu'il vouloit ſecourir l'indigent, ſans le rendre fainéant ; c'eſt ce qu'il eſt aiſé de reconnoître dans l'hiſtorique de la fondation des Quinze-Vingts, que M. de Bury, ſon Hiſtorien nouveau, place en 1257. Cet Auteur combat avec raiſon les aſſertions de ceux qui ont prétendu que les trois-cents Aveugles premiers étoient trois-cents gentilshommes, à qui les Sarraſins avoient crevé les yeux ; cette hiſtoire imaginée eſt dépourvue de tout fondement ; parce que Joinville, le témoin & le compagnon du bonheur, comme du déſaſtre de S. Louis, n'auroit pas laiſſé ignorer un trait qui étoit fait pour honorer la mémoire de ſon Maître, & couvrir d'opprobre la cruauté ſanguinaire des ennemis de la Chrétienté : d'ailleurs un traitement de ce genre, étoit bien capable d'exalter l'imagination poétique de Rutebeuf, Poëte contemporain de ce ſaint Roi, qui au contraire, dans le fragment de ſes Ouvrages, qu'il a laiſſé, rapporté par Fauchet, peint les Quinze-Vingts, comme des malheureux mercenaires, qui alloient de porte en porte implorer la charité bienfaisante des Fidéles ; ce qui ne feroit pas arrivé , s'ils euffent été des Croifés , gentilshommes, des Croifés malheureux : c'eft donc bien à tort que Belleforeft a ofé publier un fait auffi monftrueux par lui-même , qu'il eft dépourvu de toute vraifemblance.

L'Hôpital des Quinze-Vingts, foit par négligence , foit par accident , n'a dans fes archives , qu'une partie des titres qui juftifient fon origine & l'étendue de fa fondation première , ainfi que les privilèges quelle a reçus. Mais il paroît conftant que S. Louis , en 1254 ou 1255 , acheta à cet effet , dans la cenfive du Chapitre de S. Germain-l'Auxerrois, une partie du terrein fur lequel cet Hôpital a été conftruit. Quoi qu'il en foit, l'adminiftration de cette Maifon jouit paifiblement de toutes fes conceffions , parce que les auguftes fucceffeurs de ce vertueux Prince , fe font fait un devoir de favorifer & de maintenir de leur autorité royale un établiffement auffi humain & auffi refpectable. C'eft dans ces mêmes vues, que les Papes contemporains , que leurs fucceffeurs fe font réunis , à l'envi les uns des autres , pour protéger cette Maifon naiffante , & la combler de toutes les graces & privilèges de la Cour de Rome. Ainfi on voit qu'Alexandre IV, donna en 1260 une Bulle, par laquelle il accordoit des indulgences à tous ceux qui visiteroient l'Eglise de cet Hôpital, qui étoit sous la dédicace de S. Remi, ainsi que les demeures des Hospitaliers. C'est dans les mêmes vues, qu'Urbain IV, son successeur, confirma en 1261, les mêmes faveurs, & les recommanda à tous les Evêques de France. Cest enfin ce qui détermina en 1265, Clément IV, à réunir aux intentions de son prédécesseur, la permission de faire faire la quête dans toutes les Eglises de l'étendue du Royaume. Voilà des faits qu'il est aisé de vérifier dans la *Description historique de la France*, par Piganiol de la Force, dans les *in-folio* volumineux de l'Histoire de Paris, dont différens extraits sont dus aux laborieuses recherches de Dom Félibien & Lobineau. De pareils Historiens sont bien dignes de foi. On sçait qu'ils ont mérité l'estime & la confiance du Public, & que ce n'est qu'à des pareilles autorités qu'on peut s'en rapporter.

L'Eglise des Quinze-Vingts n'étoit d'abord qu'une simple Chapelle, dépendante de la Paroisse de S. Germain-l'Auxerrois, qui est une des plus anciennes de Paris, puisqu'elle existoit sous l'Episcopat de S. Landry, qui y fut inhumé en 655 ou 656. La première pierre en fut posée en 1257 ou environ, & le reste de l'édifice ne fut achevé qu'en 1260. Le Roi, S. Louis, toujours bon, toujours voulant faire le bien; augmenta plusieurs fois cette fondation, & enfin en 1269, la gratifia de nouveau d'une rente annuelle de trente livres parisis, dont le produit devoit être employé à donner la soupe aux trois-cents pauvres Aveugles, qui existoient alors dans ladite Maison ou Enclos.

Ce fut avant de partir pour la Terre-Sainte, en 1270, que ce pieux Prince déclara qu'il vouloit que l'administration pleine & entière de cet Hôpital fût, & appartint à toujours à son Grand-Aumônier, ou à son défaut, à son Premier-Aumônier; pour, & par lui, régir la Maison, nommer à toutes les places vacantes, & y faire telle réforme qu'il jugeroit à propos; ce qui a toujours eu lieu depuis, sous le sceau de l'autorité Royale.

Telle est l'origine de la maison des Quinze-Vingts, dont le régime a été susceptible de différentes réformes par les abus qui se sont multipliés, par les excès qui en sont résultés, & pour lesquels nos Seigneurs les Grands-Aumôniers de France ont été souvent forcés de réclamer l'appui & l'autorité du Parlement de Paris; ce qui arriva en 1508, & 1523 ou 1524. Ces sortes d'événemens étoient inséparables d'une discipline mal régie, d'un concours tumultueux de voyans & de non-voyans qui, en se répandant dans Paris, oublioient la régle de la Maison, & n'y rentroient que pour y porter le trouble & la confusion.

J'aurois désiré pouvoir rendre compte d'un Manuscrit qu'on dit exister dans la Bibliotéque du Roi, concernant la fondation première; mais, quelques recherches & quelques perquisitions qu'il m'ait été possible de faire, je n'ai pu m'en procurer la connoissance; peut-être serai-je plus heureux par la suite.

SECTION II.

Statuts ou Régime temporel de l'Hôpital des Quinze-Vingts.

LA bienfaisance est un devoir que la Nature nous prescrit, & que la Religion nous ordonne. Cette loi est commune à tous les hommes; mais particulièrement aux riches du siécle qui ne sont que les usufruitiers d'un domaine qui appartient à Dieu. Un Roi est le chef d'une partie d'Israël, il est le père de son peuple; il est de son intérêt & de sa justice de pourvoir aux besoins communs, parce que ce peuple eſt la principale partie d'un Etat, qui ne devient floriſſant qu'autant que l'abondance régne en tout temps, en tout lieu. Un Seigneur ſuzerain n'eſt que le premier de ſes vaſſaux, leſquels ſont autant de ſerviteurs qui cultivent ſes domaines, qui embelliſſent le lieu de ſa réſidence. C'eſt à la ſueur de leur corps, que ſes revenus ſe multiplient & ſe ſuccédent; il eſt donc bien juſte de récompenſer ce ſerviteur impotant, d'indemniſer celui qui a travaillé pour vous, & qui ne le peut plus faire; c'eſt une dette que vous avez contractée avec lui; c'eſt une obole qu'il vous demande avec juſtice, parce que cette obole eſt le fruit de ſon travail & de vos épargnes. Un financier, qui n'a de domaine que la circulation de ſon or & de ſon argent, doit aux pauvres la dixme de ſes revenus, parce que les pauvres lui ont ſervi dans la perception ou le rapport de ces mêmes deniers: c'eſt ainſi que du plus au moins, les actes de bienfaiſance doivent être de tous les Etats. Auſſi a-t-on raiſon de dire que, ſi elle étoit conſciencieuſement exercée & fidélement obſervée, on ne verroit pas tant de pauvres fuir les campagnes, aſſiéger les villes, accuſer la dureté des riches, qui quelquefois ne les regardent que comme des objets méprisables de la commisération publique ; cependant ce sont des hommes comme nous, des hommes d'autant plus chers à l'Etat qu'ils pourroient nous dire : « Enfans d'Adam comme » nous, qu'avez-vous fait plus que nous pour » être si resplendissants de fortune & de gloire ? » Hélas ! que ne sommes-nous ce que vous » êtes, & que n'êtes-vous ce que nous sommes, » on verroit fleurir Israël, & Babylone seroit » détruite ».

L'Hôpital des Quinze-Vingts, comme on l'a dit, toujours dépourvu d'une partie de ses titres primitifs, ne reconnoît ses statuts & documents premiers, que depuis l'administration de Géoffroy de Pompadour, Evêque du Puy & Grand-Aumônier de France, & de ses successeurs, jusqu'à François Desmoulins, aussi Grand-Aumônier. Cependant, il paroît probable que ce dernier Prélat n'a fait que donner une nouvelle forme aux premiers instituts, en corrigeant les abus, en réformant ce qui étoit défectueux. Ce réglement, après quelques modifications, a été homologué au Parlement en 1521 ou 1522, & contient environ cinquante articles, dont les uns regardent le temporel, les autres le spirituel. Dans le nombre des premiers, les plus essentiels sont, que les frères & sœurs dudit Hôpital, abandonneront, lors de leur entrée en la maison, leurs biens présents & à venir; qu'ils seront obligés de tenir chapitre tous les Dimanches, ou tout autre jour de la semaine qui sera indiqué selon l'usage ordinaire; que les jurés aveugles, & autres capitulants, s'y assembleront au son de la cloche, & auront voix délibérative; que le Ministre, le Maître dudit Hôpital, que les Jurés, les Receveurs & Procureurs seront changés tous les ans ou continués, suivant le rapport qui sera fait au chapitre-général qui se tiendra à la S.-Jean de chaque année; que le Ministre, le Maître, les Jurés & autres ne pourront s'absenter de Paris sans permission expresse dudit chapitre ou de Monseigneur le Grand-Aumônier de France; que les sujets qui se présenteront pour remplir les places vacantes, ne pourront être admis, sans qu'au préalable, il ne soit fait une information de vie & de leurs mœurs par Messieurs les Gouverneurs, Officiers, Frères & Sœurs de ladite Maison; que tous les baux, de quelque nature qu'ils soient, seront faits & reconnus en pleine assemblée sous les noms des Gouverneurs commis par M. le Grand-Aumônier de France, du Ministre, du Maître, des Jurés, Frères & Sœurs de l'hôpital des Quinze-Vingts, &c. Un plus long détail

détail deviendroit inutile, puiſqu'il ne peut être de miſe dans la nouvelle forme d'adminiſtration qu'on ſe propoſe de donner ; mais la réception des Quinze-Vingts encore en bas-âge, & faiſant des vœux, eſt un point de diſcipline & d'adminiſtration qu'il eſt difficile de concilier avec les loix du Royaume ; c'eſt pourquoi j'ai cru devoir me taire ſur un article d'autant plus eſſentiel, qu'il eſt ſujet à bien des inconvéniens.

Le temporel de l'Hôpital des Quinze-Vingts a dû s'accroître conſidérablement par les différents dons, par les différentes fondations qui lui ont été tranſmiſes, & même du temps de S. Louis, puiſque ce vertueux Prince confirma par ſes Lettres-Patentes données au mois d'Octobre 1269, confirma, dis-je, une donnation faite par Guillaume *Barbier* dit *Pied-de-Fer*, de la ſomme de dix livres quinze ſols de rente annuelle, & conſtituée au profit de la Congrégation des aveugles de Paris ; on trouve auſſi dans les anciens cartulaires qu'en 1343, Pierre des Eſſarts légua aux Quinze-Vingts un grand corps de bâtiment appellé *l'Hôtel des Tuileries*, & qui étoit voiſin du cloître & enclos de ladite maiſon.

Cette fondation, pauvre dans ſon principe, s'eſt accrue, & a augmenté conſidérablement ſes revenus, dont le produit principal étoit les quêtes dont chaque particulier étoit comptable, ainsi que ceux qui s'étoient rendus les fermiers des troncs mis dans les églises; mais cependant, soit faute d'une administration bien entendue, ou autrement, il n'est pas moins juste de dire que, par délibération du chapitre du 23 Mars 1650, le nombre des Frères & Sœurs a été réduit à 200. Sçavoir, cent hommes aveugles & vingt voyants, quatre-vingt Sœurs tant aveugles que voyantes. Cette réforme a eu souvent lieu, & n'a été de même que de peu de durée. Le temporel des Quinze-Vingts est donc régi & administré par le chapitre dûment assemblé. Ce Chapitre est composé aujourd'hui de MM. le Grand-Vicaire délégué par le Grand-Aumônier de France, du *Maître* ou Directeur, du *Ministre*, du *Greffier*, des Jurés aveugles & autres capitulants, de même que tous ceux qui ont voix délibérative, tant en représentation qu'autrement; ce qui est sujet à bien des inconvénients & des difficultés. L'établissement de la fondation des Quinze-Vingts a été désignée sous le nom de *Congrégation*, parce que dans ce temps, on donnoit ce nom à tout corps réuni dans une même enceinte; c'est pourquoi les Lettres-Patentes de S.-Louis portent *Congregationi Cœcorum Parisiensi.*

L'exemple de S. Louis étoit trop puissant pour ne pas trouver des coopérateurs & des imitateurs ; c'est ce qui est arrivé à Chartres, où Renauld Basbon, Argentier du Roi, touché d'une pieuse commisération envers le sort malheureux des aveugles, fonda en 1290, dans le fauxbourg S.-Maurice de ladite ville, un hôpital désigné sous le nom de *six vingts*. L'année suivante 1291, le Roi Philippe le Bel prit cette maison sous sa protection spéciale, & donna des Lettres-patentes par lesquelles il s'exprime en ces termes : *Et, afin que ceux qui habiteront ledit Hôpital vivent en paix & en tranquillité, voulons & ordonnons que, pour nous & en notre nom, notre Grand-Aumônier & ses Successeurs visitent, protégent & défendent ladite Maison, soit par eux-mêmes, soit par leurs Délégués.* C'est donc à M. le Grand-Aumônier qu'appartient la nomination des places vacantes, ainsi que la Juridiction spirituelle ; c'est aux descendants de M. Renauld Basbon qu'est réservé l'information des vie, mœurs & religion du Récipiendaire ; c'est ce même Héritier qui présente à la Cure le sujet que M. le Grand-Aumônier admet, & auquel il donne des pouvoirs ; c'est enfin le Bureau de l'Administration qui régle le temporel ; il est composé de MM. le Grand-Vicaire délégué, du Maître, comme Patron, & du Curé de l'enclos. Les ſtatuts du régime temporel & ſpirituel de l'Hôpital des aveugles de Chartres ont été donnés par M. Michel de Boniche, Aumônier du Roi Jean, en 1357. Il ne paroît pas que le nombre des ſix vingts ait jamais été rempli; mais ce qu'il y a de certain, c'eſt qu'en 1568, lors du ſiége de Chartres, fait par les Anglois, la maiſon & l'Egliſe dudit Hôpital ſe ſont trouvés totalement détruites; ce qui fit que les aveugles rentrèrent dans la ville avec leurs droits & priviléges; mais ils ont été réduits au nombre de quinze Frères ou Sœurs. Ces quinzes aveugles ſont encore exiſtants dans l'enclos qui leur a été concédé. Les hommes ſont obligés de porter en tout temps une robe d'étoffe de laine bleue, un rabat blanc & une fleur de lys de cuivre, qui eſt la ſeule marque diſtinctive des femmes. Tous ſont tenus d'aſſiſter chaque jour à vêpres & à un ſalut pour le Roi; faute de quoi ils ſont *mulctés*. C'eſt ſous le régne de Philippe le Bel que les Quinze-Vingts ont été aſtreints à porter une fleur de lys. Ce réglement a été fait par ce Prince, à Paſſy, au mois de Juillet 1309.

SECTION III.

Régime ou Administration spirituelle de l'Hôpital-Royal des Quinze-Vingts.

LA bienfaisance spirituelle est un sentiment chrétien, un sentiment religieux qui nous porte non-seulement à secourir & aider ceux qui sont dans la peine & la misère, mais même à concourir & former des établissements de charité, des hospices de santé, des lieux particuliers où l'indigence affamée se trouve secourue dans ses infirmités accidentelles, où le paroissien honnête & vertueux jouit de ce pieux concours, qui réunit les enfans de Dieu & de l'Eglise. Voilà les trophées évangéliques qui honorent le siécle où nous sommes ; voilà ce qui détruit les reproches de ceux qui n'ont pas le même bonheur, & qui met MM. les Curés de Paris dans le cas de faire réellement le bien pour le bien, parce qu'au lieu de donner des secours en nature ou en argent, des secours dont l'abus est sensible, on fait transférer ce père de famille, cet artiste journalier, cet enfant de la paroisse; on les fait transférer, dis-je, dans cette maison de santé où ils sont plus promptement secourus, où les remèdes ſont plus ſoigneuſement adminiſtrés; ce qui les rend ſous peu de temps à leurs travaux & à la ſociété; mais, dira-t-on, pourquoi tant de maiſons particulières, puiſqu'il exiſte des Hôtels-Dieu, des Hôpitaux où tous les infirmes ſont reçus; où ils ſont admis; c'eſt poſitivement parce que tous les infirmes y ſont admis, que le nombre en eſt grand, & que celui qui n'a qu'une maladie ſimple & non compliquée, doit craindre de perpétuer ſes maux ou de les multiplier: d'ailleurs un Curé ou ſes prépoſés, ne peuvent plus aller chercher ſi loin un moribond qui n'a de confiance que dans ſon Directeur ordinaire, parce qu'il trouve en lui des ſujets de conſolation auxquels il eſt accoutumé; parce que renfermé dans l'enceinte de ſa paroiſſe, il ſe croit dans le ſein de ſa famille. Telle eſt la ſenſibilité du pauvre qui doit faire la ſatisfaction du riche, parce ſon ame bienfaiſante peut aller jouir & ſe repaître ſouvent du plaiſir de faire des heureux.

Le ſpirituel de l'Hôpital des Quinze-Vingts eſt régi & adminiſtré par M. le Grand-Aumônier de France, par M. ſon Grand-Vicaire & autres Subdélégués. Cette Juriſdiction Eccléſiaſtique paroit reſſortir ſon plein & entier effet, d'après la Bulle du Pape Jean XXIII, du 10 Novembre 1412, dont la teneur paroît ne pas laiſſer d'équivoque, puiſqu'elle porte : *Ab omni juriſdictione, dominio & poteſtate venerabilis fratris noſtri Epiſcopi, & dilecti filii Archidiaconi Pariſienſis, autoritate apoſtolicâ prorsùs eximimus & perpetuò liberamus ;* c'eſt donc d'après cette autorité apoſtolique que l'enclos des Quinze-Vingts eſt indépendant de l'Ordinaire ; que M. le Grand-Aumônier de France donne des pouvoirs, les étend & les reſtreint, ſuivant le beſoin de ſes coopérateurs eccléſiaſtiques. Cependant on trouve à la Bibliothéque du Roi, dans les Cartulaires du Diocèſe de Paris, une lettre de Ranulphe de la Hombloniere, Evêque de Paris, du mois de Décembre 1282, par laquelle il permet aux pauvres aveugles de faire célébrer l'office divin dans leur chapelle tant qu'il le trouvera bon, *quamdiù noſtræ placuerit voluntati.* Le Clergé intérieur de la maiſon eſt compoſé d'un Vicaire primitif déſigné ſous le nom de *Chefcier*, de ſept Prêtres ou Vicaires particuliers, qui tous ſe réuniſſent pour acquitter les obits & autres fondations de la Maiſon, dont le tableau eſt public & placé dans l'intérieur de la ſacriſtie de l'égliſe. Les Jurés aveugles, les Capitulans, & autres Frères auſſi aveugles, ſont obligés d'aſſiſter aux obits en robe noire, avec fleurs de lys & rabat. Les honoraires de MM. les Chefcier & autres Eccléſiaſtiques, ſont payés par l'Adminiſtration qui leur donne un logement convenable. C'eſt d'après la ſupériorité de M. le Grand-Aumônier de France, que MM. les Prédicateurs qui doivent prêcher devant le Roi ſont ordinairement dans le cas de donner, avant de paroître à la Cour, la même ſtation aux Quinze-Vingts : il paroît donc que cet Hôpital eſt de préférence, après la Maiſon du Roi, le chef-lieu de la Juriſdiction de M. le Grand-Aumônier.

Le régime ſpirituel des Quinze-Vingts a été de tout temps le point eſſentiel qui a occupé l'adminiſtration de cette Maiſon, parce que le bon ordre dépend de la bonne diſcipline. Auſſi avons-nous vu Geoffroy de Pompadour Grand-Aumônier de France, en 1493, & François Deſmoulins, en 1521, demander l'appui du Parlement, ſe couvrir de ſon autorité pour aſſurer l'exécution des régles & réglements qui depuis, ont toujours fait la baſe fondamentale de la Maiſon. Parmi les ſtatuts qui regardent les obligations ſpirituelles, les plus eſſentiels ſont que les Frères & Sœurs de l'Hôpital vivront en paix & bonne union; qu'ils approcheront des Sacrements à toutes les fêtes annuelles, à toutes celles de Notre-Dame & des Apôtres; qu'ils auront un Prédicateur qui leur annoncera la parole de Dieu; que tous seront obligés d'y assister, ainsi qu'à la grand'messe & aux vêpres, à moins qu'il n'y ait cause de maladie, ou autres empêchements avoués par les Chefs de la Maison; qu'il sera indiqué tous les jours par M. le Maître ou Gouverneur de l'Hôpital, une heure fixe où tous se rendront en Chapitre pour y entendre la lecture de l'Imitation ou de tout autre livre qui aura rapport à la passion de N. S.; que les Frères & Sœurs dudit Hôpital assisteront aux obits fondés, & pour lesquels on leur accordera des rétributions manuelles; mais, comme cette distribution étoit sujette à un concours tumultueux, on a jugé à propos d'en faire une masse générale pour être employée aux différents besoins des uns & des autres.

L'Hôpital des Quinze-Vingts, comme fondation royale, jouissoit & jouit encore de tous les priviléges les plus étendus; mais l'ancien enclos étant dépendant du Chapitre & du Curé de S.-Germain-l'Auxerrois, il falloit un accord pécunieux qui pût dédommager les uns, pour favoriser les autres; c'est pourquoi l'administration des Quinze-Vingts prit la réſolution de faire ceſſion au Chapitre & au Curé de cette paroiſſe, de la rente de dix livres quinze ſols concédée par *Guillaume Barbier*, dit *Pied-de-Fer :* En conſéquence, au mois de Juin 1282, MM. du Chapitre, & le Curé, dûment aſſemblés, conſentirent que l'hôpital des Quinze-Vingts auroit un cimetière dans le pourpris de leur Maiſon, pour y enterrer leurs morts, & tous ceux qui voudroient y avoir leur ſépulture; permis auſſi d'avoir un clocher & deux cloches du poids de cent livres chacune, leſquelles ſeroient poſées deux toiſes au-deſſus du toît de leur chapelle. Par le même acte, il fut ſtipulé que le Chapitre leur abandonneroit toute la dixme qu'il avoit ſur le terrein qu'occupe leur maiſon, le tout pour les prix & ſomme de trente livres pariſis.

D'après pluſieurs recherches, il paroît qu'il exiſtoit, vers le milieu du XV ſiécle, une chapelle S.-Nicaiſe, dépendante des Quinze-Vingts & qui ſervoit pour les infirmes dudit Hôpital; mais, ſoit que les titres primitifs ſe ſoient perdus ou autrement, on a lieu de croire que ce terrein a été concédé, & ſucceſſivement employé pour en faire les magaſins de l'Opéra.

Dans l'Egliſe des Quinze-Vingts eſt une confrairie primitivement établie ſous l'invocation de la ſainte-Vierge, de S. Sébaſtien & S. Roch. Cette reſpectable Aſſociation a paru, dans différentes circonſtances, vouloir ſe démembrer pour ſe retirer à S.-Thomas-du-Louvre; mais, en 1720, le Roi s'en étant déclaré le Chef & le Protecteur, toute la famille Royale ſuivit ſon exemple, ainſi que toute la Cour; de manière que la réunion des Frères ſéparés ſe fit avec beaucoup de pompe & de ſolemnité, le jour de l'Annonciation de l'année 1728. Il eſt donc bienheureux que les puiſſances ſoutiennent de leur autorité royale, ce qui a fait le vœu & le déſir de leurs Prédéceſſeurs, pour honorer de plus en plus leur mémoire.

CHAPITRE IV.

Translation de l'Hôpital des Quinze-Vingts, de la rue Saint-Honoré au fauxbourg Saint-Antoine, le premier Juillet mil sept cent quatre-vingt.

Les petites villes de Province sont autant de Républiques qui renferment dans leurs enceintes, un concours de citoyens liés par un accord mutuel, unis par les mêmes sentimens, parce que tous se connoissent, parce que chaque père de famille a le droit de délibération & de représentation. S'il arrive un accident au plus petit des citadins, tout le monde s'en informe; tout le monde s'y intéresse, parce qu'il est membre de la Société générale, & que cette Société est un corps de réunion. En effet qu'on soit absent, & qu'on rencontre loin des mêmes murs, un citoyen de la même ville, cela suffit pour se rendre des devoirs réciproques, pour s'entre-aider mutuellement; mais il n'en est pas de même des grandes villes, où le concours tumultueux arrive de toutes parts, où chacun est plus occupé de ses propres intérêts que de ceux des autres;

autres ; ce qui fait qu'il y a moins de rapports d'union & de convenance, parce que chacun ne voit & ne désire que les occasions d'augmenter ses revenus, & d'aggrandir sa famille ; c'est ainsi qu'en multipliant les êtres on multiplie les besoins, & qu'il n'est plus possible de se renfermer dans l'enceinte des remparts, dans les limites premières, parce qu'on ne connoit plus ces familles heureuses qui vivoient sous l'empire paternel, sous le même toît & avec la même cordialité. En effet à peine a-t-on aujourd'hui une existence première que le plus grand, comme le plus petit, veut ses aises, cherche ses commodités, de manière qu'en reculant son enceinte de limite en limite, on se trouve encore forcé d'exclure ou d'éloigner les fondations les plus précieuses & les plus respectables ; c'est ce qui est arrivé à l'Hôpital royal des Quinze-Vingts, qui étoit plutôt une Hospice ou Congrégation qu'un Hôpital en régle, parce que la confusion étoit si grande, & les priviléges si recherchés, qu'on pouvoit à peine distinguer l'hospitalier d'avec le locataire.

Les priviléges des Quinze-Vingts, toujours étendus, toujours royaux, ont rendu insensiblement leur enclos très-riche & très-peuplé, parce que les marchands & les ouvriers sans maîtrise, trouvoient la liberté de travailler & de vendre sans être assujétis à aucune gêne, à aucune imposition ; on peut même dire qu'on venoit de toutes parts chercher leurs marchandises dans l'espérance de trouver ce qu'il y avoit de mieux & de moins cher: c'est donc cet enclos si peu conséquent dans le principe, qui est devenu par la suite le domaine le plus assuré de la Maison; c'est par la multitude de bâtiments que l'Administration a fait construire, que leurs revenus se sont multipliés; c'est enfin ce revenu assuré qui leur en a procuré une défaite aussi prompte & aussi avantageuse; car il est vrai de dire que les gens de main-morte, & sur-tout ceux qui sont sujets à un Corps d'Administration, ne peuvent faire valoir leurs revenus avec autant de succès que les particuliers, parce qu'il en résulte des frais de régie, de non-valeur, & de réparations qui nuisent au bien-être de l'établissement, & qui en font toujours des chaînes inséparables: il seroit donc avantageux pour le bien des individus & de l'Etat, que les Hôpitaux & les Hôtels-Dieu missent réellement en vente toutes ces terres honorifiques, tous ces châteaux fastueux qui sont faits pour être l'appanage des riches, & non celui des pauvres; on peut même dire qu'il feroit du bon ordre de la fociété, & même de celui de la charité chrétienne, de preffer la vente des uns, celle des autres, parce que ce feroit augmenter le produit de la maffe générale, & par-là même devenir plus utile aux malheureux.

Dans le temps, & fous l'adminiftration du Cardinal de la Roche-Aimon, Grand-Aumônier de France, le traitement particulier des aveugles des Quinze-Vingts étoit, avant leur tranflation, de deux cents vingt-une liv. de rente par an, probablement fans y comprendre le produit de leur quête, fans diftinction du plus ou moins de perfonnes dans chaque ménage : ils avoient en outre dix livres de fel tous les ans, & quelquefois on leur accordoit un traitement gratuit en cas de maladie. Tel étoit le fort des Quinze-Vingts qui jouiffoient de la permiffion de quêter dans Paris; ce qui étoit pour eux d'un grand avantage; mais ce qui ne pouvoit fe faire qu'au détriment des autres pauvres, parce que le particulier gêné par cette aumône, ne pouvoit plus fubvenir aux befoins de fa paroiffe : c'eft donc avec raifon qu'on a fupprimé cet état de mendicité qui leur avoit été accordé comme pauvres, fans ôter à l'adminiftration de cette Maifon, le privilége de faire quêter dans les Provinces, & de mettre des troncs dans les Eglises; mais hélas! la charité est bien réfroidie, & l'on ne voit plus que des exemples d'ostentation & de faste. Telle étoit donc la situation des Quinze-Vingts avant leur translation; ils jouissoient de l'attribution pécunieuse de leur Hôpital, & plus encore du patrimoine des autres pauvres. C'est à notre règne, qu'étoit réservée la possibilité de multiplier les ressources de l'Administration, de soulager un plus grand nombre de malheureux, & d'accorder des pensions plus ou moins considérables, suivant l'état & la situation des différents particuliers.

La vente de l'enclos des Quinze-Vingts, de deux maisons adjacentes & autres, s'est opérée en vertu de Lettres-Patentes du mois de décembre 1779, & le marché en a été conclu par M. le Grand-Aumônier, pour les prix & somme de six millions, dont cinq ont été placés sur le Roi, avec intérêt de cinq pour cent sans retenue: le sixiéme million, suivant les mêmes Lettres-Patentes, est destiné à payer le prix de l'ancien hôtel des Mousquetaires noirs, fauxbourg S.-Antoine, & a été acquis pour la somme de quatre-cents-cinquante-mille livres. Le reste est destiné pour subvenir aux réparations de cet Hôtel,

pour

pour les constructions nécessaires à la réception des aveugles ; & enfin pour, ce qui pourra en rester, être placé suivant les Ordonnances. Ces mêmes Lettres-Patentes conservent les priviléges de l'Hôpital dans son enclos.

Ce fauxbourg a lui-même certains priviléges qui lui ont été accordés, par Lettres-Patentes de l'an 1647, qui exemptent des droits de maîtrise, tous les Artisans & gens de métier qui y demeurent, excepté les six Corps des Marchands.

Le jour destiné à la réception des Quinze-Vingts dans leur nouvelle demeure, a été le premier de Juillet 1780. Ils se sont tous transportés de la rue S.-Honoré, en grand cortége ; &, peu de jours après, M. le Grand-Aumônier est venu lui-même prendre possession de l'enclos de cet Hôpital. Il a été reçu avec toute la dignité qui est due à son rang ; il s'est prêté à l'examen de tout l'ensemble de cet Hôtel, qui étoit réellement digne de ses anciens possesseurs, & a assemblé le Chapitre auquel il a présidé. L'Eglise, qui est nouvellement bâtie, n'a rien de bien remarquable que sa grande simplicité ; elle est sous le nom de S. Louis. Ce saint Fondateur est représenté dans un tableau admiré des connoisseurs. Les chambres occupées par les aveugles sont renfermées dans des dortoirs.

SECTION V.

Nouveaux Établiſſemens & Statuts projetés en faveur des pauvres Aveugles de l'Hôpital des Quinze-Vingts, & autres.

RIEN ne prouve mieux la bienfaiſance & l'éclat d'une adminiſtration, que les fondations pieuſes qui ont pour but le ſoulagement des pauvres ou des infirmes. Rien n'eſt plus conſolant pour l'humanité, & plus agréable à Dieu, que lorſque le malheureux peut dire : » J'ai un » aſyle aſſuré contre l'indigence ; je trouve » des ſecours, lorſque j'étois condamné à toutes » les misères humaines ; je bénis la mémoire » de celui qui fonda cet Hoſpice ; j'y trouve du » pain aſſuré ; mon malheureux ſort ſe trouve » adouci ; & au lieu de traîner une vie languiſ» ſante, une exiſtence, qui eût été à charge » à toute la terre ; je n'incommode perſonne ; » une main bienfaiſante a pourvu à tout ». Tel eſt le diſcours qu'un Aveugle malheureux ne doit ceſſer de tenir, en adreſſant ſes vœux au ciel, ſoit pour lui rendre grace ſur ſa poſition, ſoit pour bénir la mémoire des Fondateurs de pareils Hoſpices, ſoit enfin pour la proſpérité des Etats gouvernés par leurs rejettons ou leurs ſucceſſeurs.

L'Hôpital des Quinze-Vingts a aujourd'hui des revenus fixes & aſſurés, des revenus qui ne ſont plus ſuſceptibles de frais de régie, de non valeurs toujours incertaines, de réparations toujours indiſpenſables. Puiſſe cet exemple ſervir de modéle aux autres Hôpitaux ; puiſſent-ils, en prenant une dernière réſolution, ſe défaire promptement de ces titres honorifiques, de ces maiſons diſpendieuſes, & rendre les infortunés plus heureux. Voilà des conſeils que le zèle pour l'Humanité me ſuggère ; des conſeils qu'on ne peut blâmer, parce qu'ils ſont dictés par l'amour du bien public ; parce qu'ils ſont le fruit de la Religion, & que le nombre des pauvres aveugles eſt très-conſidérable dans le Royaume ; il ſeroit même à ſouhaiter que les revenus de l'Hôpital des Quinze-Vingts fuſſent augmentés, par la réunion des biens & de la Maiſon de Sainte-Croix de la Bretonnerie.

Il eſt certain qu'il n'eſt point d'Hôpitaux auxquels cette fondation pût mieux appartenir qu'à celui des Quinze-Vingts, puiſqu'elle eſt le produit des bienfaits de S. Louis, qui, en 1258, concéda aux Religieux de Sainte-Croix de la Bretonnerie, ſon ancien Hôtel de la Monnoie, ainſi que pluſieurs autres maiſons adjacentes : d'ailleurs l'origine de cette Congrégation, qui existoit avant le treiziéme siécle, étoit de vivre de l'aumône des fidéles; & leur occupation principale de méditer sur la Passion & la Croix de Jésus-Christ, d'où leur est venu le nom de *Crucifères* ou *Croisiers*. Les Papes Honoré III & Innocent IV approuvèrent & confirmèrent cette nouvelle Congrégation, qui a persévéré depuis, sous la régle de S. Augustin. Or, dans la réunion désirée, qui sont les pauvres les plus dignes, & méritant le plus les bienfaits de l'Eglise & de l'Etat, que les malheureux Aveugles qui n'ont d'autre ressource, d'autre consolation que celle de prier Dieu, que de méditer sur les mérites de la Passion, sur ceux de la Rédemption de notre divin Maître.

C'est dans la vue d'étendre les bienfaits secourables sur toutes les classes de citoyens, & dans toute l'étendue du Royaume, que conformément aux intentions de Sa Majesté, M. le Grand-Aumônier a cru devoir chercher les moyens de favoriser tous les Aveugles, ceux même que des infirmités particulières empêchent de venir réclamer les secours de l'Administration. En conséquence, il a cherché dans les ressources de l'administration (*) les moyens

(*) Ce qu'on dit ici, est extrait des notes fournies par le Directeur de l'Hôpital des Quinze-Vingts.

de créer, dans l'ordre des infirmes, trois cents nouvelles places de Frères ou Sœurs externes, de les rendre pensionnaires aux conditions suivantes; sçavoir, cent places à la pension annuelle de 100 liv.; cent autres places à celle de 150 liv.; & enfin cent autres à 200 liv. Les conditions requises pour les obtenir, sont pour les domiciliés de Paris. 1° De produire l'Extrait de Baptême légalisé. 2° Leur adresse, afin qu'on puisse faire les informations de catholicité, bonnes vie & mœurs. 3° Un certificat de cécité absolue, donné par des gens d'une réputation connue, & certifié par le Chirurgien de l'Hôpital, y demeurant. Les conditions des domiciliés en Province, sont: 1° L'extrait de Baptême légalisé. 2° Un certificat de catholicité, bonnes vie & mœurs, signé de leur Curé. 3° Un certificat du Médecin ou Chirurgien, soit du lieu, soit des environs, qui annonce & désigne au moins l'état de cécité entière; lequel certificat doit être légalisé par le Juge-Royal, & à son défaut par le Curé de la Paroisse. Toutes ces piéces doivent être envoyées & adressées à M. le Grand-Aumônier de France, en son hôtel à Paris; ayant soin de mettre au bas de la suscription de l'enveloppe, cette apostille 15-20.

Ce n'étoit pas assez de chercher à secourir

la classe des malheureux indigents, on a cru devoir étendre le bienfait sur les pauvres Ecclésiastiques & les Gentilshommes; on a trouvé dans les ressources des revenus de l'Hôpital, de quoi fonder huit places d'Ecclésiastiques aveugles, à trois-cents livres chacune, & vingt-cinq places de Gentilshommes, également aveugles, à la même pension; ce qui pourra, par la suite, être porté à quatre-cents livres pour les uns, comme pour les autres; mais, dans ce moment-ci, il paroît que l'état de possibilité ne peut excéder la susdite somme. Il faut pour les premiers, un certificat du Chirurgien du lieu, qui constate l'état de cécité, un autre du Curé du domicile, qui certifie que l'impétrant est de bonnes vie & mœurs; & enfin, que ces deux titres soient vus & légalisés par M. l'Evêque diocésain. Il faut pour les seconds, un certificat signé par quatre Gentilshommes qui attestent la noblesse, un autre certificat du Chirurgien du lieu, dûment légalisé par le Juge de l'endroit, ainsi que l'attestation de Religion, vie & mœurs, donnée par le Curé du domicile. Du reste, on se propose de statuer définitivement sur les réglements & formalités à observer par les Récipiendaires externes; mais, à quelques modifications près, il y a tout lieu de présumer qu'ils seront astreints aux mêmes réglements que ceux de l'ancienne observance. Puissions-nous voir l'exécution de projets si louables, faits pour honorer le siécle, & ceux qui en sont les Auteurs!

SECTION VI.

Nouvelle Régie, nouvelle Forme de secours projetées en faveur de Quinze-Vingts.

L'USAGE & l'expérience corrigent tous les jours les défauts d'une pratique mal exécutée ou mal entendue. Un Législateur premier ne voit que le bien que peut produire sa législation, parce qu'il ne peut pas prévoir tous les obstacles qu'elle rencontrera, toutes les difficultés qui surviendront ; mais il n'en est pas moins vrai de dire que l'action première est toujours heureuse, toujours bien faite ; que le bien qui doit en résulter est & appartient à ceux qui lui succédent, à ceux qui en connoissent les écarts, qui en voyent les abus : c'est ainsi que le bien se perpétue d'âge en âge, & parvient enfin à son dégré de perfection, parce que les moyens se sont accumulés, parce que la possibilité permet de l'étendre davantage. Voilà ce qu'on voit, ce qu'on rencontre sans cesse ; voilà ce qui honore le siécle où nous vivons; car enfin, on peut dire & avouer que, si le luxe & la prodigalité sont portés au suprême degré, cela ne fait tort qu'à ceux qui en sont les acteurs; mais au moins que d'établissements utiles & néceffaires viennent ſoulager nos beſoins, pourvoir à notre ſubſiſtance, nous dédommager de la petite gêne qu'elle nous impoſe, & annoncer à la race future le bonheur d'une vie douce & tranquille. Voilà le vœu du citoyen qui chérit ſa patrie, qui ne vit pas pour lui ſeul, qui s'eſtime trop heureux de proclamer le bien qu'on fait & celui qu'on peut faire. Hélas! que de malheureux prêts à bénir la main de celui qui peut rendre de pareils ſervices aux hommes; c'eſt un père qui cherche dans ſes enfans adoptifs, ceux qui ont le plus de beſoins, de ſecours & d'appui; c'eſt un ange tutélaire, qui protége les préſens comme les abſents.

La vie alimentaire eſt devenue ſi diſpendieuſe, qu'il n'étoit plus poſſible qu'un particulier aveugle & ſans reſſources, pût vivre avec 221 livres; il étoit donc naturel qu'en privant un Quinze-Vingt de la mendicité, on ſubvînt à ſes beſoins; c'eſt auſſi l'objet premier dont on s'eſt occupé, & ce qui a déterminé le chef de l'Adminiſtration à prendre l'agrément du Roi pour améliorer le ſort des aveugles: en conſéquence il a été ſtatué que les femmes veuves & les garçons auroient 20 ſous par jour; que ceux qui ſont mariés ſeroient à 26 ſous; & enfin, que les Frères aveugles qui ont épouſé des Sœurs voyantes auroient 36 ſous. A ce prémier traitement on a ajouté deux sous par jour pour chaque enfant, jusqu'à l'âge de seize ans. Ils ont de plus dix livres de sel par an, deux voies de bois par chaque ménage, mais pour lesquelles on leur retient quarante livres, l'Administration se chargeant du surplus. On accorde, en outre, plus ou moins de livres de viande par semaine à ceux qui en ont besoin, soit par vieillesse, soit par infirmités, & même on leur donne quelquefois des secours en argent outre ces premiers. Il est de régle que quand les enfans sont en âge, on leur fait apprendre un métier, & on exige qu'ils sortent de la Maison. Cet ordre d'Administration est bien respectable; mais aussi il est sujet à bien des inconvénients, & semble exiger une suite de réformes indispensables.

On peut dire qu'il n'étoit pas suffisant pour assurer le bien-être de l'Hôpital des Quinze-Vingts, de pourvoir seulement aux besoins de ceux qui sont en santé; il falloit encore s'occuper des malades & des infirmes; c'est pourquoi l'Administration, toujours surveillante aux nécessités des individus qui lui sont soumis, a établi une infirmerie, où les infirmes & les malades sont nourris, habillés & blanchis. On donne seulement aux particuliers libres deux sous par jour pour leur tabac; mais on retient pendant le temps de la maladie, à ceux des individus qui sont mariés à des non-sœurs, le tiers de leur traitement; de manière que la femme a pour vivre les deux tiers des appointements; il n'en est pas de même de ceux qui ont épousé des Sœurs de la Maison, parce qu'ils sont privés des deux tiers de leur pension, laissant l'autre tiers à la femme par forme d'augmentation de sa quote-part. Telles sont les chaînes & la suite de chaînons que l'Administration s'est forgées; mais elles deviennent encore plus difficultueuses à démêler, lorsque l'un des deux conjoints vient à décéder en laissant des enfans: cette partie de détail réciproque est si compliquée que je n'ai pas cru devoir en demêler, ou détailler tous les objets; mais il faut espérer que l'Hôpital des Quinze-Vingts suffisamment riche, ne sera plus l'esclave de la mendicité publique; il faut espérer, dis-je, que l'Administration prendra un plan de réforme qui puisse assimiler cette Maison à une infinité d'autres, où le bon exemple & la bonne discipline sont religieusement observés.

En s'occupant du bien-être des particuliers internes, on n'a pas oublié les malheureux externes; c'est pourquoi il a été décidé de fonder & d'établir dans l'Hôpital même un hospice qui sera de vingt-cinq lits, pour y traiter gratuitement les pauvres malades des yeux, soit de la ville, soit de la province, pourvû que la maladie soit curable, & qu'ils aient un certificat en bonne forme du Curé de leur paroisse. Cet Hospice sera soigné par un Médecin & Chirurgien de la Maison, & il y aura des sœurs infirmières pour le service des malades. Il est à désirer qu'un projet aussi beau, aussi humain ait promptement le sceau de l'approbation. Ce sera secourir bien des infirmes des yeux à la fois, & empêcher, à la longue, bien des accidents; mais, pour porter les différents moyens curatifs au dégré de perfection, on ne sçauroit trop insister sur la nécessité de fonder un prix médallique, ou autre qui puisse déterminer les jeunes Eléves, tant en Médecine qu'en Chirurgie, de réunir tous les moyens possibles pour parvenir à cette fin, qui puisse les encourager à concourir de toutes leurs forces, à perfectionner & simplifier le traitement général des maladies des yeux. Ce point essentiel couronnera l'œuvre de la bienfaisance, & formera un titre d'émulation qui peut conserver au Roi & à l'Etat des milliers de citoyens clair-voyants; car on peut dire que le dixiéme des sujets de Sa Majesté est affecté. Il est décidé qu'on donnera aux pauvres externes, qui se présenteront à l'Hôpital, tous les remédes que la maladie vue & examinée sera dans le cas de requérir; ce qui exigera une pharmacie particulière sous la direction d'un Oculiste expert.

Je ne puis finir un article aussi important, sans faire sentir l'inconvénient qui résulte de cette multitude de fleurs de lys accordées à un nombre infini de régnicoles sur le pavé de Paris. Ne vaudroit-il pas mieux intéresser la charité des fidéles, pour les renfermer dans un endroit séparé de l'Hôpital-Général, & pourvoir à leurs besoins, en attendant qu'ils puissent être reçus aux Quinze-Vingts, ou plutôt n'est-ce pas l'occasion de dire : « Heureuse seroit la réunion des biens des Religieux de Sainte-Croix-de-la-Bretonnerie, puisqu'on ne peut en faire une meilleure application ».

REFLEXIONS PARTICULIÈRES.

RIEN de plus édifiant que le ſiécle de S. Louis ; rien de plus digne de la vénération publique, que l'établiſſement des Quinze-Vingts en corps de réunion ; rien de mieux rédigé que les réglements qui en font le ſoutien : c'eſt un corps de fraternité ſpirituelle, lié par les mêmes intérêts, réunis par les mêmes maux ; c'eſt pour les clairvoyants un ſpectacle bien touchant & bien digne de leur commiſération : mais hélas ! ce qui faiſoit dans le principe, un tableau digne d'admiration, devient dans la ſuite ſujet à des réformes indiſpenſables, parce que le coloris en eſt changé, parce que les nuances ne ſont plus les mêmes. Tel eſt le rapport qui ſe trouve entre les anciens établiſſements & ceux d'aujourd'hui. Les anciens ne quadrent plus avec nos mœurs & nos uſages; il paroiſſoit donc utile de réformer ce qui pourroit nuire au bon ordre & à la bonne diſcipline ; c'eſt ce qui eſt arrivé avant la tranſlation de l'Hôpital des Quinze-Vingts, lorſque le Miniſtère ſpirituel & temporel a cru devoir défendre, dans les Egliſes, la mendicité qui troubloit le ſervice divin, & dérangeoit le pieux recueillement des fidéles. Voilà donc des ſoins qu'on ne ſçauroit trop louer, qui ne peuvent qu'encourager les Miniſtres de la Religion & de l'État, à ne pas perdre de vue les moyens de maintenir & de conſerver la charité chrétienne qui eſt un précepte indiſpenſable, ſelon les obligations religieuſes, & un devoir ſacré, ſuivant les principes d'humanité.

La nouvelle Régie & la nouvelle forme d'administration de l'Hôpital des Quinze-Vingts, préſentent naturellement des réflexions qu'on ne ſçauroit blâmer. C'eſt un tableau qu'on peut riſquer d'après les faits, & qu'on peut crayonner ſuivant les circonſtances.

Ne ſeroit-il pas poſſible d'aſſimiler l'Hôpital des Quinze-Vingts à celui des Incurables, & celui des Incurables ne préſente-t-il pas les moyens d'éviter cette confuſion turbulente de ménages les uns ſur les autres, de ménages d'autant plus difficiles à conduire, qu'il en réſulte un nombre d'enfans qui gênent & embarraſſent toujours l'Adminiſtration : d'ailleurs les Quinze-Vingts n'étant plus dans le cas de quêter, ils n'ont plus beſoin de clairvoyants pour les conduire, parce qu'ils doivent être reclus. Ce ne ſeroit donc pas s'éloigner de l'eſprit du Fondateur que de les réformer; ce ſeroit au contraire perfectionner la fondation, puiſqu'il exiſteroit réellement trois-cents aveugles ſoignés, médicamentés, nourris & habillés aux dépens dudit Hôpital : or voici de quelle manière on conçoit que ce projet pourroit être exécuté, & qu'on réſerveroit pour ceux qui ſont mariés, en donnant aux aveugles actuellement exiſtans dans ledit Hôpital, la liberté de ſe retirer avec une penſion de trois à quatre cents livres pour vivre avec leur famille où bon leur ſembleroit, mais toujours ſous la direction de l'adminiſtration, qui prendroit ſur cet objet les meſures convenables.

Ce premier point de vue rempli, on ne recevroit plus que des aveugles non-mariés; on ne les recevroit qu'à l'âge de quarante ans pour les hommes, & trente-cinq pour les femmes, parce qu'alors le torrent des paſſions eſt pour ainſi-dire paſſé, parce que le grand feu de la jeuneſſe eſt au moins beaucoup diminué; on les aſtreindroit aux régles & réglements de la Maiſon qui ſeroient rédigés de nouveau, & qui enjoindroient une clôture expreſſe, parce que rien de plus gênant & de plus embarraſſant que la marche incertaine des aveugles au milieu des clairvoyants. C'eſt toujours en ſuivant les mêmes principes qu'on ſe chargeroit de les habiller uniformément; les hommes en habit, veſte & culotte bleus; les femmes en corſage & jupe de même étoffe, ayant, les uns & les autres une large fleur de lys qui ſe porteroit du côté gauche, & d'une manière viſible; on pratiqueroit pour les deux ſexes, des corridors ſéparés, à la tête deſquels ſe trouveroit un ſurveillant clairvoyant & une

ſurveillante

ſurveillante de même, dont la fonction ſeroit de maintenir le bon ordre, d'avoir ſoin que perſonne ne conſerve ni chauferete, ni feu particulier, & d'en rendre tous les jours un compte exact à M. le Directeur-Général. Quoique les aveugles ſoient privés de la vue, ils n'en ſont pas moins adroits & ſuſceptibles d'application; c'eſt pourquoi on pourroit les occuper pendant le jour à de petits travaux qui n'exigent pas l'action des rayons viſuels, tels que filer, carder, effiler, faire des nœuds, d'étirer le linge de la leſſive de la Maiſon, & autres. Voilà des ouvrages de peu d'application, & dont le produit en ſeroit diſtribué tous les mois à chaque particulier indiſtinctement, afin de ſubvenir à leurs petits beſoins. Ce ſeroit le ſeul moyen de les aider, de les rendre actifs & laborieux, parce que l'intérêt décide au travail, & rend induſtrieux, & que l'oiſiveté & la pareſſe ſont la ſource de preſque tous les vices.

Les nouvelles places que M. le Grand-Aumônier vient de créer en faveur des pauvres Eccléſiaſtiques & des Gentilshommes, ſont une preuve de la généroſité compatiſſante de Sa Majeſté, & méritent une diſtinction particulière qui ne puiſſe pas humilier le Sacerdoce ni l'épée; c'eſt pourquoi, en déſirant ſix

Eccléſiaſtiques & ſix Gentilshommes dans l'intérieur de la Maiſon, on voudroit qu'ils euſſent des logements particuliers & un chauffoir commun; qu'ils fuſſent admis à la table de MM. les Prêtres deſſervants le ſpirituel, les Eccléſiaſtiques à droite, les Séculiers à gauche; ce qui s'obſerveroit de même dans le chœur de l'Egliſe, ayant les uns une croix de S. Louis ſur leur ſoutane, avec ces mots: *Cæcitatis præmium ac ſolatium*, & les autres la même diſtinction ſur un habit de drap noir que leur donneroit la Maiſon. Cette marque diſtinctive, ne ſeroit pas faite pour humilier un François, malheureux par nature & infirme par néceſſité: ce ſeroit au contraire remplir l'intention de Philippe le Bel; ce ſeroit un ſpectacle bien digne de l'eſtime & de la commiſération publique, que de voir cette aſſociation de non-voyants, rendre graces à Dieu, & benir à chaque inſtant de la journée la généroſité bienfaiſante de leur illuſtre Fondateur; mais on déſireroit, pour l'édification publique, qu'on établît tous les premiers Dimanches de chaque mois, un ſermon de charité, qui ſeroit prononcé par l'un de nos plus célébres Prédicateurs, & annoncé dans les papiers publics; afin d'intéreſſer la bienfaiſance des uns, & exciter la charité chétienne des autres; charité pour laquelle on solliciteroit des quêteuses d'un rang & d'un mérite distingué, des quêteuses qui resteroient pendant tout le mois dépositaires de la bourse, en saisissant toutes les occasions d'en multiplier le produit, qui seroit remis entre les mains de M. le Directeur, à l'effet de secourir les Frères aspirants, parce que celui qui est riche, & qui a été guéri de maladies des yeux, n'hésiteroit pas de porter ou de faire remettre le prix aumonieux de sa reconnoissance. Telles sont les réflexions auxquelles on pourroit donner plus ou moins d'extension, plus ou moins de réserve, suivant les circonstances, ce qui dépendroit de la volonté du Roi & du Ministre délégué.

C'est à vous, esclaves de la cécité, à vous, mes frères en Dieu, & mes amis selon mon cœur, que j'adresse actuellement ces paroles: *beati qui non vident iniquitates hominum, quoniam ipsorum est regnum cælorum :* heureux sont ceux qui ne voyent pas les iniquités des hommes, parce que le royaume des cieux est à eux. *Beati pacifici* : heureux sont les mortels qui sçavent supporter leurs maux avec résignation, avec patience. *Beati cæci :* heureux sont les aveugles qui peuvent dire avec le Roi Prophète : *Quid retribuam Domino pro omnibus quæ retribuit mihi !* que de sacrifices ne dois-je pas faire à Dieu pour toutes les graces dont il m'a comblé. Hélas ! Seigneur, vous m'avez donné la vue ; vous me l'avez ôtée ; & , en me l'ôtant, vous m'avez puni par l'endroit le plus sensible ! que votre volonté soit faite, que mes larmes ne soient plus que des larmes de repentir de mes iniquités passées ; c'est votre volonté que j'implore ; c'est votre justice que je réclame ; c'est la récompense de mes maux que je vous demande. Puissiez-vous bientôt me l'accorder & me rendre participant de votre béatitude céleste ! Tel est, mes chers frères en Dieu, le langage journalier de tout chrétien, & sur-tout d'un chrétien aveugle, qui est parfaitement résigné à la volonté du Tout-Puissant ; d'un François qui ne doit pas oublier de prier, & de supplier l'Être Suprême de nous conserver notre Auguste Souverain, digne rejetton de votre illustre Fondateur : c'est à ses soins paternels que vous êtes redevable de cette vie alimentaire que vous donne une fleur de lys que vous devez bénir tous les jours de votre vie ; c'est en rendant graces à l'administration bienfaisante de ce Dépositaire de l'autorité royale, que vous pouvez vivre ſans inquiétude, & mourir ſans regrets. Tels ſont les vœux qui ont rempli les plus beaux jours de ma vie, & que je continuerai juſqu'au moment de notre ſéparation terreſtre.

SECTION PARTICULIÈRE.

Nouveaux ſecours particuliers en faveur des Enfans qui ſont ou qui deviennent aveugles.

LA bienfaiſance en général eſt un ſentiment de l'ame qui nous porte à aider & ſecourir nos ſemblables. Heureux celui qui, ainſi favoriſé de la Nature, vit & jouit de cette poſſibilité, parce que ſon cœur eſt toujours joyeux de ce qu'il a fait, de ce qu'il peut & pourra faire : c'eſt un mouvement intime qui le porte à rechercher ceux qui ont les mêmes rapports de convenance & d'intimité. Voilà donc ce qui a donné lieu à ces ſubdélégués de charité chrétienne, qui dans les paroiſſes les plus conſidérables de Paris, ne craignent pas d'aller de porte en porte chercher l'indigent malheureux, & le viſiter ſous ſon humble toît; c'eſt en ſecourant ſon corps affoibli par les maux & les infirmités, qu'ils ſonlagent ſon ame par de douces & de pieuſes conſolations. Telle eſt la vie respectable de ces bons paroissiens, de ces enfans d'Israël qui ne vivent & ne respirent que pour le bien, pour acquérir une couronne immortelle; mais tous les cœurs bienfaisants ne sont pas appellés à cet apostolat de charité; les uns la pratiquent dans un genre, les autres dans un autre : aussi voit-on tous les jours de nouvelles sociétés se former & se réunir pour aider les vrais malheureux, & en prendre soin : tel est le but de la *société philantropique* nouvellement établie à Paris depuis le mois d'Avril 1784.

Cette société est composée d'un grand nombre de citoyens riches, aussi distingués par leur naissance que par leurs vertus. Leur louable occupation est le tableau sans cesse représentatif de la vieillesse pauvre & octogénaire de ces mères infortunées qui voyent le fruit de leur progéniture sans pouvoir l'alimenter; de ces victimes qui à peine naissantes, réunissent la preuve de la cécité la plus parfaite, pourvû toutefois qu'ils soient nés à Paris, de pauvres ouvriers, & reconnus pour être irreprochables. Tels sont les trois genres d'infirmes & de malheureux qui ont droit de réclamer les secours de la maison philantropique qui s'est prescrit des réglements généraux & particuliers, des réglements qui maintiennent le bon ordre de son administration, & la confiance de ses membres, tant présents que régnicoles. Le corps de la société a pour chef un Président, deux vice-Présidents, un Secrétaire & un Thréforier qui tous ne peuvent être continués plus de trois ans. Il y a un comité particulier & des assemblées générales qui se tiennent les deuxiéme & quatriéme vendredis de chaque mois ; c'est à cinq heures & demi précises du soir, que le corps de l'assemblée se réunit pour concourir au bien de l'Association générale ; mais tous les mémoires, demandes & placets doivent être adressés directement au comité permanent ou au Président de la société, qui est actuellement M. le Duc de Charost en son hôtel à Paris : c'est donc à la pieuse & cordiale générosité de cette assemblée respectable, que peuvent concourir les parents des enfants réellement aveugles, parce que l'intention de la société est de les aider & de les secourir d'après des certificats en bonne forme ; de les recevoir depuis l'âge de deux ans jusqu'à douze, & de leur continuer la pension jusqu'à celui de vingt-un, sous la direction de leurs parents. C'est pourquoi ils peuvent être assurés de trouver dans ce tribunal charitable, un appui, & des secours vraiment dignes de leur sort malheureux, & de la commisération de cœurs aussi généreux que bienfaiſants. Puiſſent ces exemples ſervir de leçons à tout ce qui nous environne & nous intéreſſe ! Puiſſent ces égoïſtes outrés rentrer en eux-mêmes, rougir du bien qu'ils ne font pas, & rendre à Céſar ce qui appartient à Céſar : *Reddite quæ ſunt Cæſaris Cæſari, & quæ ſunt Dei Deo.* S. Luc. Cap. XX. 25.

TRAITÉ
DE L'ORGANE
DE L'OUIE,

DES MALADIES QUI Y ONT RAPPORT,

ET DE LEURS MOYENS CURATIFS.

AU LECTEUR.

Le deuxiéme des Sens le plus utile à l'homme, est à juste titre l'organe de l'Ouie : c'est un sentinelle toujours actif, qui n'use de sa consigne, que pour nous avertir des plaisirs que nous devons prendre, ou des dangers que nous pouvons craindre. Les Oreilles ont, comme les yeux, un rapport de convenance avec le cerveau auquel elles communiquent leurs différens mouvemens d'action, de pression & de vibration : il étoit donc bien difficile de traiter les maladies des Yeux sans s'occuper de celles des Oreilles, sans en connoître au moins le dispositif : voilà ce qui m'a déterminé à en faire une étude particulière ; heureux de partager ce soin avec un digne & respectable Ecclésiastique, qui, toute sa vie, s'en est occupé particulièrement. Il n'y a que l'obstruction du nerf auditif, qui souvent se trouve réunie avec les maladies des Yeux, & pour laquelle j'emploie mes moyens curatifs & mes observations ſpéculatives : telle eſt la conduite que je tiens & que j'ai toujours tenue. Puiſſent les indications que je donne, puiſſent les moyens que je propoſe être utiles à l'Humanité ; ce ſera remplir le but de mes eſpérances, & la plus belle couronne à mes travaux.

NOTE.

Je n'établirai qu'une planche figurée de la ſtructure de l'Oreille interne & externe ; parce que perſonne n'a mieux rempli cette tâche, que le ſçavant & profond Duverney, dans ſon *Traité Anatomique*, auquel on peut avoir recours pour les autres parties qui ont rapport au méchaniſme de l'ouie ; mais je donnerai le modéle de deux *Cornets auriculaires*, dont la ſtructure intérieure annoncera le but que je me ſuis propoſé ; ainſi qu'il ſera plus amplement détaillé dans les deux figures ; & dans l'expoſé qui en rendra compte.

tions
indica
ns que
ce fut
la plus

ndre é
n'a mis
iez, des
ours ps
de l'ou
ires, de
proposé,
s figures

Fig. 1.

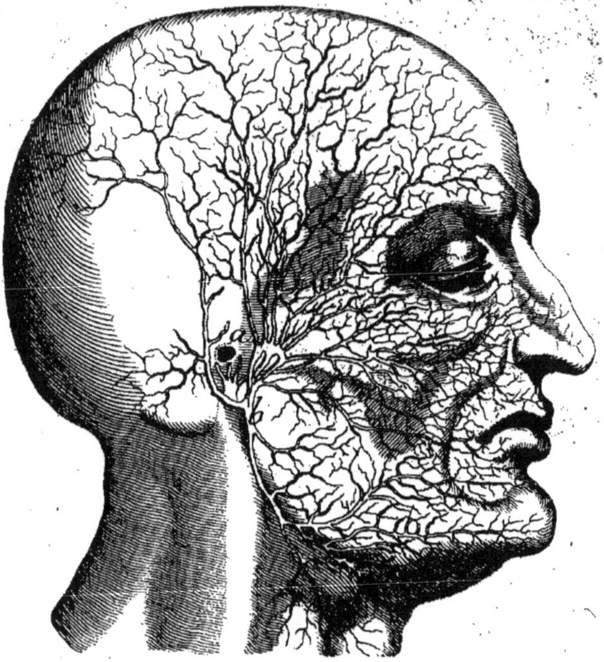

Fig. 3.

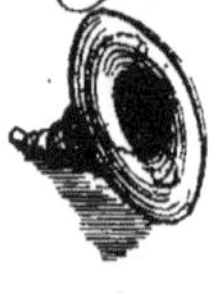

Fig. 2.

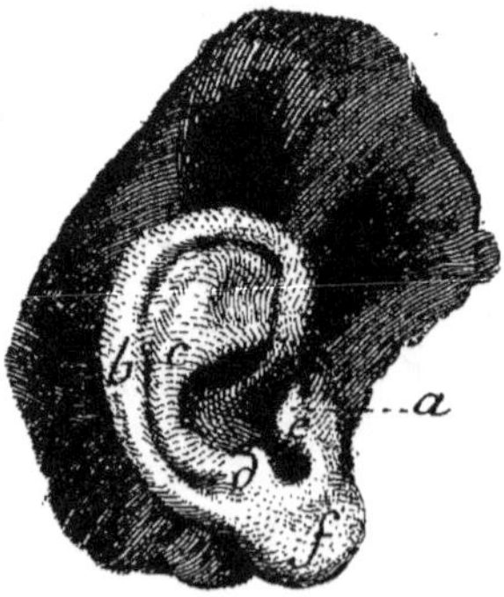

Fig. 4.

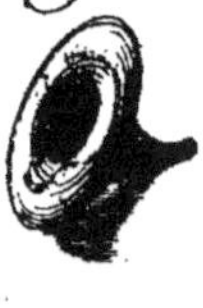

Explication de la quatrième Planche qui sert à donner une juſte idée de l'organe externe de l'Ouie.

Fig. I.

a, Trou auditif externe.
b, Portion dure du nerf auditif.

Fig. II.

a, La conque de l'Oreille externe.
b, L'hélix ou grand replis de l'Oreille.
c, Anthélix ou ſecond replis de l'Oreille.
d, Le tragus.
e, L'anti-tragus.
f, Le lobule de l'Oreille.
g, Le muſcle antérieur de l'Oreille.
h, Le muſcle ſupérieur.
i, Le muſcle inférieur ou poſtérieur.

Fig. III.

Cette figure repréſente un *cornet auditif* en lames ſpirales tournantes avec une conque avancée propre à recevoir les ondulations de l'air, & à porter plus vivement la vibration du ſon juſques ſur la membrane du tambour.

Fig. IV.

Autre *cornet auditif* de même forme, mais en lames ſpirales courbes ; ce qui doit produire les mêmes effets que le premier, & ſur-tout dans le cas de paralyſie, ou de deſſéchement de la membrane du tambour.

PRÉCIS

PRÉCIS ANATOMIQUE DE L'ORGANE DE L'OUIE;

Et des différentes maladies qui y ont rapport, avec les moyens curatifs & préservatifs.

CHAPITRE PREMIER.

Des différens sens dont l'Homme est favorisé; de leur utilité & de leurs effets.

L'HOMME est de tous les êtres vivans, celui qui a été le plus privilégié de la Puissance Divine. Il est par excellence l'ouvrage le plus parfait du Créateur qui s'est complu à rendre parfaits tous les dons qu'il lui accordoit : on peut même dire que son ensemble est une réunion de prodiges incompréhensibles. Tous les sens sont pour lui portés à un degré de perfection; &, s'il est des animaux qui paroissent l'emporter à certains égards, c'est par la nécessité ou par le besoin qu'ils ont de chercher leurs alimens & de veiller à leur conservation. L'homme possède donc dans un degré supérieur tous les sens dont il jouit paisiblement, à moins que la succession des temps, d'infirmités ou d'accidens ne vienne en troubler l'usage ; au lieu que les animaux n'ont la réunion de convenance ou de rapports que dans ceux qui leur sont utiles & nécessaires ; tels que l'aigle, le vautour & autres à qui un œil vif & perçant devient indispensable pour planer dans le ciel le plus élevé, & fondre d'une aile rapide sur la proie qui semble les éviter. Le corps de l'homme réunit cinq sens organiques, qui sont le toucher, l'odorat, le goût, l'ouie & la vue. Les trois premiers ne deviennent sensibles que par l'application des objets extérieurs ; les deux autres ne sont frappés que d'une substance intermédiaire ou des effets qui résident entre ces organes & les objets qui lui sont propres.

Le toucher est le premier de nos sens le plus certain ; il s'opère, avec l'aide de la peau, qui est un assemblage de houpes nerveuses, qui concourent à nous rendre le toucher délicat, & sensible, & c'est de ces différens effets de sensibilité que proviennent les différentes sensations dont notre ame est affectée : on voit des personnes qui ont le tact sensitif d'une délicatesse extrême, mais plus particulièrement encore les Aveugles ; parce que ce sentiment n'est dérangé chez eux par aucun objet extérieur. Tel est le premier des sens auquel succéde l'odorat ; ce qui nous fait dire que la membrane pituitaire qui tapisse l'intérieur du nez, est composée de deux lames, l'une interne, l'autre externe ; la première, qui est ferme, sert de périoste aux os du nez, & aux parties tendineuses ; la deuxiéme, qui est mollasse, se trouve parsemée de glandes & de papilles nerveuses, qui deviennent l'organe de l'odorat, qui s'exécute à l'aide de la respiration & des substances qu'on flaire ; le troisième de nos sens, qui est le goût, agit par le secours de la langue ; la langue, cette partie, moitié charnue moitié tendineuse, est donc le principal agent du goût : ses mammelons sont enveloppés d'une infinité de pores excrétoires, & continuellement raffraîchis par une abondance de lymphe que produisent les glandes salivaires : c'est à l'aide de ce fluide, sans cesse renaissant, que nous pouvons juger du goût & des impressions des alimens ; sur-tout lorsqu'ils sont bien divisés ; parce que plus ils présentent de surface à la membrane gustative, plus leur impression est grande & sensible.

La vue & l'ouie sont les deux sens les plus utiles ; mais les impressions qu'on reçoit par leur moyen, sont les moins certaines, parce qu'ils ne ſont pas ébranlés par le contact immédiat des objets ſenſibles. Tout le monde ſçait que l'Oreille externe, eſt cette partie cartilagineuſe qui forme un eſpece de pavillon avancé, qui renferme pluſieurs éminences & pluſieurs cavités. L'embouchure de l'Oreille externe eſt le conduit auditif qui ſe préſente ordinairement par une petite rotondité de graiſſe & de glandes, ainſi que nous aurons occaſion d'en parler plus amplement. L'Oreille externe, revêtue d'une peau très-fine, eſt donc l'organe propre à tranſmettre dans le conduit auditif les rayons ſonores qui viennent la frapper, & l'ébranler; ce conduit eſt un canal oblique, moitié cartilagineux, moitié oſſeux, qui reçoit la commotion des corps ſonores, pour en tranſmettre les différentes modulations ſur la membrane qui le termine. Les yeux, comme nous l'avons dit, ſont ſitués dans la partie latérale & ſupérieure de la tête; ils repréſentent deux cavités en forme de cône, qui contiennent les globes dont la forme ſphérique eſt maintenue dans les orbites par les nerfs optiques & par leurs attaches muſculeuſes: c'eſt par le trou optique, c'eſt à l'aide des corps tranſparens que ſe fait la réunion des points de lumière; & c'eſt enfin ſur les membranes immédiates de la viſion que

s'opère

s'opère la réception & la réfraction des rayons lumineux. Tel est en général le méchanisme des différens sens, qui, d'après les diverses sensations, conduisent l'homme au gré de ses desirs. Puisse-t-on en user avec ménagement, & ne pas abuser de l'extrême facilité que donne la Nature.

SECTION PREMIÈRE.

Description anatomique de l'Oreille externe; de son cartilage, & de ses artères.

L'OUIE est de tous les sens le plus utile & le plus nécessaire dans la société, parce que celui qui n'entend qu'à-demi, fait souvent des méprises dans les questions, des mal-entendus dans les réponses, & gêne beaucoup ceux à qui il parle : aussi voit-on, tous les jours, les sourds, les demi-sourds taciturnes & mélancholiques; on les voit l'esprit toujours inquiet & mécontent, accuser le défaut d'articulation dans les uns, le manque de ton dans les autres; leur regard & leurs yeux annoncent l'inquiétude de leur ame; ils semblent même reprocher à tout ce qui les environne, l'accord mutuel qui régne dans les conversations; aussi peut-on dire qu'ils ne respirent qu'après la solitude, parce que le livre à la main, ils oublient ce qui leur manque, & se trouvent au niveau de ce qu'ils sont : c'est donc cette différence de caractère & d'impressions, qui se rencontre entre l'aveugle & le sourd qui fait souvent dire qu'on préféreroit le premier état au second ; mais hélas ! ceux qui parlent de la sorte ne connoissent ni les chaînes de l'un, ni les ressources de l'autre. Il faudroit avoir éprouvé les deux états pour en connoître les inconvénients, & alors le langage seroit différent ; car enfin, si le sourd est privé de l'Ouie, il a toujours les yeux en sentinelle, pour fuir & connoître le danger qui le menace, au lieu que l'aveugle qui entend tout, & qui ne voit rien, n'en est que plus malheureux, à moins qu'une main charitable ne vienne soulager son ame, & diriger ses pas. L'aveugle a donc besoin de tout le monde ; au lieu que le sourd se sauve de tout, & se suffit à lui-même.

L'Oreille externe est cette partie cartilagineuse qui se trouve attachée à l'os temporal & autres, par des muscles & ligaments particuliers, ainsi qu'il est plus amplement expliqué dans l'exposé de la gravure qui concerne cet article. Elle est composée d'un cartilage très-épais, & qui se trouve revêtu d'une peau très-mince & très-délicate. Ce cartilage forme quelques replis qui conduisent à une cavité qu'on nomme la *conque*. Ces replis sont plus ou moins marqués, plus ou moins applatis, suivant la manière dont on bande la tête des enfans. En général, les Oreilles ne doivent être ni gênées, ni serrées, afin que les cercles cartilagineux en soient saillants; ce qui les rend plus propres à recevoir les impressions des corps sonores, & à en diriger plus sûrement les effets vers le conduit auditif; c'est ce qui arrive & ce qu'on voit tous les jours chez les peuples qui n'ont pas la mauvaise habitude de se bander la tête; d'où il est aisé de conclure que plus les plis du cartilage sont marqués, plus les vibrations du son se réunissent aisément. Le lobe de l'Oreille qui se trouve dans la partie inférieure, est formé par la peau & la graisse; cette partie qui n'est plus cartilage, est la plus insensible de tout le corps, & sert de soutien aux différents ornements dont on les surcharge. Le composé de l'Oreille externe est cartilagineux, & non membraneux, afin de recevoir plus aisément les frémissements de l'air; il est cartilagineux, dur & souple pour ne pas être lésé par les différentes compressions qu'on éprouve, soit pendant le sommeil, soit autrement. Tel est le composé de l'Oreille externe ; telles sont les dimensions propres à recevoir l'impression des sons, & à diriger vers le conduit qui doit les rendre sensibles.

Quoique l'Oreille externe ne soit que cartilagineuse, elle ne se trouve pas moins pourvue d'une infinité d'artères & de veines qui lui viennent de la carotide externe. La première branche qui passe derrière le cartilage, fournit plusieurs rameaux qui rafraîchissent & nutrifient toute cette étendue. La seconde est celle qui porte ses ramifications sur la partie antérieure du cartilage ; elle est la même que l'artère temporale : les veines qui en sont des rameaux, se rendent dans les branches de la jugulaire externe. Le cartilage de l'Oreille est garni de nerfs & de muscles. Les premiers sont différentes émanations du nerf auditif, de ceux de la seconde paire & de la cinquième. Les seconds, qui sont les muscles, sont au nombre de quatre, & réunissent plusieurs fibres charnues, dont les uns viennent s'insinuer dans la partie supérieure du second replis de l'Oreille, les autres dans le milieu de la conque, d'autres enfin à la partie antérieure & extérieure du conduit cartilagineux. L'Oreille externe est donc un composé de cartilages, d'artères, de veines, de nerfs & de muscles, qui tous agissent de concert pour perfectionner l'organe interne de l'ouie, & rendre sensibles les différentes modulations des corps sonores.

SECTION II.

Exposé anatomique de l'Oreille interne; de ses parties osseuses, cartilagineuses & glanduleuses.

L'ANATOMIE est parvenue à un degré de perfection qui ne laisse rien à désirer sur les connoissances de l'économie animale, tant internes qu'externes; il semble même qu'on ait pris la Nature sur le fait, & que ses replis les plus cachés en soient dévoilés : c'est à l'aide du scapel le plus fin, de l'œil le plus pénétrant, de l'intelligence la mieux combinée qu'on a cherché à voir & connoître ce qui se passe dans le conduit auditif de l'Oreille interne, qui est de ce sens, la partie la plus obscure & la plus compliquée; le conduit ou trou auditif de l'Oreille interne est, suivant les anciens Anatomistes, en partie cartilagineux, en partie osseux. La première est formée par le rétrécissement de la conque; elle eſt revêtue de la même peau qui produit différentes ſinuoſités, afin de ſe prêter aux mouvements de compreſſion & aux ondulations des ſons ; cette peau eſt un tiſſu de petites glandes jaunâtres & de forme ovale : ces glandes produiſent cette humeur épaiſſe & gluante qui ſe trouve dans le conduit de l'Oreille, & qui ſert comme d'un baſtion avancé pour empêcher les corps étrangers de pénétrer dans ce labyrinte. Ce conduit cartilagineux vient recouvrir le canal oſſeux que les Anatomiſtes modernes regardent comme une extenſion de la rainure de la membrane du tambour ; quoiqu'il en ſoit, ce canal oſſeux ſe trouve ſoutenu par un ligament très-fort qui s'inſinue dans une petite cavité qui eſt dans l'os des tempes : c'eſt donc avec l'aide du ligament & de la réunion du cartilage que la rainure de la membrane du tambour ſe trouve conſolidée, & que ces deux conduits ne paroiſſent en faire qu'un ſeul, d'après leur adhéſion intime.

Tout ce qui exiſte dans le régne animal eſt un compoſé de différentes eſpéces qui préſente différentes configurations ; cependant il eſt des rapports de juſteſſe & de convenance qui ſe trouvent dans les uns comme dans les autres. Les tempes, dans l'homme, ſont placées à chaque côté des parties latérales de la tête, c'est-à-dire, entre le petit angle de l'œil & l'Oreille; elles forment un cercle osseux appellé l'*orbiculaire*, & qui réunit dans sa circonférence la membrane du tambour. Il existe donc une intimité entre les os des tempes, & le conduit osseux de l'Oreille; on pourroit même dire que ce canal est ajouté à l'os des tempes, puisque ce canal n'est dans son origine, qu'une partie membraneuse qui croît & se fortifie à mesure que l'enfant avance en âge; il semble même que les impressions des corps sonores qui la frappent, se réunissent avec celle de l'air, pour en former un conduit osseux qui, dans les adultes, peut avoir cinq à six lignes de profondeur. Son calibre est un peu ovale dans sa partie antérieure, & s'applatit à mesure qu'il avance dans l'inférieure. Le conduit de l'ouie est donc moitié cartilagineux, moitié osseux; il se porte obliquement & se courbe de bas en haut, de derrière en devant, en formant différentes sinuosités qui se répétent jusqu'à la peau du tambour. Tel est le méchanisme du conduit de l'Oreille externe qui sert comme d'un cornet allongé pour recevoir & transmettre les sons sur la membrane du tambour.

SECTION III.

Description de la membranne du tambour de l'Oreille ; de sa caisse , & de la trompe d'Eustache.

DE tous les sens dont l'homme jouit avec agrément & avec utilité, l'organe interne de l'ouïe est sans contredit le plus obscur & le plus caché : c'est extérieurement un labyrinthe dans lequel on ne pénétre qu'avec l'aide des différentes sondes ou curettes ; c'est d'après ces différens examens qu'on juge difficilement des défauts qui se rencontrent, & qu'on cherche à se rendre compte des vices morbifiques qui les entretiennent. La membrane du tambour est une espéce de cloison qui sépare l'Oreille interne d'avec l'externe ; elle est placée au fond du conduit auditif dont elle ferme exactement l'entrée : cette cloison est une membrane presque circulaire, séche & mince, ferme & transparente ; elle se trouve engagée dans une rainure creusée dans la circonférence du conduit osseux ; cette membrane, quoique fort tendue, forme cependant une espéce d'avance intérieure en forme de voûte ; ce qui est déterminé par le manche du marteau qui lui sert comme de levier, & les muscles dont cet osselet est environné d'appui; ce qui devient absolument essentiel, pour que l'impression des corps sonores ne soit nullement interrompue dans ses effets. La membrane du tambour est recouverte en-dehors par une peau très-fine, qui est une suite ou un prolongement de l'épiderme & du corps reticulaire : c'est donc à l'aide de cette membrane que commence & que s'opère le méchanisme de l'ouie; c'est elle qui, la première, reçoit les différentes vibrations de l'air, pour en transmettre les effets dans tout le composé organique.

L'anatomie a des mots techniques qui lui sont propres; elle se sert de différentes dénominations pour distinguer & rendre sensibles les différentes parties du corps humain; c'est un langage qui devient nécessaire, & même familier à tous les gens de l'art : ces mots techniques ont été reçus & adoptés par tous les grands Maîtres de l'art. Les uns tirent leur origine de la forme ou structure des différentes parties, les autres de leur trajet & de leur position; d'autres enfin ont conservé les noms des Auteurs qui, les premiers en ont démontré l'existence & les usages. Tel est l'ordre qui régne dans les différentes descriptions anatomiques. Le tambour de l'Oreille eſt une cavité qu'on appelle la *caiſſe*, parce qu'elle en a toute la forme ; elle eſt environnée d'os dans toutes ſes parties latérales, dans les poſtérieures, & elle eſt fermée antérieurement par la membrane qui lui eſt propre. La caiſſe du tambour eſt large d'environ cinq à ſix lignes, & ſa profondeur peut en contenir deux à trois. A ſes côtés ſe trouvent deux conduits ; l'un, qui eſt antérieur, s'appelle l'*aqueduc*; il pénétre dans le palais, & l'autre qui eſt dans le haut de ſa cavité, a ſon ouverture dans les ſinuoſités de l'apophyſe maſtoïde. Cette cavité eſt inégale & raboteuſe ; elle eſt recouverte d'une membrane qui eſt parſemée d'une infinité de petits vaiſſeaux qui ſont autant de ramifications de la carotide externe & autres. Telle eſt la ſtructure de la caiſſe du tambour, qui ſert de réceptacle ou d'écho à l'impreſſion des ſons.

Il eſt une communication entre la caiſſe du tambour & le palais qu'on nomme *Trompe d'Euſtache*; cette eſpéce d'aqueduc prend ſa dénomination de celui qui, le premier, en a démontré le trajet & les effets : ce conduit eſt oſſeux dans ſon principe, & ſe trouve revêtu de la même membrane, qui eſt la continuation de celle du tambour ; il ſert comme d'égoût aux humeurs étrangères qui peuvent ſe ramaſſer dans l'étendue de la caiſſe. Ce même conduit, après avoir fait environ trois lignes de chemin, finit par plusieurs inégalités auxquelles s'adapte un autre tuyau moitié membraneux, moitié cartilagineux, qui se porte obliquement de devant en arrière jusqu'au fond du nez, vers l'extrémité du palais, & un peu au-dessus de la luette ; il est beaucoup plus large que celui qui est osseux, & se termine par un rebord cartilagineux qui a la forme d'un croissant, de manière que l'air qui entre par les narines, est forcé de suivre la direction de ce conduit ; autrement tout l'air passeroit nécessairement par les grandes ouvertures des narines, & de suite dans la cavité de la poitrine. Le conduit qui se trouve dans la partie supérieure de la caisse du tambour, est plus large mais plus court que celui de l'aqueduc, parce qu'il se perd dans les sinuosités de l'apophyse mastoïde. La caisse du tambour contient encore deux autres ouvertures qui sont dans la surface de l'os pierreux qui fait face à la membrane de devant. Ces deux ouvertures sont de forme ovale; l'une sert d'appui à l'un des osselets qu'on appelle l'*étrier*, l'autre renferme dans la rainure de ses bords une petite membrane qui est très-menue, très-séche & très-transparente. Voilà ce qui commence l'assemblage des parties internes de l'Oreille.

SECTION IV.

Des quatre Osselets contenus dans la caisse du tambour ; de ses muscles & du labyrinthe.

LE corps de l'homme est un composé de parties solides, de parties fluides, les unes plus grosses ou plus petites, les autres plus menues ou plus déliés. Tel est l'assemblage de ce tout qui présente à l'œil observateur des détails infinis, & c'est de cette observation que ressort la connoissance parfaite de tout ce qui existe, soit en solides, soit en fluides. Parmi les osselets que renferme la caisse du tambour, le plus apparent est le *marteau*, qu'on nomme ainsi parce qu'il est gros dans sa partie supérieure, & menu dans l'inférieure ; il est placé dans l'enfoncement qui est au haut de la caisse du tambour. La longueur de cet osselet est ordinairement de quatre lignes, & le diamétre de sa tête environ du tiers. A côté du marteau se trouve l'*enclume*, ainsi désigné, parce que cet osselet semble se partager en trois, dont l'une est la partie massive, & les deux autres, les branches qui sont comme des apophyses. Toute la partie massive de cet osselet paroît se cacher dans un petit enfoncement qui se trouve dans la partie supérieure de la caisse; mais les parties qui forment les deux branches descendent plus bas; il en est même une plus longue que l'autre, qui paroît se réunir avec l'*étrier*, qui est le troisième osselet qu'on dénomme de la sorte, parce qu'il a deux branches posées sur une base plate & ovale; ce qui lui donne la forme d'un étrier. Cet osselet est placé presque horizontalement, dans une petite cavité qu'on nomme le *trou ovalaire*. Le quatriéme osselet est très-menu; il est désigné sous le nom d'*os lenticulaire*; mais, en le considérant de près, il ne paroît qu'un cartilage ossifié qui s'articule dans la cavité de l'étrier. De ces quatre osselets, l'enclume & le marteau sont les seuls d'une substance très-compacte & très-solide; au lieu que l'étrier & le lenticulaire sont d'une nature poreuse; mais tous sont revêtus du périoste & parsemés de vaisseaux sanguins qui leur distribuent les sucs nourriciers.

Les muscles sont toujours des agents nécessaires dans les fonctions corporelles; ils sont nécessaires pour en maintenir les actions, pour en diriger les opérations. La caisse du tambour renferme trois muscles & une branche nerveuse de la cinquiéme paire. Les deux premiers muscles semblent appartenir au marteau, parce que le premier, qui est le plus externe, se trouve couché sur le parois extérieur du conduit osseux qui va de l'oreille au palais ; ensuite il forme différentes sinuosités avant que d'entrer dans la caisse, & vient enfin s'insérer à l'apophyse grêle du marteau. Ce muscle se trouve fortifié par des filets qui sont des prolongements du ligament qui provient du conduit des apophyses condyloïdes & coronoïdes de la machoire inférieure : le second muscle qu'on peut appeller *interne*, parce qu'il est caché dans un demi-canal osseux de l'os pierreux, qui fait un des parois de la caisse, vient se réunir à la partie postérieure du marteau, un peu au-dessous de l'insertion du muscle externe. Ce muscle prend son origine vers la partie basse de l'aqueduc osseux. Il est recouvert d'une enveloppe nerveuse qui lui sert comme de gaîne. Le troisiéme muscle est celui de l'étrier ; il est contenu dans un tuyau osseux & creusé dans l'os pierreux ; il produit un tendon fort délié, qui vient s'insérer à la tête de l'étrier. Telles sont les parties qui sont réunies dans la caisse du tambour, ainsi qu'une petite branche nerveuse de la cinquiéme paire, & dont je rendrai compte dans la suite.

Le labyrinthe est une cavité creusée dans l'étendue de l'os pierreux, un peu au-dessous des deux trous ovalaires qui sont à l'opposite de la membrane du tambour ; on lui donne ce nom à cause des différents détours dont cette cavité est remplie. La plupart des Anatomistes la divisent en trois parties, qui sont le vestibule, les trois canaux demi-circulaires, & le limaçon. Le vestibule est une cavité presque ronde, qui contient une ligne ou une ligne & demie de diamétre ; elle est revêtue d'une membrane qui se trouve parsemée de plusieurs vaisseaux ; on distingue dans sa circonférence neuf ouvertures. La première est le trou ovale qui forme l'entrée & le passage de la caisse du tambour dans le vestibule ; la seconde conduit dans la rampe supérieure du limaçon ; cinq donnent entrée dans les trois canaux demi-circulaires, & les deux autres servent de conduits à deux branches de la portion molle du nerf auditif. Les trois canaux demi-circulaires sont désignés sous les noms de *supérieur*, d'*inférieur* & de *mixte* ou *mitoyen*. Le calibre de ces canaux est quelquefois rond, quelquefois ovale, & s'élargit presque toujours vers leurs extrémités. A côté du vestibule, se trouve le limaçon, qui est composé de deux parties ; la première, est un canal demi-ovalaire spiral ; la seconde, est une lame qui se tourne en spirale montante. Le conduit du limaçon, ainsi partagé en deux, forme auſſi deux eſpéces de rampes en manière d'eſcalier l'une ſur l'autre, ſans aucune communication; c'eſt cette aſcendance voûtée & graduelle, qui lui a valu le nom de *limaçon*. Voilà ce qu'on a dit & ce qu'on peut dire de plus poſitif, d'après l'obſervation de la Nature.

SECTION V.

Deſcription du Conduit auditif oſſeux; ainſi que du trajet du nerf auquel il donne paſſage.

TOUT ce qui émane du cerveau porte l'empreinte de ce chef-d'œuvre. Il n'eſt pas de petites parties qui n'ait ſon uſage, ſon rapport de convenance, ſoit à l'égard des ſolides, ſoit pour la diſtribution des fluides. C'eſt d'après cette harmonie ſi ſagement établie par le Créateur, que chaque partie remplit l'objet auquel elle eſt deſtinée, ou prend la route qu'elle doit tenir; tout ſe trouve à ſa place, & parvient au but déſiré. Le conduit qui doit recevoir le nerf auditif eſt placé dans le milieu de la face poſtérieure de l'os pierreux, qui eſt en face du cerveau. Il forme une eſpéce de cul-de-ſac, cul-de-ſac, dont le fond eſt terminé par une portion de la voûte du veſtibule. Ce conduit eſt fort large & ſe trouve ſéparé par une petite barre oſſeuſe, qui ſemble maintenir & protéger le trou qui ſert de paſſage à la portion dure du nerf auditif.

Le nerf auditif paroît prendre ſon origine du côté poſtérieur de la protubérance annulaire, à peu de diſtance du petit lobule du cervelet. Ce nerf eſt compoſé de deux branches, dont la ſupérieure & la plus groſſe ſe nomme la *portion molle*, parce qu'elle eſt plus tendre, & qu'elle ſe perd dans les organes de l'ouie; l'autre, au contraire, eſt la portion dure, parce qu'elle eſt plus fibreuſe, plus compacte, & conduit ſon trajet plus loin; la portion molle du nerf auditif parvenue dans l'os pierreux, ſe partage en trois branches, dont la première ſe dirige encore en pluſieurs filets qui ſe diſtribuent dans les entours de la lame ſpirale; la deuxiéme s'inſinue obliquement dans un trou particulier qui s'ouvre dans la voûte du veſtibule, proche du canal ſupérieur du limaçon; la troiſiéme branche de la portion molle vient auſſi s'engager dans le veſtibule par un trou fort oblique; c'eſt ainſi qu'en ſe croiſant, & ſerpentant de différentes manières, ils ſervent comme de gaîne à tout ce qu'ils environnent,

& comme de plaſtron à tout ce qu'ils ſillonnent. Voilà ce qui ſe paſſe dans l'ordre économique de la Nature.

La portion dure du nerf auditif, après s'être ſéparé de la portion molle, s'engage dans un conduit oſſeux, creuſe dans l'os pierreux, & s'avance obliquement vers la caiſſe du tambour ſans y entrer. Ce nerf, toujours ſillonnant dans la ſurface de l'os pierreux, qui eſt une des parois de la caiſſe, ſort enfin par le trou qui eſt entre les apophyſes maſtoïde & ſtyloïde ; c'eſt même avant que d'en ſortir, qu'il reçoit la branche nerveuſe de la cinquiéme paire, que les Anatomiſtes ont regardée comme la corde de la membrane du tambour, parce qu'après avoir parcouru toutes les ſinuoſités de la caiſſe, elle vient ſe replier ſur cette membrane, & lui ſert comme de tégument. La portion dure du nerf auditif, après avoir jetté pluſieurs branches, & ramifications dans l'intérieur de l'Oreille, ainſi que dans toutes les parties voiſines, ſe partage encore en ſept autres branches, qui ſe diſtribuent aux muſcles du front, des tempes & des paupières ; d'autres enfin viennent ſe reporter aux muſcles du nez, à ceux de la lèvre ſupérieure & inférieure. Tel eſt le trajet des nerfs, qui ſemblent ſe fortifier les uns les autres, en formant des liaiſons mutuelles qui les propagent à l'infini, & qui ouvrent à l'Obſervateur un dédale difficile à parcourir. Cependant il eſt aiſé d'en reconnoître les différens contours, d'après l'explication de la planche ou gravure qui eſt à la tête de ce Traité.

SECTION VI.

Des Glandes cérumineuſes du conduit auditif, de l'uſage & de la nature de ce cérumen.

CELUI qui a préſidé à l'ordre économique de la ſtructure humaine, a vu & voulu que les parties les plus petites, les plus menues & les plus déliées, ſervent à protéger & défendre celles qui ſont plus conſidérables & qui en ont le plus de beſoin, de manière que cet ordre ſuit admirablement la direction première, & devient ſouvent néceſſaire pour les préſerver de tout corps étranger : or c'eſt ce qui arrive dans toutes les glandes cérumineuſes qui ſe trouvent dans le conduit auditif, tant interne qu'externe, & ſur-tout dans le dernier, qui par ſa ſtructure eſt plus expoſé que toutes les autres parties du corps à recevoir la poudre, la pouſſière & autres corpuſcules; il falloit donc que ce conduit, ſi néceſſaire à recevoir l'impreſſion des ſons, fût purgé de la ſurabondance de ſes humeurs, & que ces mêmes humeurs serviſſent de préſervatifs à tout ce qui pouroit lui nuire du dehors : voilà ce que produit le cérumen qui ſe filtre des glandes de ce conduit ; on pouroit même dire que ces mêmes glandes ſont autant de pores excrétoires, qui ſont continuellement en exudation de la même humeur, qui s'épaiſſit plus ou moins, ſuivant le plus ou le moins de fluidité.

Le cérumen eſt une humeur jaunâtre, épaiſſe & gluante, qui ſe filtre de l'Oreille interne dans l'externe, d'où l'on peut la tirer avec un cure-oreille ; elle eſt de ſa nature ſaline, acrimonieuſe & même mordicante ; on peut ajouter que, ſi elle préſerve l'Oreille d'une infinité d'accidens, elle eſt auſſi la cauſe d'une infinité de maladies, parce que la membrane du conduit interne étant très-fine, & très-entrelaſſée de filets nerveux, ſe trouve par conſequent plus ſuſceptible de l'impreſſion de cette humeur, qui par ſon ſéjour agit & fermente de plus en plus : il n'eſt donc pas étonnant d'éprouver quelquefois une douleur & une tenſion qui n'eſt que paſſagère, parce que l'évacuation de l'humeur en diminue la cauſe & les effets. Le cérumen qui ſe durcit, donne ſouvent beaucoup d'aridité à la membrane du tambour ; ce qui rend les ſons plus obtus.

Il eſt donc abſolument eſſentiel que cette humeur viſqueuſe ne s'englutine pas aſſez pour former obſtacle à l'impreſſion des ſons, & c'eſt de ſa fluidité naturelle que dépend le bien-être de l'Oreille.

Les glandes ſont de deux eſpéces; il en eſt, ainſi que je m'en ſuis déja expliqué, de conglobées & de conglomerées. Les premières ſont ſimples, petites, & cependant recouvertes d'une membrane qui leur eſt propre; les ſecondes, ſont une réunion de pluſieurs, & renfermées dans une membrane qui leur eſt commune. Les glandes ont différentes formes, figures & conſiſtance, ſuivant leur différente deſtination. Chaque glande contient dans ſa capſule, un nerf, une branche artérielle, un vaiſſeau veineux, & un lymphatique qui tient lieu de vaiſſeau excrétoire. Toute cette réunion de vaiſſeaux devient indiſpenſable pour concourir à la ſécrétion qui ſe fait dans l'intérieur de ce corps glanduleux. Les glandes du conduit auditif ſont ſimples, c'eſt-à-dire conglobées, & ſervent à ſeparer de la lymphe & du ſang les ſucs ſurabondans, qui doivent ſe rapporter à différentes parties; elles ſont en grand nombre, & ſe répandent de proche en proche dans tout le conduit. La nature ſaline, & mordicante du fluide cérumineux, eſt plus ſenſible dans le cérumen de l'Oreille, que dans toutes les autres parties du corps, parce que l'impreſſion de l'air eſt plus concentrée, & le ſejour de l'humeur plus permanent, d'où réſulte une fermentation alkaline plus ou moins ardente.

CHAPITRE II.

Différence de l'organe de l'Ouie dans le Fœtus; ses adhérences & dépendances.

Si la conformation du fœtus dans le sein de la mère a quelque chose de merveilleux & d'admirable, sa naissance n'en est que plus surprenante encore; car, à peine délivré de ses eaux, de ses enveloppes ou téguments, à peine sorti de sa prison douce & obscure, qu'il se trouve privé de sa subsistance première, pour être livré à un autre genre de vie dont les organes nécessaires sont encore imparfaits; c'est pour lui un nouveau theâtre où la Nature va achever de perfectionner ce qu'elle a si heureusement commencé; c'est pour la première fois qu'il fait librement usage de ses facultés vitales; c'est alors qu'il reçoit l'impression des sens qui ne sont qu'à demi développés; aussi voit-on que ses poumons se dilatent, que sa voix se fait entendre, & que l'air, cet agent si subtil, porte dans ce petit individu le ton & l'action qui lui sont nécessaires. Tel est l'homme naissant qui ouvre des yeux sans voir, qui a des oreilles sans entendre, parce que l'organe des premiers n'a pas encore reçu le ſceau de perfection qui lui eſt néceſſaire, parce que l'air eſt abſolument indiſpenſable pour l'organiſation des ſeconds, en devenant propre à oſſifier ce qui n'eſt que membraneux, à développer ce qui ne l'eſt pas.

La nourriture du fœtus dans le ſein de ſa mère, eſt un prodige qui ſe répéte ſans ceſſe; c'eſt à l'aide du cordon ombilical que le ſang ſe porte de la mère à l'enfant, & ſe rapporte de l'enfant à la mère; c'eſt par ce même méchaniſme que l'air que la mère reſpire s'inſinue dans les veines de l'enfant pour en maintenir l'action, & ſoutenir les gradations. Telle eſt la marche de la Nature, dont l'ordre admirable n'admet pas d'interruption. Le canal oſſeux du conduit de l'Ouie n'eſt, dans fœtus, qu'une m'embrane très-dure, qui tient d'un côté, au conduit cartilagineux, & de l'autre, à la rainure de l'anneau oſſeux. Cette membrane s'oſſifie par ſucceſſion de temps, & forme ſes adhérences avec la peau du tambour qui s'inſinue dans la rainure de l'anneau oſſeux. L'anneau oſſeux eſt placé dans le fœtus, au-deſſus de la caiſſe du tambour; il ſe diſtingue & ſe ſépare aiſément dans les nouveaux-nés; mais il diſparoît dans les adultes, & ne forme plus qu'un même corps avec le canal offeux. Cet anneau eft donc, dans le principe, la bafe de la rainure qui doit maintenir & confolider la peau du tambour. Il en eft de même du conduit de l'Oreille interne qui fe porte dans le palais; fa ftructure qui doit être moitié offeufe, moitié cartilagineufe, n'eft encore alors que membraneufe; ce n'eft que par gradation que la partie première acquiert de la folidité, en formant toujours un corps de réunion avec la feconde qui eft cartilagineufe.

Le féjour du fœtus dans le fein de fa mère eft un temps employé à donner aux organes des fens, la forme première, parce que la Nature a befoin, pour perfectionner fon ouvrage, du contact médiat, & immédiat de l'air, dont l'action doit concourir à la perfection de ce tout admirable. La peau du tambour fe trouve, dans le fœtus, revêtue d'une matière mucilagineufe qui recouvre plus particulièrement l'épiderme; elle fe durcit, & difparoît à mefure que l'enfant avance en âge. Il n'en eft pas de même de l'os pierreux, qui paroît avoir fa forme & fon étendue naturelle. On diftingue aifément le canal demi-circulaire fupérieur & inférieur; mais on remarque fous le canal premier, une cavité qui difparoît à mefure que l'organe premier fe perfectionne ; cette cavité eſt remplie par une eſpéce de mammelon, qui eſt une émanation de la dure-mère & des ſes vaiſſeaux qui ſemblent attendre le moment de prendre la direction qui leur eſt propre. Les oſſelets, ainſi que le limaçon ont, à peu de choſe près, la même forme & la même proportion que dans les adultes ; ce qui n'eſt pas étonnant, puiſqu'ils ſont deſtinés à être les organes immédiats de l'ouie ; il n'ont donc beſoin que de conſolider ce qui doit les rendre ſenſibles, & par conſéquent plus ſuſceptibles de l'impreſſion des ſons. Tel eſt l'ordre & la marche graduelle des perfections de la Nature, dans la conformation des êtres ſenſibles.

SECTION PREMIÈRE.

De la différente ſtructure de l'Oreille externe, ſuivant les différentes eſpéces d'animaux.

Le Souverain Créateur de ce vaſte univers, en accordant à la créature un pouvoir étendu ſur toutes les claſſes des animaux, a voulu la diſtinguer auſſi par la ſtructure de ſon corps, & la différente organiſation de ſes ſens. On peut même dire qu'il n'eſt pas de petite partie qui n'ait ſon utilité & ſon agrément ;

c'eſt ce qu'on remarque dans le cartilage de l'Oreille externe, qui eſt pour l'homme un ornement qui accompagne ſa figure. Bien différent des quadrupédes, il reçoit l'impreſſion des ſons avec une facilité qui n'admet ni gêne, ni contention, parce que les plis du cartilage en forment la réunion, au lieu que le cheval, le chien & autres qui entendent ou qui cherchent à entendre le bruit qui les inquiéte, dreſſent le cornet de l'Oreille pour ne rien perdre de ce qui peut émouvoir les différens organes de ce ſens; c'eſt auſſi ce qui arrive familièrement aux ſourds qui ont perdu cette ſenſibilité, & qui, avec l'aide de la main, font une eſpéce de cornet, qui fortifie les ſons en les réuniſſant, & leur donne une nouvelle activité, parce que plus le conduit de l'Oreille externe eſt ſerré, plus l'impreſſion des ſons s'inſinue avec ſenſibilité. Cette preuve phyſique n'a pas beſoin d'une démonſtration plus étendue, & prouve la néceſſité où ſont les ſourds de ſe ſervir d'un cornet auditif, qui puiſſe tranſmettre plus promptement la vibration des ſons ſur la membrane du tambour.

Les ſinges & les différentes familles de ſinges ſont les ſeuls qui approchent le plus de l'eſpéce humaine; auſſi ont-ils l'Oreille externe dans les mêmes proportions que celle de l'homme; mais, quant à l'organisation interne, elle est la même dans presque tous les animaux; & il n'y a de différence que dans la structure externe, qui facilite plus ou moins l'impression des corps sonores. Les oiseaux, cette classe nombreuse de divers animaux ailés, n'ont qu'un trou auditif qui, proportion gardée, est beaucoup plus profond que celui des autres; aussi arrive-t-il que l'impression des sons qui les frappent est plus bruyante & plus sensible : c'est donc à l'aide des yeux, qu'ils fuient les embuches qu'on leur tend, ou les dangers qui se présentent; c'est avec le secours des Oreilles qu'ils évitent les pas précipités d'un chasseur ardent ou d'un chien courant. Tel est le sort de ce petit peuple ailé qu'on détruit sans peine, parce qu'il fait les délices de nos tables, & l'objet de nos plaisirs.

Il est plusieurs autres classes d'animaux, dont le conduit auditif n'est presque pas apparent, parce qu'il est recouvert par une membrane externe qui est très-fine & très-délicate; c'est ce qu'on voit tous les jours dans le ver de terre, que le plus petit bruit épouvante, & qui se renferme dans son espéce de terrier, jusqu'à ce que le danger soit passé; s'il se repréſente ſur terre, c'eſt toujours le corps à-demi-ſorti ; c'eſt toujours en craignant, & toujours en écoutant. Il paroît donc probable que cette membrane eſt une eſpéce de crible qui, en laiſſant paſſer les corps ſonores, les retient comme concentrés, ce qui en rend les effets plus ſenſibles. La même choſe arrive dans les poiſſons, dont le conduit auditif n'eſt pas plus apparent ; mais qui cependant produit les mêmes effets ; car, il n'eſt pas d'animaux qui aient l'ouie plus fine que les poiſſons ; il n'en eſt pas qui ayent les organes plus déilcats, parce que la Nature les ayant placés dans un milieu qui émouſſe l'action des corps ſonores, leur a donné auſſi des organes plus ſuſceptibles de l'impreſſions des ſons.

SECTION II.

Des uſages de l'organe de l'Ouie ; & des effets des corps ſonores.

L'ÊTRE Suprême a donné à l'homme des Oreilles pour entendre plus ſûrement & plus diſtinctement la vibration des corps ſonores, qui arrivent de droite & de gauche : c'eſt à l'aide des différens contours cartilagineux de l'Oreille externe, que les rayons de ces corps se réfléchissent & se réunissent vers le conduit auditif ; c'est alors que ces mêmes rayons, passant d'un plus grand espace dans un plus petit, se condensent & augmentent de vibrations ; c'est enfin par ces différens mouvemens de pression & de compression que la membrane du tambour se trouve ébranlée, qu'elle se bande & se monte à l'unisson des corps sonores ; ce qui s'opère avec le secours des muscles, & particulièrement du cordon nerveux, qui lui sert comme de soutien & d'appui ; c'est donc la membrane du tambour qui transmet l'impression première qui lui vient, ou le mouvement qui l'anime aux quatre osselets qui lui sont contigus ; & ce sont les muscles de ces mêmes osselets qui communiquent l'impulsion dont ils sont frappés à la partie d'air qui se trouve renfermée dans le vestibule & le limaçon, pour qu'ensuite, la réunion des sons soit transmise, par le nerf auditif, au *sensorium commune*. Telles sont les progressions admirables qui concourent à perfectionner l'organe de l'ouie.

Le conduit auditif de l'Oreille externe n'est pas le seul qui favorise l'impression des sons ; il se fait encore une communication des vibrations des corps sonores, soit par la bouche, soit par les narines qui en portent les impresſions par l'aqueduc ou trompe d'Euſtache. Ce conduit, partie oſſeux, partie cartilagineux, ainſi que je l'ai ci-deſſus décrit, eſt non-ſeulement néceſſaire pour donner paſſage aux humeurs qui peuvent s'amaſſer dans la cavité de la caiſſe du tambour qui n'a pas d'iſſue externe; mais même pour y porter l'impulſion de l'air & l'impreſſion des ſons, de manière qu'en ouvrant la bouche, & en reſpirant par le nez, la colonne d'air & le bruit des corps ſonores s'inſinue néceſſairement dans ce conduit, parce que ſon extrêmité forme une eſpéce de croiſſant, dont la partie inférieure qui avance dans la narine, oblige l'air comprimé d'enfiler la route de ce conduit; c'eſt ce qu'on éprouve lorſqu'on éternue, ou qu'on ſe mouche avec effort; car alors l'air chaſſé de la poitrine avec force, ne pouvant ſortir en totalité par la bouche & par le nez, il faut néceſſairement qu'il enfile l'aqueduc pour ſe porter dans la caiſſe; d'où il arrive que la membrane du tambour eſt fortement repouſſée en-dehors, & fait même que l'impreſſion des corps ſonores externes ne produit, pour le moment, aucune impreſſion. Il eſt une infinité d'autres exemples dont nous aurons occaſion de parler, qui conſtatent que l'aqueduc, ou trompe d'Euſtache, favoriſe quelquefois les sourds, sur-tout lorsque la maladie provient de l'obstruction, ou du dessèchement de la membrane du tambour.

L'air est le principal agent du son; & le son forme l'union étroite des parties qui composent les molécules des corps sonores; c'est donc par un mouvement de vibration & de trémoussement que l'impression des sons se fait connoître & sentir; c'est par un choc réciproque qu'on peut en apprécier toute la force & l'étendue. Plus les parties de ces corps sont roides & dures, plus aussi la pression & la compression qui en résultent sont de longue durée; parce que moins les molécules sont molles & flexibles, plus elles sont propres aux mouvements de pression & de compression. Tels sont les différents dégrés de son qui existe entre l'or & l'étaim, entre l'argent & le plomb. Le produit des corps sonores est non-seulement le résultat des petites parties dures & roides, mais encore unies entr'elles; car autrement elles ne donneroient qu'un bruit sourd & émoussé, semblable à celui d'un verre ou d'une cloche fêlée: enfin la perfection des sons exige un mouvement de tremblement qui puisse agiter l'air & tout ce qui les environne; c'est ce qui se remarque aisément dans le son d'une cloche, dans le

bruit

bruit d'un tambour, dans la marche d'une armée ; car alors, les espions font un trou dans la terre, portent l'oreille sur ce creux, & distinguent aisément les pieds des hommes, d'avec ceux des chevaux. La théorie du son est donc aussi facile à concevoir, que propre à en diriger les opérations qui se manifestent de toute manière.

SECTION III.

De l'organe immédiat de l'Ouie, & des différentes parties qui y contribuent.

L'ORGANE de l'ouie est pour l'homme le sens le plus précieux, parce qu'il lui sert non-seulement à le prémunir contre les accidents qui peuvent lui arriver du dehors, mais même à récréer son imagination fatiguée par un travail trop assidu, parce qu'il lui est utile pour redonner du ton & du ressort à ses sens engourdis par un défaut de circulation. En effet est-il rien qui agisse plus efficacement sur les houppes nerveuses que l'inflexion d'une voix mélodieuse & sonore. Peut-on rien de plus récréatif que l'accord de différents instruments qui semblent se réunir pour nous plaire & nous enchanter ; on diroit que notre ame emue en porte l'impression jusque dans le fluide nerveux le plus menu & le plus délié; on reconnoît que l'homme le plus triste & le plus souffrant ne peut résister à ses douces influences; on reconnoit, dis-je, qu'il oublie au moins, pour le moment, tous ses chagrins tous ses maux; alors, n'est-ce pas avoir toujours beaucoup gagné que d'avoir fait couler dans ses nerfs un baume aussi parfait. Telle est la puissance de l'harmonie, par l'effet de l'ouie, qui fait éprouver à l'homme des sensations si délicieuses. Heureux donc celui dont les organes ne sont pas altérés, & qui peut en conserver long-temps l'usage.

Le conduit auditif, soit osseux, soit cartilagineux, est la voie directrice de l'impression des sons qui se portent sur la membrane du tambour qui est mince & ferme, qui se roidit à proportion des divers tremblements de l'air, dont elle communique les différentes impressions au marteau, le marteau à l'enclume, & l'enclume à l'étrier, de manière qu'enfin ces différents frémissements finissent par ébranler l'air qui est contenu dans le labyrinthe, ce qui s'opère à l'aide des nerfs & des muscles. La membrane du tambour sert donc de *medium* pour mettre en action les organes moteurs de l'ouie, & ces organes ſont le limaçon & les trois canaux demi-circulaires qui ſe trouvent dans le labyrinthe. Le limaçon ne peut être récuſé pour l'organe immédiat de l'ouie, parce que toutes les parties qui le compoſent, ſont d'une ſtructure propre à en remplir l'objet; il eſt ſéparé par une lame dure & ſéche, mince & caſſante, & très-favorable pour recevoir la moindre agitation de l'air: cette lame forme une eſpéce de cloiſon qui ſépare le limaçon en deux, & qui repréſente deux rampes d'eſcalier qui, comme la coque du limaçon, ſe termine en cul-de-lampe, de manière que cette lame ſpirale eſt frappée, des deux côtés, par l'ondulation de l'air renfermé dans chaque rampe; ce qui rend ſes tremblements beaucoup plus vifs, & ſon action plus prompte pour en tranſmettre l'impreſſion à toutes les parties nerveuſes qui l'environnent.

On ne peut révoquer en doute que le veſtibule & les trois canaux demi-circulaires, ne ſoient les organes vrais & immédiats de l'ouie, puiſque les oiſeaux & les poiſſons qui entendent très-bien, n'ont pas de limaçon dans le compoſé auriculaire, mais ſeulement trois canaux courbés en demi-cercle: or, d'après cette preuve, les trois canaux demi-circulaires concourent dans l'Oreille de l'homme pour être l'organe médiat de l'ouie, parce que chacun d'eux présente la figure de deux trompettes emboîtées l'une dans l'autre; ce qui se rapporte aux effets que produit la lame spirale : ce n'est donc qu'en parcourant ces différents tuyaux, que l'impression de sons devient plus ou moins aigüe, parce que la colonne d'air qui porte l'impression des corps sonores, monte plus ou moins haut, suivant que l'action dont elle est l'agent, produit, soit un ton aigu, soit un ton grave; alor le premier pénétrera tout le conduit, lorsque le second ne fera qu'émouvoir les parties premières qui le composent. C'est ainsi que la marche de la Nature se fait connoître, en rendant sensibles les différentes vibrations des sons. C'est aussi d'après ces principes, qu'on a cru devoir annoncer les deux cornets auriculaires, qui se trouvent gravés dans la planche qui concerne ce traité.

Il est nécessaire de remarquer que les organes immédiats de l'ouie, sont encore aidés par une infinité de fenêtres ou trous ovalaires qui se trouvent renfermés dans l'os pierreux. Ces sortes de demi-canaux sont autant de tuyaux d'orgue qui concourent à rendre sensibles les diverses inflexions, gradations & modifications des sons. C'est à l'aide de la membrane, qui revêt la seconde ouverture ou fenêtre, qu'on appelle *ronde*, quoiqu'elle soit ovale comme la première, que le choc des sons vient mettre en mouvement l'air qui est renfermé dans le labyrinthe ; ce qui s'opère également par le même choc qui se communique à toutes les filières nerveuses & musculeuses, d'où suivent nécessairement les différentes impressions qui, après avoir passé par tous les canaux des organes médiats de l'ouie, se rendent sensibles au nerf auditif, qui les transmet au *sensorium commune*, avec toutes les gradations que portent & rendent les corps sonores. D'après cet exposé, il est aisé de conclure que l'action organique du méchanisme de l'ouie, n'est qu'une complication de différents points de réunion sonore, qui tous, viennent au secours du praticien, pour lui faire connoître & distinguer la cause peccante d'une maladie simple ou compliquée. Telles sont les dimensions que prend la Nature, pour perfectionner l'organe de l'ouie.

SECTION IV.

Des maladies de l'organe de l'Ouie, en général & en particulier.

NOTRE existence est un pélerinage sans cesse troublé par une suite de maux & d'accidens, qui se succédent les uns aux autres. Plus nous avançons vers le but, plus le chemin se trouve parsemé de ronces & d'épines. Heureux celui qui a pu vaincre ses desirs effrénés; qui a sçu resister à la fougue impétueuse de ses passions, parce que la somme de ses infirmités est moins grande; parce qu'il trouve dans les forces de son corps des moyens suffisans pour maintenir l'équilibre de ses humeurs! Plus heureux encore le prédestiné qui a écouté la voix de la religion, parce qu'il souffre avec patience, parce qu'il n'a rien à se reprocher du côté de ses écarts, & qu'il attend avec sérénité le terme de ses espérances: telle est la vie de l'homme, qui n'est par elle-même qu'une existence flexible à toutes les vicissitudes de la Nature, & qui finit par l'extinction de l'esprit vital; mais, avant que de parvenir à ce dernier période, les forces diminuent; le fluide nerveux se tarit insensiblement; le feu organique s'éteint peu-à-peu, & l'organe de l'ouie annonce un engourdissement qui menace de son déclin ; c'est ainsi que nous cessons d'exister en détail, avant que de finir en totalité.

De toutes les maladies qui affligent le corps de l'homme, celles de l'Oreille interne sont les plus difficiles à guérir, parce que tout est caché aux yeux de l'Observateur ; parce que rien ne désigne la cause humorale, la cause peccante, au lieu que dans les maladies corporelles, les pulsations du pouls sont des indices qui annoncent, soit la rigidité des solides, soit l'acrimonie des fluides, parce que les tumeurs ou douleurs internes sont pour l'ordinaire susceptibles de la sonde ou du toucher qui en assure l'étendue & la réalité. Telle est la différence qui existe entre les autres maladies & celles de l'Oreille interne, où tout est caché ; il n'est ni sonde ni tact qui puisse y parvenir ; il faut de toute nécessité s'en rapporter au récit du malade, qui, peu instruit des parties qui composent cet organe, donne souvent le change ; & vous fait prendre pour obstruction ce qui n'est quelquefois qu'une irritabilité nerveuse ; tel est donc le labyrinthe dans lequel les connoissances du Praticien le plus éclairé vont souvent s'égarer ; ce qui fait dire, avec raison, que les maladies de l'organe de l'Ouie, sont aussi embarassantes dans la théorie, que difficiles à conduire dans les différens genres de pratique.

Il n'en eſt pas de même du traitement curatif de l'Oreille externe, parce que les parties qui la compoſent ſont plus ſuſceptibles de l'examen & de l'inſpection. On peut même dire que ſon conduit, moitié cartilagineux, moitié oſſeux, eſt un eſpéce d'égoût, qui ſert de déjection aux humeurs qui ſe filtrent des glandes, dont ce conduit eſt environné : auſſi la nature de cette même humeur eſt, comme nous l'avons obſervé, le préſervatif le plus aſſuré pour empêcher les corps étrangers de pénétrer, & de nuire à la membrane du tambour : il eſt donc facile d'obſerver ce qui ſe paſſe dans l'Oreille externe, & de remédier aux cauſes qui peuvent nuire à la ſoupleſſe de cette membrane, qui eſt la première voie de direction pour les ſons qui frappent l'Oreille ; en effet, qu'on emploie pour y parvenir la ſonde ou les différentes curettes, il n'en eſt pas moins vrai que les maladies de l'Oreille externe, ne deviennent incurables que par la négligence ou l'oubli volontaire du malade. C'eſt ce que nous allons tâcher de démontrer, en indiquant les précautions qu'on doit prendre, en formant le tableau général des maladies, ſoit naturelles ſoit accidentelles. Puiſſe en ce genre le réſultat de mes obſervations, devenir utile à tous, en apprenant à prévenir les accidens auxquels on peut être expoſé. Tels ſont les objets que je me propoſe de détailler.

SECTION V.

De l'uſage ou l'où eſt de percer la partie inférieure de l'Oreille externe; & des effets de cette opération.

LE malade, toujours avide de guérir, emploie ordinairement tous les remédes que l'uſage & l'expérience du moment ont paru favoriſer. Trop heureux, quand ils ne peuvent pas tourner au détriment de l'objet pour lequel on les établit! C'eſt ce qui arrive particuliérement dans les maladies des yeux; ou le Public, ſouvent trop crédule & trop confiant, ſe livre à tous les moyens qu'on lui ſuggère, ſans conſidérer ſi ce moyen a un rapport direct avec la maladie dont il eſt tourmenté: en effet, ſi quelqu'un ſe trouve affligé d'une ophtalmie, ou d'une foibleſſe de vue, alors le cri général eſt de ſe faire percer la partie inférieure & charnue de l'Oreille; mais que peut ce foyer de chaleur momentanée ſur la délicateſſe d'un organe aussi éloigné ? Les Oreilles percées, les boucles d'oreille adoptées, la maladie n'en est pas moins toujours la même ; il faut avuer cependant, que le sujet ne peut courir aucun danger, puisque le plus grand bien qui puisse en résulter, est de ne produire d'autre mal que celui d'une gêne & d'une contention habituelles : il est cependant juste de dire que, si la maladie des yeux est entretenue par un vice dartreux ou autre, alors quelque léger que puisse être ce foyer de chaleur, il se fait toujours une dérivation qui dure autant de temps que la plaie est longue à se guérir ; parce que, dès qu'il ne reste plus d'exudation, c'est une preuve qu'il n'existe plus d'action ni de fermentation.

Il est reçu dans le monde, de percer la partie inférieure ou lobe de l'Oreille, de la percer, dis-je, aux jeunes demoiselles. Cette opération se fait à l'aide d'une aiguille d'or ou d'argent ; elle n'est que peu ou point douloureuse, parce que cette partie charnue est la moins sensible de tout le corps. L'opération faite, on insère dans le trou, un anneau d'or ou d'argent, afin d'empêcher les lévres de la plaie de se réunir ; ce qui arrive aisément lorsqu'il n'y a pas de vice du sang à redouter, ni d'humeur de gourme à fermenter : c'est ainsi que les bords de l'ouverture ſe conſolident en peu de temps, ſans qu'il ſoit néceſſaire d'employer aucun reméde; parce que l'anneau ſe tourne aiſément, & que le trou ſe trouve ainſi diſpoſé, juſqu'à ce que la jeune perſonne ſoit dans le cas de ſe produire dans le monde; c'eſt alors qu'on ſurcharge cette partie d'ornemens qui ſervent à relever l'éclat du viſage; ce qui ne peut ſe faire qu'en tiraillant le cercle cartilagineux de l'Oreille externe, qu'en gênant le conduit auditif: il eſt donc trop heureux que cette toillette parée ne ſoit que de peu de durée; que le temps de la nuit & d'une partie du jour ſerve à réparer un tiraillement nuiſible à l'organe de l'ouie.

Il eſt un autre article plus intéreſſant encore pour le bien-être des Oreilles, & ſur lequel les parens doivent être de la plus ſcrupuleuſe ſévérité; c'eſt l'abus des maîtres & maîtreſſes qui ont la mauvaiſe habitude, de punir la vivacité ou la pareſſe des enfans, ſoit en ſecouant rudement, ſoit en tirant ſouvent la partie cartilagineuſe de l'Oreille. Ce moyen eſt d'autant plus dangereux, qu'il eſt à craindre qu'une ſecouſſe violente, ne ſoit dans le cas de nuire, non-ſeulement au conduit auditif, mais même de déranger la membrane du tambour, d'où ſuivroit néceſſairement la diſſonance des ſons, quelquefois auſſi ſon défaut d'action. Le tiraillement de la partie charnue n'en eſt pas moins à redouter, parce que ce mouvement violent ne peut que déranger les cercles cartilagineux; ne peut que nuire à l'heureuſe organiſation de ſes attaches, & fatiguer cruellement les parties nerveuſes & muſculeuſes. Tel eſt le moindre dérangement qui puiſſe en arriver; on peut même dire qu'on en a vu des effets malheureux, & qui ſont plus que ſuffiſans pour rendre les pères & mères plus attentifs ſur eux-mêmes, plus ſurveillans ſur la conduite des maîtres & maîtreſſes, dont on ne ſçauroit trop réprimer le peu de précautions qu'ils apportent dans le châtiment des enfans.

SECTION VI.

De l'application des Véſicatoires derrière les Oreilles, & des dangers qui peuvent en réſulter.

QUELQUE peu de rapport qu'il y ait entre l'organe de la vue & celui de l'ouie, cependant il arrive tous les jours, qu'on ne craint pas de ſacrifier l'un pour ſauver l'autre, & c'eſt même ce qui ſe paſſe dans une ophtalmie parfaite ou imparfaite: on n'examine pas toujours ſi la cauſe première provient de l'acrimonie du ſang ou de ſon défaut de circulation, mais, en attendant, on applique pendant des mois entiers les véſicatoires derrière les Oreilles: c'eſt alors que le foyer de chaleur s'établit; que l'action des cantharides paſſe dans la maſſe du ſang, & produit une dérivation quelquefois heureuſe, mais plus ſouvent douteuſe : d'ailleurs n'eſt-il pas à craindre que cette dérivation, que cette fermentation, en irritant les glandes du conduit auditif, ne finiſſent auſſi par irriter ou obſtruer la membrane du tambour, ſur-tout lorſque les douleurs ſont ſi vives qu'on eſt forcé de ceſſer promptement les emplâtres épipaſtiques pour y ſubſtituer d'autres remédes; c'eſt ce que nous allons examiner ſans partialité.

Lorſque la maladie provient de l'épaiſſiſſement des humeurs & de leur défaut de circulation, rien de mieux, pendant trente-ſix ou quarante-huit heures, que les coups de piſton que le ferment des cantharides porte dans la maſſe des fluides; mais, s'il arrive que la cauſe première ſoit l'effet d'une irritation acrimonieuſe, d'un pricipe dartreux, éréſipélateux & autres, ne doit-on pas appréhender d'augmenter alors le foyer de la maladie, en portant de nouveau l'incendie dans les fluides; & n'eſt-il pas à craindre de riſquer la perte des deux organes à la fois, en établiſſant deux actions pour une, & auſſi deſtructives l'une que l'autre: d'ailleurs, que ne peut-il pas réſulter de la ceſſation des véſicatoires, qui ſont un égout qu'on a ouvert à la Nature, & dont la ſuſpenſion produit un amas d'humeurs qui obſtrue & englutine l'organe de l'ouie; d'après des faits auſſi certains, on ne doit pas être ſurpris de voir les malades ſe plaindre un ou deux mois après d'un tintement d'Oreille qui les fatigue, d'un bourdonnement qui les empêche d'entendre. Trop heureux, ſi les reſſources de la Nature viennent à les en débaraſſer! Mais, hélas! c'eſt un heureux hazard ſur lequel il ne faut pas compter. Tels ſont les exemples qui ne ceſſent de ſe repréſenter, & dont mon Journal d'obſervations fournit la preuve la plus complette.

Perſonne ne peut révoquer en doute, que les véſicatoires ne ſoient un reméde très-actif, & dont l'abus eſt auſſi à craindre qu'il eſt dangereux; cependant il eſt juſte de dire que leur application produit ſouvent des effets au-delà des eſpérances; mais elle exige toute la prudence du Médedin le plus verſé dans la pratique; parce que ce moyen ne peut pas reſter neutre; ou il produira beaucoup de bien, ou il fera beaucoup de mal; c'eſt ce qui arrive particuliérement aux nerveux, dont l'extrême ſenſibilité se trouve trop émoussée, & ce qui produit ces tristes états de spasme dont on a peine à les tirer, ou plutôt à les soulager. L'application des vésicatoires derrière les Oreilles, doit donc être emploiée avec beaucoup de circonspection pour les maladies de cet organe, mais nullement pour attirer un foyer d'humeurs étrangères, parce que c'est troubler l'ordre de la Nature; c'est augmenter la viscosité du cérumen; c'est déranger l'action nerveuse & musculeuse, parce que c'est, en un mot, porter le trouble & la confusion dans les adhérences & dépendances de l'organe de l'ouie. Puisse cette vérité faire assez de sensation, pour modérer de plus en plus l'usage des emplâtres épipastiques.

CHAPITRE III.

Des maladies de l'Oreille externe ; qu'elles en sont les causes & les effets.

TOUT est grand & merveilleux dans l'ordre de la Nature, parce que tout est à sa place, parce qu'il n'est pas de petites parties qui n'ayent leurs dimensions & leurs proportions. On peut même dire que cet ensemble annonce un tableau représentatif de la volonté de l'Être suprême qui a tout vu, tout prévu ; & qui a tracé les loix de leurs opérations ; c'est donc bien à tort qu'il se trouve de prétendus Philosophes qui osent avancer que tout ce qui existe est l'effet du hazard, & que la réunion des corps est celui d'un cas fortuit. Si ce systême erroné, ou plutôt cette rêverie, mal imaginée, étoit susceptible de quelques fondements, la structure, toujours la même, & sans cesse répétée du corps de l'homme, seroit un argument invincible contre l'opinion de ces Pirroniens simulés ; on pourroit même leur dire : « Venez, & admirez le composé de l'Oreille ex-» terne qui est le même dans tous les hommes, » parce que ce cartilage est nécessaire pour em-» pêcher

» pêcher les froiſſemens & les contuſions qui » pourroient nuire au conduit auditif, parce que » ces différents contours ſont autant de voies » préparatoires pour recevoir l'impreſſion des » ſons; d'où il eſt aiſé de conclure que ces pro- » portions, qui ſont toujours le mêmes, ne peu- » vent pas être celles d'un cas fortuit, qui ſeroit » ſuſceptible de diminutions, de variations & » encore plus d'augmentations ».

Les maladies de l'Oreille externe ont pour cauſe les contuſions, les léſions & les dilacérations. Le conduit auditif peut ſe trouver obſtrué, ſoit par la rigidité ou la mauvaiſe qualité du cérumen. La membrane du tambour peut être ébranlée par les effets descorps trop ſonores, par la trop grande proximité des coups de canon, du bruit d'une cloche, & autres. Elle peut auſſi ſe trouver incapable de recevoir les différentes vibrations des ſons, parce que l'épiderme qui la revêt, manquant de ſubſtance, peut ſe deſſécher ou s'obſtruer au point d'empêcher l'impreſſion des corps ſonores, ou d'en diminuer l'action. Tous ces accidents peuvent donc ſe manifeſter ſur une Oreille, ſans que l'autre en ſoit affectée, & le malade n'auroit d'autre gêne que de rendre la bonne Oreille plus active, & de la prêter aux différentes ondulations des ſons. Il n'en eſt pas de même de l'organe de la vue ; une légère contuſion, une affection nerveuſe, peut occaſionner la perte d'un œil ſans qu'on s'en apperçoive. Cet accident qui peut n'être ni ſenſible ni douloureux, n'eſt ſouvent reconnu que quelques temps après : ce qui dévoile le myſtère eſt, pour l'ordinaire, l'effet du haſard, ou d'un événement imprévu, qui a forcé le bon œil de ſe fermer ; c'eſt alors que le ſujet eſt malheureuſement convaincu de la perte qu'il a faite, ſans pouvoir rendre compte du moment des cauſes qui ont déterminé une telle affection.

Les approches de la vieilleſſe ſont, ainſi que je l'ai avancé, la deſtruction graduelle de notre exiſtence ; les effets en ſont ſenſibles aux deux ſexes, parce que les petits vaiſſeaux capillaires, en ſe deſſéchant, en ceſſant de fournir à la peau cette fraîcheur qui la maintient, il en réſulte que ce défaut de fluide radical rend les ſolides moins ſouples, l'épiderme plus ſéche, & par conſequent moins ſuſceptible de ſenſations ; c'eſt ce qui ſe manifeſte peu-à-peu dans l'organe de l'ouie, dont le compoſé eſt un aſſemblage de nerfs & réſeaux nerveux ; auſſi arrive-t-il qu'on eſt tout étonné à un certain âge, de voir qu'on n'entend plus auſſi bien, & qu'il faut redoubler d'attention ;

cet état de contrainte ſe manifeſte lorſque la membrane du tambour ſe trouve privée de cette fraîcheur naturelle, de cette onction qui lui eſt ſi néceſſaire, lorſque les nerfs & les muſcles acquièrent une rigidité qui n'eſt plus ſuſceptible de cette flexibilité, ſi utile à leurs actions : alors ce relâchement, ou plutôt ce défaut de ton fait que les deux Oreilles ſont dans le cas de s'en reſſentir à la fois, & qu'on peut devenir ſourd en détail, ſuivant le plus ou le moins de mucoſité des humeurs. Telles ſont les infirmités auxquelles l'homme eſt ſujet; c'eſt donc à lui à prendre, d'avance, toutes les précautions néceſſaires pour en diminuer la rigueur, & en prévenir les effets pour leſquels il ſeroit à craindre de dire *ſerò medecina paratur.*

SECTION PREMIÈRE.

Des Oreillettes, ou Inflammations qui ſurviennent derrière les l'Oreilles.

L'ENFANCE eſt ſujette à des humeurs qu'on déſigne ſous le nom d'*humeurs de gourme;* ces ſortes de féroſités accrimonieuſes affectent ſouvent la tête ou le viſage; mais plus particulièrement encore le cartilage des oreilles; il ſemble même que cette humeur ſe perpétue de préférence dans la partie poſtérieure, parce qu'elle eſt moins expoſée aux impreſſions de l'air, parce que les pores de la peau en ſont plus déliés & plus ouverts; il n'eſt donc pas étonnant de voir des adoleſcents, & même des perſonnes plus avancées en âge, ſe plaindre d'un ſuintement derrière les Oreilles, qui les gêne & les fatigue cruellement; c'eſt, il eſt vrai, pour le patient, un embarras continuel, dont il cherche à ſe délivrer, parce qu'il eſt déſagréable à la vue, parce qu'il jette une eſpéce d'humiliation ſur celui qui en eſt affecté; mais malheur à ceux qui, pour s'en débarraſſer plus promptement, employent des remédes toniques, ou répercuſſifs, parce que c'eſt arrêter l'exudation, c'eſt renfermer, comme on le dit, le loup dans la Bergerie, parce que c'eſt, en un mot, riſquer de produire une métaſtaſe dix fois plus dangereuſe que la maladie même.

Les oreillettes, ou ſuintemens, qui ſe font derrière les Oreilles, ſont le produit d'une humeur acrimonieuſe, qui ſe porte à l'épiderme qu'elle irrite, à la peau qu'elle ulcère, & de cette excoriation, ſuit néceſſairement un flux ſalin qui entretient la maladie; vouloir en ſupprimer trop tôt les effets, c'eſt faire refluer cette masse humorale, soit sur le conduit auditif qu'elle obstrue, soit plus intérieurement encore sur les alvéoles des dents qu'elle détruit, en produisant dans cette partie la plus nécessaire à notre existence, une suite de maux dont on cherche à réparer, mais trop tard, les ravages. Telles sont les imprudences qu'un malade impatient ne fait que trop souvent sans consulter ceux qui sont en état de les diriger; aussi paye-t-il bien souvent cher les fautes du passé, & les désagréments sensibles du présent. Puissent les victimes de ces sortes de maladies, s'armer de courage & de patience, en prenant les véritables moyens de purifier la masse du sang, en ne faisant usage que de remédes doux, & incapables de nuire aux efforts de la Nature!

Le traitement curatif du suintement des Oreilles exige une suite de remédes internes & externes; les premiers sont nécessaires pour atténuer & diviser l'humeur morbifique, les seconds pour calmer & diminuer l'incendie qui se manifeste au-dehors. La direction des remédes internes dépend de la cause qui en est le principe, & cette cause est pour l'ordinaire, l'effet d'une acrimonie ou affection dartreuse pour laquelle on doit prendre les calmants, les anodins, tels qu'une eau d'orge perlée, ou une eau de gruau de Bretagne; en prendre, dis-je, le matin deux tasses à demi-heure de distance, & édulcorées avec le miel, du reste un régime doux, des purgations de même nature, &, si le besoin le requiert, employer pour exutoire, soit l'écorce du *timelea*, soit l'emplâtre épipastique qu'on appliquera au bras gauche le temps suffisant. A ces premiers moyens doivent se réunir les pédiluves, les maniluves, & enfin les mastications de feuilles de cochléaria ou de racine de pyréthre. Les remédes externes sont de doucher les Oreilles deux à trois fois le jour avec une eau tiéde, pour la nuit, les linges imbibés d'une infusion dégourdie de fleurs de mauves qu'on étend derrière le cartilage, & successivement de fleurs de sureau, sur-tout lorsqu'on s'apperçoit que l'exudation se porte à la résolution. Tels sont à peu-près les remédes qu'on peut varier ou changer, suivant les circonstances, mais pour lesquels ou doit éviter très-exactement toutes les préparations butireuses, glutineuses & huileuses, parce qu'elles sont plus propres à entretenir la maladie, qu'à la guérir, ainsi qu'il est aisé de l'observer dans pareille circonstance.

SECTION II.

Des précautions qu'on doit prendre pour ne pas trop comprimer la conque de l'Oreille externe.

LA Nature toujours la même dans ses opérations, comme dans ses productions, ne veut & ne doit jamais être contrariée, parce que de cette contrariété, il en résulte souvent des dérangements, des écarts irréparables; c'est ce qui arrive dans les enfans dont on gêne, dont on comprime la structure du corps; c'est pour eux une torture à laquelle il leur est difficile de s'accoutumer, c'est pour l'estomach & pour la poitrine, une compression qui empêche les poumons de se dilater, & qui nuit à l'étendue du viscère stomachal : aussi voit-on tous les jours qu'on est forcé de mettre à l'aise, de délacer ces victimes souffrantes; il est donc bien étonnant qu'on ne revienne pas d'une erreur aussi pernicieuse, & qu'on risque de sacrifier sa santé à l'avantage désiré d'une taille bien formée. Voilà ce qui fait l'esclavage du sexe, & qui rend leur corps peu capable de se prêter à la reproduction de leur semblable. Heureux donc les pères &

mères qui, pénétrés de cette vérité, donneront à la masse corporelle de leurs enfants, toute la forme & toute la liberté que la Nature réclame pour perfectionner son ouvrage.

Les plis cartilagineux de l'Oreille externe semblent être établis par la Nature pour former une espéce de cornet avancé, & propre à ramasser les différentes ondulations de l'air; c'est ce qui se remarque particulièrement parmi les peuples qui n'ont pas la mauvaise habitude de se serrer & de se comprimer les Oreilles. Tels sont les Maures, les Lévantins & autres, qui ne respirent qu'un air pur, qui ont toujours la tête nue, & dont l'Oreille qui se jette en-dehors, s'incline & rend sa cavité beaucoup plus étendue; aussi ces peuples sont-ils plus heureux que nous du côté de l'impression des sons, parce qu'ils usent de tout & n'abusent de rien, parce qu'ils suivent la Nature, sans vouloir la contrarier, ni la forcer dans les opérations; il est donc absolument essentiel de ne pas gêner le cartilage de l'Oreille externe, parce qu'il sert comme de bastion avancé au conduit auditif, parce qu'en diminuant l'étendue de ses plis, c'est diminuer aussi les moyens de son action & les ressorts de son élasticité : alors le cartilage n'eſt plus, pour ainſi-dire, qu'une maſſe informe qui manque de dimenſions, ſoit par l'étendue de ſes ſillons, ſoit par la hauteur démeſurée de ſes cercles.

La preuve du danger qui réſulte de la compreſſion du cartilage de l'Oreille externe, ſe tire aiſément des accidents qui en ſont les ſuites. Qu'on conſidére un moment ce qui ſe paſſe entre le riche & le pauvre, entre les habitants des villes & ceux des campagnes, on verra que la ſurdité eſt plus commune chez les uns que chez les autres, parce que les premiers, curieux de maintenir l'élégance de leur chevelure, ſe ſervent de bandeaux qui, en comprimant les ſinus frontaux, produiſent les mêmes effets ſur le cartilage de l'Oreille, au lieu que les ſeconds, plus occupés de leurs beſoins que de leur parure, mettent tout bonnement un bonnet qui leur ſert de préſervatif contre la rigueur du froid & les fraîcheurs de la nuit : alors la Nature n'eſt pas gênée dans ſes fonctions, & les ſolides comme les fluides ne perdent, ni de leur action, ni de leur circulation. Puiſſe cette vérité conſtante corriger les imprudences de ce genre, & mettre les particuliers dans le cas d'être plus circonſpects dans l'emploi de ces bandages multipliés, dont on reconnoît les traces long-temps après s'en être débarrassé ; il est donc de la première conséquence de ne pas trop se serrer la tête pendant la nuit, & sur-tout le cartilage de l'Oreille externe.

SECTION III.

De la nécessité où l'on est de tenir propres les contours cartilagineux de l'Oreille externe.

LA propreté est la précaution la plus avantageuse pour favoriser le bien-être de tout ce qui respire ; & tout ce qui respire a besoin de ce secours pour entretenir l'ouverture des pores de la peau, pour en faciliter l'insensible transpiration. Il n'est pas de peines, il n'est pas de petits soins qui ne soient récompensés au centuple ; c'est ce qu'on voit tous les jours dans les enfans pour lesquels on prend toutes les précautions requises : en effet qu'on mette deux nouveaux nés entre les mains de deux personnes différentes, l'une soigneuse & l'autre négligente, très-certainement la foiblesse & la maigreur de l'un, fera un contraste bien marqué entre la force & l'embonpoint de l'autre. Il est donc certain que la propreté est le propreté eſt le premier ſoutien de la vie des enfants, parce que les membres continuellement rafraîchis, exudent plus facilement par les pores, cette humeur acre & bilieuſe, qui donne ces convulſions ſi pernicieuſes dans un âge auſſi tendre. Tel eſt l'avantage inappréciable de la propreté, qui n'admet pas plus de reſtriction pour une époque de la vie, que pour une autre.

Les plis cartilagineux de l'Oreille externe ſont plus expoſés que toutes les autres parties du corps, à recevoir les corpuſcules incraſſants, par conſéquent ils demandent plus de ſoins & de propreté, parce que le cérumen qui découle ſans ceſſe par le conduit auditif, trouveroit une réſiſtance qui le mettroit dans le cas de s'épaiſſir & de ſe coaguler, d'où réſulteroit l'engorgement & le défaut d'impreſſion dès ſons; mais il ne ſuffit pas d'avoir ſoin de la partie antérieure du cartilage, il faut encore ſoigner auſſi ſcrupuleuſement celle qui eſt poſtérieure, parce que c'eſt particulièrement derrière l'Oreille, que l'exudation poreuſe eſt la plus abondante; il y auroit donc à craindre que, faute d'attention, ces ſortes de ſéroſités ne vinſſent à refluer au-dedans, & ne produiſiſſent, par une métaſtaſe ordinaire, une ſource de maladies plus critiques les unes que les autres ; c'eſt pourquoi on ne ſçauroit être trop attentif à remplir les indications ſuivantes.

Il n'eſt perſonne qui ne doive être partiſan de la propreté, parce que les bons effets qui en réſultent ſont bien capables de dédommager de la petite gêne qu'on prend ; auſſi tout homme ſoigneux, & amateur du bien-être de ſes Oreilles, doit prendre l'habitude le matin à ſon réveil, de purifier le derrière du cartilage avec un linge bien fin & bien ſec, afin d'empêcher l'impreſſion de l'air de concentrer l'humeur intérieurement ; enſuite, lorſqu'il eſt levé, ſe ſervir d'une légère infuſion de fleurs de mauve, ou d'une eau ſimple qu'on prend froide en été, & ſimplement dégourdie en hiver, pour en nétoyer les plis cartilagineux, ainſi que la partie poſtérieure, ayant la précaution cependant de ne pas trop irriter les endroits les plus délicats ; mais il eſt bon d'obſerver que ce ſoin, une fois commencé, demande la plus ſcrupuleuſe exactitude dans l'uſage journalier, parce que la Nature, accoutumée à cette déjection, ſe trouveroit privée de ce ſecours que rien ne pourroit réparer, & dont la privation porteroit une cruelle atteinte à l'organe de l'ouie. Il est donc juste de conclure que cette toilette de propreté doit être celle de tous les jours, parce qu'il est plus facile de prévenir les accidents que d'y parer, lorsqu'ils sont arrivés.

SECTION IV.

Du danger de l'insertion des corps étrangers dans le conduit cartilagineux de l'Oreille externe.

Le corps de l'homme est un composé qui renferme différentes organisations, d'où résultent différentes évacuations. Le nez & les oreilles forment une cavité qui sert comme d'égoûts à la surabondance des humeurs. Dans l'un, c'est un mucus qui fait croûte & se durcit; dans l'autre, c'est un cérumen qui s'altère & se liquefie; c'est donc pour parer aux inconvénients de l'un, pour faciliter l'écoulement de l'autre, qu'on emploie des instruments de différentes espéces; mais ces sortes d'opérations sont presque toujours dangereuses pour ceux qui ne connoissent ni le local, ni la manière de les diriger. Il est donc de la prudence de ne pas s'ingérer à vouloir pénétrer trop avant dans ces conduits, parce que la moindre léfion, la plus petite incifion, en formant quelques érofions ou dilacérations, peut produire pour le nez un polype, & pour les oreilles, un dépôt dont les fuites font auffi funeftes que douleureufes, parce que la membrane qui tapiffe ces deux cavités, eft parfemée de mamelons poreux, qui font très-fufceptibles d'engorgements & d'obftructions; c'eft ce qu'on voit tous les jours fans que des exemples auffi frappans puiffent corriger.

Les enfans ont la mauvaife habitude de porter les doigts dans le nez & dans les oreilles; ils ne fçavent pas que les ongles font de tous les inftruments les plus nuifibles, parce qu'ils déchirent fans incifer, & que les plaies de cette nature font très-difficiles à guérir : il eft donc du devoir des parents de les avertir du danger auquel ils s'expofent, & de les punir lorfqu'ils donnent des preuves de leur défobéiffance; mais les enfans ne font pas les feuls qui commettent des fautes dans ce genre; on voit tous les jours de grandes perfonnes faire plus encore, en fe fervant de la tête d'une épingle, de la pointe d'un curedent, pour les inférer dans le conduit auditif, & forcer le cérumen à découler plus abondamment : cette imprudence est de la dernière conséquence, parce que la tête de l'épingle n'est pas toujours si parfaitement ronde, qu'elle ne soit dans le cas de blesser l'épiderme qui revêt la membrane du tambour, parce qu'il peut en résulter des dépôts qui se perpétuent à l'infini, & qui finissent ordinairement par former des fungus ou des abscès dangereux pour l'organe de l'ouie.

Lorsque le conduit auditif se trouve embarrassé par un amas d'humeur concrete, il faut commencer avant toute chose, par se servir d'une petite éponge imbibée d'une infusion dégourdie de fleurs de mauve; il faut, dis-je, en humecter le conduit externe, afin d'amollir & de détendre les parties dures, après quoi, prendre une petite curette d'ivoire ou d'écailles pour en tirer peu-à-peu le cérumen épaissi; mais il doit être de la dernière conséquence & de la plus scrupuleuse attention de ne pas chercher à pénétrer trop avant, dans la crainte de déranger ou de blesser l'ordre économique qui régne dans toute l'étendue de ce conduit. On doit préférer les cures-oreilles d'ivoire ou d'écailles à tous ceux qui sont faits avec l'or ou l'argent, le fer ou l'acier, parce que plus cet instrument est léger, plus il est facile d'en conduire la direction;

mais il est absolument essentiel que la partie nécessaire soit saine & entière, qu'elle n'ait pas une circonférence trop ronde, ni trop étendue, afin de pouvoir s'en aider librement; il seroit même de la plus grande imprudence de porter, dans le conduit auditif, la pointe du cure-oreille; c'est aussi pour éviter toute méprise qu'on ne sçauroit trop recommander aux Artistes, de donner aux cures-oreilles une forme égale par les deux bouts, & suffisamment longue. Voilà, ce me semble, les conseils les plus sages & les avis les plus salutaires qu'on puisse donner en pareils cas.

SECTION V.

De la trop grande sécheresse du Cérumen; & des moyens de lui conserver sa fluidité.

TOUT l'ensemble corporel est un composé de solides & de fluides, qui tous agissent librement & de concert; c'est-à-l'aide de la flexibilité des uns que nos mouvements volontaires s'exécutent; c'est par la circulation des autres que l'esprit vital se vivifie & se régénère; mais cette union, si nécessaire, se trouve

trouve ſouvent dérangée par les contraſtes qui ſe multiplient, & par les événements qui ſe rencontrent. Le plus petit incident négligé en attire un plus grand, & de ſuite le trouble & la confuſion ſe manifeſtent. Voilà ce que nous voyons arriver tous les jours, ſans que nous prenions de juſtes précautions pour en arrêter les progrès, ou en diminuer les effets; cependant c'eſt avec le ſecours d'un régime mitigé, d'une boiſſon légère, que nous pouvons vaincre cette ſéchereſſe accidentelle qui diminue nos forces & notre ſoupleſſe, qui allume le feu dans la lymphe, comme dans le ſang, & qui produit cette rigidité qui empêche l'exudation des conduits ſécréteurs & excréteurs.

Le cérumen qui diſtile par le trou auditif, eſt le produit de la ſurabondance des humeurs qui ſe filtrent par les canaux excrétoires des petites glandes qui en tapiſſent toute l'étendue : c'eſt donc de la nature & de la qualité de nos humeurs en général, que dépend la trop grande ſéchereſſe ou la trop grande fluidité de cette liqueur cérumineuſe qui, par elle-même, eſt d'une acrimonie mordicante, ainſi que nous l'avons plus amplement détaillé; mais il peut ſe faire auſſi que cette ſéchereſſe provienne du défaut de ſécrétion ou de fermentation, occaſionné par un vice local;

alors il n'eſt pas étonnant que le cérumen acquiere cette rigidité qui eſt l'effet d'un foyer inflammatoire ou d'une contuſion qui détermine l'engorgement & l'obſtruction. La trop grande ſécchereſſe du cérumen, qui a pour cauſe l'un ou l'autre de ces accidents, ne peut qu'augmenter les accidedens de la maladie; c'eſt pourquoi on ne ſçauroit s'empreſſer trop tôt de chercher les moyens d'y remédier.

Lorſque la matière cérumineuſe ſe trouve tellement ſerrée & comprimée dans le conduit auditif, que rien ne découle, & que la membrane du tambour eſt moins ſuſceptible de l'impreſſion des ſons, ce qui ſe reconnoît à la difficulté qu'on a d'entendre, & à la néceſſité où l'on ſe trouve de prêter plus attentivement l'oreille, il faut ſe ſervir de la petite ſeringue d'Anel, avec piſton droit pour injecter doucement l'intérieur de cet organe, parce qu'un flux trop précipité ou trop abondant, ne rempliroit pas le but qu'on ſe propoſe, qui eſt d'amollir & de détendre peu-à-peu les parties engorgées; il faut injecter avec une infuſion dégourdie de fleurs de mauve; ce qu'on répétera tous les jours, & autant de temps que le cérumen ſera à reprendre ſa conſiſtance naturelle. On doit auſſi ſe ſervir de la même infuſion dégourdie, pour bassiner, matin & soir, la partie antérieure & postérieure du cartilage, afin d'humecter de proche en proche, sans cependant chercher à trop relâcher : c'est une attention qu'on ne doit jamais perdre de vue, soit dans un genre, soit dans un autre, parce que l'excès est toujours nuisible, & produit souvent une maladie plus dangereuse que celle à laquelle on vouloit remédier.

SECTION VI.

De la trop grande fluidité du Cérumen ; des précautions qu'on doit prendre.

LA Nature a souvent besoin d'aide pour réparer la mauvaise qualité de ses déjections, parce qu'il est une cause première qui influe sur la cause seconde ; mais cette connoissance n'appartient qu'à un Observateur instruit, qu'à un Médecin expérimenté ; autrement, vouloir agir par ses propres lumières, ou s'en rapporter aux promesses des empiriques, toujours dangereux, c'est s'exposer à l'incurabilité d'un mal qui, dans le principe, auroit été de peu de conséquence. La théorie & la pratique en Médecine ne peuvent être bien connus que par un Observateur instruit, parce qu'un Charlatan en ce genre, est un homme à qui rien ne coûte, & qui ose même annoncer qu'un seul remède peut guérir tous les maux. Voilà la panacée universelle, qu'on cherche malheureusement à établir aux dépens d'une vie qui est sans cesse troublée par différents événements. On ne sauroit donc trop se méfier de ces gens sans aveu, de ces mercenaires intéressés qui couvrent d'un voile factice leurs prétendus mystères. Tels sont les funestes exemples qui, souvent se trouvent accrédités par un peuple trop avide de la nouveauté. Heureux le Philosophe chrétien qui ne suit pas le torrent, & qui se renferme dans la classe des amis de l'humanité.

Les causes qui produisent la trop grande fluidité du cérumen, proviennent, pour l'ordinaire, ou d'un vice humoral, ou d'un défaut local. Le premier peut avoir lieu lorsque les sécrétions & excrétions corporelles se font avec difficulté, parce qu'elles se trouvent troublées par une humeur quelconque, qui a plus ou moins d'acrimonie, plus ou moins d'épaississement : c'est donc le manque de consistance dans la déjection de nos humeurs, qui fait que le cérumen acquiert trop de fluidité; il peut se faire aussi, & même il arrive souvent que cette trop grande fluidité provient de l'état des glandes qui sont tellement relâchées, que l'humeur n'a pas le temps d'acquérir la coction qui lui est nécessaire pour se filtrer avec cette liberté qui lui est nécessaire; mais, de quelque cause que dépende le desséchement ou la trop grande fluidité du cérumen, il est toujours prudent de réunir les remédes corporels aux remédes locaux; c'est en conséquence, que nous ne pouvons trop insister sur les indications suivantes.

Lorsque les fonctions de l'Oreille péchent par trop d'acrimonie ou trop de viscosité, on ne risqne rien, dans les deux circonstances, d'observer un régime doux, de boire tous les matins à jeun, pendant une huitaine de jours, deux à trois tasses, soit d'orangeade, soit de limonade cuite, ou d'eau d'orge perlée, qu'on édulcorera de la manière la plus conforme au vice dominant: de mâcher également le matin, soit des feuilles de cochléaria, soit gros comme un pois de racine de pyréthre; d'injecter le conduit de l'Oreille avec une infusion presque froide d'un mêlange de fleurs de sureau & de roses de Provins. Cette liqueur vulnéraire astringente est plus que suffisante pour rétablir le ton & l'action des glandes; mais, après quelques jours de ce traitement, on doit supprimer la rose de provins, pour ne plus se servir que de celle de sureau; qu'on discontinuera de même, lorsqu'on reconnoîtra que l'humeur a plus de fermeté & de consistance; observation qu'il sera facile de faire d'après la nature des déjections. Tels sont les moyens simples dont on peut faire usage pour parer à des accidents qui, faute de précautions, ne peuvent que croître & se multiplier; aussi voyons-nous tous les jours que l'accident qui n'étoit rien dans le principe, devient de conséquence dans ses suites.

CHAPITRE IV.

Des différentes maladies qui peuvent déranger ou obstruer la membrane du Tambour.

Les membranes qui servent de soutien aux parties du corps, sont en grand nombre; elles sont plus ou moins intérieures, & ont différents rapports de conformité entr'elles, suivant leurs différents usages; les unes sont faites pour modifier les sensations, pour diminuer les impressions trop vives des corps étrangers; les autres sont établies pour couvrir & défendre les organes pour lesquels elles sont destinées: leur texture est une réunion, ou plutôt un entrelacement géneral de fibres, soit nerveuses, soit tendineuses ou ligamenteuses. Elles sont plus ou moins flexibles, plus ou moins sensibles, suivant la nature & l'espéce de ces mêmes fibres; leur couleur est ordinairement d'un blanc mat; mais leur sensation dépend de l'abondance des esprits nerveux dont elles sont imbibées; ce qui les rend capables d'un mouvement plus ou moins prompt. Voilà ce qui arrive sans cesse, & ce qui prouve l'ordre admirable que l'Auteur de la Nature a mis dans chaque partie de notre existence, pour aider & secourir l'homme dans ses besoins.

La membrane du tambour est, comme toutes les autres, un assemblage de fibres ourdies & entrelacées entre elles, & ce lacis paroît de nature tendineuse ou ligamenteuse, parce que cette membrane a besoin tout-à-la-fois de tension & de flexibilité, pour recevoir l'impression des sons, pour en modifier les différentes sensations: or, toutes les fois qu'une de ces deux conditions manque, il arrive que le méchanisme de l'ouie est imparfait: c'est ce qu'on voit tous les jours dans les effets de la peau d'un tambour ordinaire dont on veut tirer des sons justes & sonores, de manière que celui qui veut battre la caisse, a très-grand soin de resserer la peau de son tambour, & de la mettre à l'unisson; autrement les pulsations sonores en seroient très-imparfaites: or voilà ce qui se passe dans la membrane du tambour de l'Oreille, qui, faute de tension ou de flexibilité, amortit l'effet des corps sonores, & en empêche l'action interne.

La membrane du tambour est encore sujette à une infinité d'autres accidens qui lui viennent de la nature du cérumen qui s'épaissit, parce que les glandes cérumineuses sont ou engorgées ou tuméfiées ; ce qui produit une humeur concréte, qui couvre & vicie cette membrane ; il peut même se faire que la tuméfaction de ces glandes produise aussi des tubercules ou des excroissances charnues, qui bouchent le conduit auditif, & qui empêchent l'impression des sons de pouvoir pénétrer plus avant ; on voit même tous les jours, qu'à l'aide de certains remédes, ces sortes d'excroissances qui couvrent les orifices des glandes se détachent, & qu'on en fait facilement l'extraction ; mais la maladie la plus dangereuse pour la membrane du tambour, c'est l'altération que produit par son sejour une humeur quelconque, & qui dépose son venin morbifique dans le tissu cellulaire du conduit auditif ; il n'est donc pas étonnant qu'il en résulte des dépôts, qui, à force de se regénérer, portent une cruelle atteinte à cette membrane, soit en détruisant ses attaches, soit en la détournant de sa rainure. Ce n'est donc qu'après avoir pris une connoissance exacte de la cause & du local de la maladie, qu'on peut parvenir à en indiquer les moyens curatifs ; aussi poura-t-on se servir, avec quelques succès, de ceux qui seront ci-après détaillés.

SECTION PREMIÈRE.

Du relâchement de la membrane du Tambour, de ses causes & de ses remedes.

Il n'est pas de petites parties dans les solides qui composent l'ensemble corporel, qui n'ait son point d'union & de réunion. Chaque chose a sa place, & cette place renferme tels moyens, telle utilité; c'est pourquoi, lorsqu'il arrive que tel objet nécessaire manque des conditions requises à l'ordre économique des choses, alors le trouble & la confusion s'établit de proche en proche; c'est une cheville ouvrière qui manque à une partie de cette charpente; c'est une fenêtre, dont l'assise de pierre n'est pas solide; ce qui fait que le chassis dormant se déjette, & que la croisée vacille de toutes parts; elle ne peut donc plus remplir le but proposé, puisqu'elle manque de clôture suffisante pour empêcher la colonne d'air de pénétrer. Telle est la démonstration figurée de ce qui se passe dans le conduit auditif externe, & plus particulièrement encore dans la membrane du tambour, qui ne peut recevoir l'impression des corps sonores, qu'autant qu'elle est ferme & élastique, qu'autant qu'elle se trouve pourvue de cette tension nécessaire à la réception des sons.

La membrane du tambour peut se trouver relâchée par l'effet de différentes causes ; les unes sont internes & locales ; les autres sont externes & accidentelles. Les premières proviennent pour l'ordinaire de tous les amas d'humeurs qui se portent dans le conduit auditif, & qui par leur séjour corrodent la rainure de cette membrane, d'où suit nécessairement le relâchement, & par conséquent le défaut de tension ; les deuxiémes sont la suite de quelques coups ou contusions, qui par pressions ou par secousses violentes ont distendu l'adhésion intime de ce corps membraneux, qui est, comme il a été dit, engagé dans la circonférence du conduit interne. La membrane du tambour peut encore se trouver relâchée par différentes causes, les unes, occasionnées par la sécheresse de la liqueur cérumineuse, les autres, par les effets humides du lieu qu'on habite ; ce qui ne se rencontre que trop souvent, sur-tout, lorsqu'on se presse d'occuper des maisons nouvellement bâties, & dont les plâtres n'ont pas encore eu le temps de rendre leur humidité : aussi ne cesserai-je de dire que cet avis est plus important qu'on ne se l'imagine, & qu'il devient souvent la source de bien des maux.

On connoit le relâchement de la membrane du tambour, d'après le rapport du malade, le défaut de ton, & le manque d'action que porte l'impression des corps sonores ; ce qui rend les vibrations molles & imparfaites : c'est donc alors qu'il faut prendre les moyens de resserer ce qui est relâché, en employant les remédes astringens & les toniques ; en se servant d'une petite tente de coton fin en forme de bourdonnet ; qui, après avoir été imbibée dans une infusion de fleurs de sureau & de roses de Provins, peut être insinuée en forme de cornet allongé dans le conduit auditif externe ; ce qui se fait à l'aide d'une petite pince ; ayant soin de recouvrir ce même cornet d'une tente séche, & préparée avec le coton le plus fin. On change tous les jours ce topique léger, sans chercher à vouloir porter la sonde dans le conduit auditif, parce que la Nature, plus adroite que l'art, n'a besoin que d'un peu d'aide pour agir efficacement ; le grand talent consiste donc à ne la point contrarier, & à bien étudier ses besoins ; c'est pourquoi, après quelques jours de cette tentative première, on peut faire une légère injection de fleurs de sureau, animée de quelques goutes d'eau des Carmes ; on peut la faire avant l'introduction du bourdonnet, imbibé d'une eau vulnéraire, proportionnée au besoin; ce que l'on continue ou qu'on change, suivant les différentes impressions du reméde, ce qu'on fait soit d'après le rapport du malade, soit d'après l'examen du local de la maladie.

SECTION II.

De l'obstruction de la Membrane du tambour; & des moyens curatifs.

L'INTÉGRITÉ de l'Oreille dépend d'une infinité de causes secondes, mais sur-tout des bons effets de la circulation, & c'est du défaut de circulation des fluides, que proviennent tous les maux qui s'opposent à la santé. Il est donc absolument essentiel de chercher dans le principe à en arrêter les progrès pour pouvoir en diminuer les effets. Tel est le point essentiel qui maintient la vie de l'homme; telles sont les causes qui, de proche en proche parviennent à en altérer le cours, parce que l'intempérie de ses passions, parce que la surabondance de ses besoins, ne fait qu'altérer les sucs propres à vivifier les esprits animaux, qui servent à maintenir le produit de nos sensations; c'est même de ces altérations que naissent ces amas, ces concrétions, qui rendent le sang plus épais, & la lymphe plus visqueuse. Voilà ce qu'on remarque tous les jours dans le principe d'une maladie, dont le traitement curatif ne peut vaincre une suite d'obstructions qui, de proche en proche, se multiplient, & produisent extérieurement les mêmes obstacles qu'elles forment intérieurement.

La membrane du tambour qui est d'une texture mince & transparente, qui est revêtue d'une peau très-fine & très-déliée, est par conséquent plus susceptible de recevoir les impressions de l'obstruction qui se manifeste d'après les embarras de la circulation, & le manque de transpiration; c'est donc, d'après les effets de la circulation & le manque de transpiration, que cette membrane, naturellement perméable, est si sujette aux oblitérations de tout genre, & qu'elle devient incapable de transmettre les impressions qu'elle reçoit, parce que le voile humoral qui la couvre, lui communique une espéce d'opacité qui porte obstacle aux différentes vibrations des sons; c'est pourquoi, d'après ces changemens, plus ou moins subits, il faut de toute nécessité que la pointe stimulante des corps sonores vienne se perdre infructueusement sur un objet qui ne peut que les absorber sans les rendre sensibles ; d'où il arrive que le malade n'entend qu'un bruit sourd & confus ; ce qui, faute de secours, ne fait que s'accroître de plus en plus, & se perpétuer : il est donc de la prudence, de chercher à remédier à la cause première pour pouvoir agir avantageusement sur la cause seconde. Telles sont les indications suivantes.

L'obstruction de la membrane du tambour qui provient de l'épaississement des humeurs exige toutes les précautions nécessaires qui peuvent tendre à atténuer & diviser ces mêmes humeurs ; c'est au Médecin prudent & instruit à proportionner la nature des purgatifs & des doses à la force du tempérament ; à les varier, les suspendre ou les répéter suivant les circonstances & le besoin ; mais il ne suffit pas de chercher à rétablir la circulation des fluides ; il faut encore mettre en usage les remédes locaux, tels que les injections faites avec les infusions dégourdies de fleurs de mauve, de les faire doucement & à plusieurs reprises ; il faut, de plus, établir à chaque fois des bourdonnets de coton, lesquels doivent être imbibés de la même infusion dégourdie, pour les revêtir d'une tente séche ; ce que l'on change & que l'on continue tous les jours, une seule fois ou deux au plus ; & autant de temps que le cérumen est à reprendre sa fluidité naturelle. Lorsque le succès a répondu à l'attente, c'est alors qu'on se sert, à froid, pendant quelque temps, d'un bourdonnet imbibé d'un léger tonique, tel que l'eau de sureau animée d'eau des Carmes, sçavoir dix à douze gouttes de cette liqueur spiritueuse pour une once d'infusion. C'est ainsi qu'on parvient au but, en suivant la Nature pas à pas; cependant on peut & on doit se servir encore, pendant un temps suffisant, des tentes séches, & faites avec un coton fin & délié, ayant la précaution d'entretenir ce bien-être, en frictionnant, matin & soir, le derrière des Oreilles avec un linge sec ou un morceau de flanelle bien fine.

SECTION III.

De l'extraction nécessaire des coagulations de la Membrane du tambour.

TOUT ce qui dérange l'économie animale, tout ce qui forme des obstacles à l'ordre établi par la Nature, est un corps étranger qui doit être extrait, qui doit être séparé de la constitution première; autrement il arrive que cette même constitution se trouve altérée, & que les sucs nutritifs en deviennent viciés, parce

parce que l'adhésion intime de ce corps étranger, empêche l'exudation poreuse qui est si nécessaire à la circulation ; il faut donc nécessairement, que cette partie dépourvue de son insensible transpiration, devienne elle-même obstruée, & que son obstruction produise de plus en plus une adhérence intime avec le corps étranger ; c'est ce qui se remarque dans toutes les extensions des glandes, dans toutes les excroissances charnues, dont le prolongement vient recouvrir les parties adjacentes, & former un obstacle, soit à l'insensible transpiration, soit au mobile de la circulation : de-là naissent ces expansions de cicatrices toujours dangereuses, & pour lesquelles les ressources de l'art deviennent souvent infructueuses.

La membrane du tambour est plus exposée que toutes les autres parties du corps, à recevoir l'expansion des maladies glanduleuses, parce qu'elle est environnée d'une infinité de petites glandes, dont l'obstruction cellulaire de l'une se communique de proche en proche à celle de l'autre, & forme ces adhérences qui bouchent le conduit auditif, ou qui viennent masquer la surface de cette membrane, de manière que l'impression des sons ne peut pas pénétrer plus avant, ni se rendre sensible à l'action interne du méchanisme de l'ouie. Il en est donc de l'oreille comme des yeux, dont la partie active & sensitive peut être saine, sans être susceptible de la perception des rayons lumineux, parce que les humeurs & les membranes qui servent à la réunion de ces mêmes rayons, sont obstruées en totalité ou en partie, ainsi qu'il arrive dans les cataractes. Ne pourroit-on pas dire de même, que les coagulations externes de la membrane du tambour sont une espéce de cataracte qui empêche la vibration des corps sonores; mais c'est toujours pour tous les deux un corps impermeable, un corps qui ne peut ni se fondre, ni se diviser, & pour lequel l'opération devient nécessaire & même indispensable.

Avant que de chercher à faire l'extraction des extensions glanduleuses, ou autres, qui masquent la membrane du tambour, il faut de toute nécessité, employer plusieurs jours à amollir & détendre l'adhésion qui les tient comme attachées, soit à la circonférence du conduit, soit à la surface de la membrane; ce qui se fait avec le secours des injections émollientes & composées avec l'infusion dégourdie de fleurs de Guimauve & d'huile de lys, avec les bourdonnets imbibés de la même infusion & revêtus d'une tente séche. Les injections doivent se faire doucement & à plu.

sieurs reprises; c'est dans les intervalles qu'on porte la curette dans le conduit, pour chercher à soulever le corps qu'on veut extraire, ce que l'on continue tous les jours, jusqu'à ce que ce même corps paroisse se détacher plus aisément : alors on change la nature du fluide qui sert à imbiber les bourdonnets, ce qui se fait avec les eaux dégourdies & légèrement ferrugineuses, telles que celles de Passy : on se sert de la pince, en forme de tire-fond, pour en extraire le corps détaché; mais, si l'on trouve qu'il y ait encore de la résistance, il ne faut pas se presser; on doit même attendre qu'il se détache de lui-même pour en faire l'extraction sans lésion; c'est ce qu'on obtient avec un peu de patience : pour lors, s'il ne survient pas d'inflammation, on employe de suite les mêmes bourdonnets, les mêmes injections, jusqu'à ce que la résolution paroisse assurée : ce qui se reconnoîtra à l'examen & à la nature du *cérumen*.

SECTION IV.

Du décollement de la Membrane du tambour ; ce qu'il faut faire pour y remédier.

L'OBSERVATION en général eſt, autant qu'elle eſt poſſible, abſolument néceſſaire pour parvenir aux moyens curatifs ; c'eſt d'après cet examen que le praticien juge de la nature & des cauſes de la maladie. Voir, toucher & entendre ſon malade, ſont trois conditions qui mettent à portée de juger plus ſainement & plus sûrement, parce que celui qui ſouffre dit ce qu'il éprouve, & que ce qu'il éprouve eſt un indice pour l'obſervateur qui voit ou reconnoît ce qui manque à la narration. Les maladies de l'Oreille externe ſont ſuſceptibles de ces trois conditions : pour cet effet on fait aſſeoir le malade, on le place dans un beau jour, & autant que faire ſe peut, à l'aſpect du ſoleil ; on lui fait tenir par un aide la tête un peu panchée ; on prend enſuite une petite pince ou le *ſpeculum auris*, pour écarter les bords du conduit cartilagineux, afin de remarquer plus aiſément ce qui ſe paſſe dans le canal oſſeux. Ce *ſpeculum* eſt une eſpéce de ſonde à deux branches ; elle eſt élaſtique du haut & ronde par les deux bouts. Si l'obſervateur trouve trop de difficultés à pouvoir porter un œil pénétrant dans ce conduit, il ſe ſert alors d'une petite ſonde ordinaire qu'il rend plus ou moins courbe, ſelon le beſoin. Tel eſt le flambeau qui doit éclairer ſes doutes, & diriger de plus en plus ſes moyens curatifs.

Il arrive tous les jours que la membrane du tambour éprouve des ſecouſſes, ſoit par contuſions, ſoit autrement, & qu'il en réſulte un frémiſſement général qui porte une ſenſation douloureuſe dans toute l'étendue de cet organe : il n'eſt donc pas étonnant que cette membrane, qui eſt un composé de nerfs & de muſcles, ne ſoit rudement ſecouée par les effets que produit une chûte ou un coup reçu ſur la tête, & que de cette ſenſation ſubite, il en réſulte le décollement de la membrane qui n'eſt retenue que par une eſpéce de rainure formée dans la circonférence du conduit interne. Telles ſont les cauſes ſenſibles qui peuvent déranger la ſolidité néceſſaire à cette membrane, dont le relâchement des attaches empêche néceſſairement l'impreſſion des corps ſonores, parce que l'air, en paſſant dans le conduit auditif, s'inſinue dans la caiſſe du tambour, ſans porter aucune impreſſion ſur les parties premières & néceſſaires à l'organe de l'ouïe : on doit donc craindre qu'une communication qui devient auſſi préjudiciable qu'elle eſt dangereuſe, ne produiſe le triſte état de la ſurdité ; c'eſt auſſi pour en empêcher les effets qu'on ne ſçauroit trop-tôt ſe preſſer de réparer les écarts qu'a pu produire la maladie.

Lorſqu'après avoir fait une chûte, ou reçu une contuſion, il arrive que le malade ſe plaint d'un bruit ſourd qui ſemble ſe répandre dans tout l'intérieur de l'organe de l'ouïe, on doit alors préſumer que ce défaut provient de l'écartement de la membrane du tambour qui livre paſſage à la colonne d'air qui porte l'impreſſion des ſons ; c'eſt pourquoi, après avoir cherché à s'en aſſurer encore par le moyen de l'obſervation, & qu'on reconnoît qu'il n'exiſte ni douleur, ni inflammation ; on doit, ſans plus tarder, mettre en uſage les injections aſtringentes &, de ſuite les aromatiques ſpiritueuſes, avec les bourdonnets imbibés de la même liqueur, & revêtus d'une tente ſéche; ce qu'on réitère une ou deux fois le jour, ayant l'attention de bien obſerver ſi l'injection ne paſſe pas dans la caiſſe, & ne découle pas de ſuite par la trompe d'Euſtache ; c'eſt ce dont un malade, attentif ſur lui-même, peut rendre compte d'une manière ſenſible. Dans ce cas, il faut ſe ſervir ſimplement d'une infuſion mêlangée avec les fleurs de ſureau & de roſes de Provins, ſans l'animer d'aucune liqueur ſpiritueuſe, parce qu'il y auroit à craindre que l'acide fermenteux de ce fluide ne diſtendît davantage la membrane : c'eſt donc à un praticien ſage & judicieux, que doivent être réſervées les différentes modifications ou applications des remédes ; car on ne peut trop répéter que c'eſt ſouvent du début des remédes premiers que dépendent les ſuccès curatifs de la maladie.

SECTION V.

De l'engorgement des Glandes, qui ſervent à entretenir l'humide radical de la Membrane du Tambour.

LES pores de la peau ſont autant de tuyaux ſecréteurs & excréteurs, qui fourniſſent la matière de l'inſenſible tranſpiration ; & l'inſenſible tranſpiration eſt le dépuratif le plus aſſuré de nos humeurs, qui ſe fait par l'infiltration de la partie ſéreuſe, qu'on déſigne ſous le nom de *ſueur*, qui eſt plus ou moins abondante, plus ou moins fétide, ſuivant la chaleur de notre sang, & les vices dont il est empreint. Tels sont les efforts redoublés que la Nature met en œuvre pour se débarrasser de ce superflu humoral; ce qui s'opère presque toujours naturellement, mais quelquefois aussi avec l'aide de légers sudorifiques qu'on change ou qu'on multiplie, suivant le besoin. Les pores de la peau sont donc les orifices des glandes qui servent comme de réservoir à la surabondance de l'humeur qui se filtre par l'insensible transpiration; mais, lorsqu'il arrive que ces mêmes glandes se tuméfient, soit par l'effet des contusions, soit par la mauvaise qualité des fluides qu'elles contiennent, alors l'inflamation se manifeste, & l'engorgement s'établit de toutes parts, de manière que la sécrétion devient plus gênée, & l'excrétion moins abondante, ce qui produit tous les accidents qui arrivent d'après les engorgements de l'orifice des glandes.

Les glandes cérumineuses du conduit auditif sont en grand nombre, & en tapissent l'intérieur; elles distillent une espéce de cire qui est amère & gluante; ce qui annonce des sels âcres & lixivieux, des sels mélangés avec des parties grasses & oléagineuses: il n'est donc pas étonnant qu'un produit aussi inflammable n'occasionne des ravages proportionnés à la délicatesse de cet organe qui se trouve ou trop condensé par le froid, ou trop dilaté par le chaud; c'est de ce contraste, souvent momentané, que proviennent les fluxions & les obstructions glanduleuses; c'est alors qu'on éprouve des douleurs pulsatives, & que le malade ressent un frémissement insupportable, parce que les sucs salins qui étoient en fermentation, & en disposition de se cribler, s'arrêtent dans les glandes, les gonflent & les tuméfient, de manière que ces sucs stagnants & fermentés, picotent les extrémités des nerfs dont la membrane du conduit est parsemée, & déterminent un foyer de chaleur qui, pour l'ordinaire, produit suppuration. Voilà d'après les effets naturels, ce qui détermine l'engorgement des glandes du conduit auditif, & ce qui exige les remédes les plus simples & les plus prompts.

L'humeur saline & acrimonieuse des glandes du conduit auditif, paroît naturellement exiger un correctif capable d'en diminuer le ferment, c'est pourquoi on ne doit pas attendre que la douleur soit à son dernier période, pour mettre en usage les injections douces & calmantes, pour se servir de bourdonnets imbibés de la même liqueur, & toujours revêtus d'une tente séche. Les premières injections doivent se faire avec la seule infusion dégourdie de fleurs de mauve, guimauve & autres; ce qu'on doit continuer tous les jours, autant de temps que la douleur se fera sentir; après quoi on cesse les injections pour passer aux infusions résolutives & presque froides, de fleurs de sureau qu'on anime successivement, soit avec quelques gouttes d'eau de Cologne ou d'eau des Carmes. Lorsque l'humeur, qui avoit produit l'engorgement, paroît être totalement évacuée, & qu'il ne reste plus rien à craindre, on quitte l'insertion du bourdonnet, pour ne plus se servir que d'une petite tente séche, dont on diminue le volume insensiblement, afin de faciliter l'écoulement du cérumen, afin de ne pas rendre trop promptement l'impression de l'air qui est toujours pénétrant & sensible. Aux remédes locaux, doivent se réunir un régime doux, des boissons de même nature, & capables de calmer l'acrimonie de la lymphe & du sang.

SECTION VI.

Du desséchement de la Membrane du Tambour; & des causes qui y contribuent.

TROP de relâchement dans les solides, produit l'effet contraire au trop de resserrement; c'est-à-dire que le trop ou le trop peu dérange le juste équilibre de nos humeurs; en sorte qu'on pourroit dire que l'un des deux est toujours également préjudiciable à la bonne harmonie qui doit régner dans la circulation des fluides, parce qu'un nerf, un muscle, une fibre qui se trouve trop relâchée, diminue le coup de piston nécessaire à l'action de la circulation, tandis que, par la raison des contraires, les mouvemens convulsifs, en augmentent la force au point de porter un érétisme marqué dans les uns, & une fermentation extrême dans les autres. Telles sont les révolutions auxquelles la vie de l'homme est sujette; c'est un navire toujours prêt à faire naufrage, toujours agité par des vents contraires à une heureuse navigation, de manière que la moindre révolution qui arrive, jette le trouble dans une partie, & décide souvent des embarras dans une autre, embarras que la pratique la plus éclairée a toutes les peines possibles à vaincre ou à diviser. Le grand talent de l'Observateur est donc d'être toujours sur la défensive, pour chercher à aider la Nature dans ses marches les plus tortueuses, sans vouloir la forcer dans ses retranchements les plus obscurs.

Le desséchement de la membrane du tambour peut arriver accidentellement ou naturellement. Dans le premier cas, les chûtes, les fortes secousses données au cerveau, peuvent tellement en ébranler les nerfs, qu'il en résulte une commotion si forte dans ceux dont la membrane du tambour est parsemée, qu'elle se relâche ou se distend en partie; c'est donc de cette détension que suit nécessairement le desséchement; ce qui empêche les vibrations des corps sonores, parce que la tension naturelle de cette membrane, est absolument nécessaire pour mettre en action les osselets, pour en diriger les opérations. C'est pourquoi, toutes les fois que la membrane est desséchée ou obstruée, il ne peut se faire de pulsations sensibles; d'où il arrive que l'impulsion des corps sonores vient se perdre infructueusement. Dans la seconde circonstance, on reconnoit tous les jours que les sels acrimonieux du cérumen, corrodent souvent la rainure de la membrane, & la privent en partie de ses sucs nourriciers; de manière qu'il en résulte une infinité d'accidents plus considérables les uns que les autres : il est donc absolument essentiel d'employer tous les moyens propres à rétablir la vive transparence de cette membrane; autrement le trouble & la confusion se porteroient dans la caisse du tambour, & finiroient par décider une surdité pour laquelle il resteroit peu de ressources.

Lorsque, d'après l'observation, on juge que la membrane du tambour est privée de ses sucs nourriciers, & que sa surafce devient séche & aride; c'est alors qu'il faut mettre en usage les injections douces & émollientes; les bourdonnets imbibés de la même liqueur; tel est le lait de femme le plus séreux & coupé avec l'infusion dégourdie de fleurs de mauve. Ce reméde, tout simple qu'il est, paroît le plus convenable à ce genre de maladie, & peut être continué plusieurs jours de suite; après quoi il est bon de se servir de la même infusion mélangée avec l'huile d'œuf; ce qu'on change & que l'on continue suivant les circonstances, parce que c'est toujours à l'Observateur à profiter des indications de la Nature. Il est donc inutile de surcharger un ouvrage par une infinité de formules qui ne feroient que gêner le praticien dans la conduite qu'il croit devoir tenir; c'eſt à ſa prudence que le malade doit ſoumettre tous les dégrés de ſenſibilité qu'il peut éprouver; c'eſt d'après ces aveux que l'homme inſtruit dirige ſes moyens, & qu'il preſcrit un régime qui, d'après l'efficacité des remédes locaux, doit concourir à donner l'eſpérance d'une guériſon parfaite

ADDITION

AUX DEUX SECTIONS PRÉCÉDENTES.

Du relâchement & du deſſéchement de la Membrane du Tambour.

Annonce de deux CONDUITS AURICULAIRES.

LE relâchement & le deſſéchement de la membrane du tambour, ſont deux maladies qui, quoique différentes, ſont cependant ſuſceptibles des mêmes inconvénients, parce que dans les deux circonſtances, la vibration des corps ſonores ne peut plus ſe faire ſentir auſſi aiſément, ni agir auſſi librement que dans l'état naturel: auſſi arrive-t-il tous les jours que les remédes généraux deviennent impuiſſants, & qu'on eſt forcé de recourir à des moyens que l'art & l'induſtrie peuvent favoriſer; de ce nombre ſont les cornets auditifs dont on ſe ſert ordinairement, mais qui ſouvent ſont encore de peu d'utilité, parce que plus la vibration des corps ſonores a de diſtance à parcourir, moins ſa rigidité eſt dans le cas de former ſon impreſſion : il n'eſt donc pas étonnant que la membrane du tambour qui ſe trouve ou deſſéchée, ou relâchée, ait beſoin d'une impreſſion plus forte & plus active ; ce qui ne peut s'obtenir que par le moyen d'un ſecours qui, en rapprochant les effets du ſon, le rende en même temps plus ſenſible ſur la membrane du tambour. C'eſt d'après ces examens, pluſieurs fois réitérés, que je me ſuis déterminé à donner le modéle de deux cornets auriculaires; le premier, en forme de cul-de-lampe environné intérieurement de lames ſpirales tournantes ; le ſecond, moins ouvert dans ſon orifice, mais préparé en-dedans en manière de lames ſpirales-courbes; tous deux doivent avoir l'extrémité aſſez menue pour pouvoir pénétrer dans le conduit auditif interne, de manière que l'un ou l'autre puiſſe s'introduire extérieurement ſans gêne & ſans compreſſion des glandes cérumineuſes ; or voici de quelle manière on en propoſe le compoſé & l'uſage.

Tous les hommes n'ayant pas les mêmes proportions, dans la forme de la conque de l'Oreille externe, il eſt facile d'en former le moule avec un mastic fraîchement préparé, ou avec une cire molle ; c'est d'après ce modéle, qu'on pourra établir des cornets auriculaires, soit avec l'or ou l'argent, soit avec l'étaim ou le plomb, & suivant les proportions qui se trouvent désignées dans la gravure, c'est-à-dire, en forme de coque de limaçon pour l'un, & de cornet allongé pour l'autre; mais toujours avec les dimensions propres à recevoir intérieurement la vibration des sons, & à les rendre plus sensibles sur la membrane du tambour. Ces sortes de lames spirales, proportionnées avec soin & en forme pyramidale, doivent se trouver terminées par un petit tuyau qui se porte dans le conduit auditif interne, de manière à ne pas comprimer les glandes de ce conduit, ni la membrane qui en revêt le cartilage. De l'effet de ce cornet, ainsi adapté, il en résulte que la membrane du tambour, continuellement frappée par l'impression des sons, est susceptible d'en communiquer plus aisément les différentes sensations aux différents organes de l'ouie; il seroit même possible que cette action, continuellement répétée, fût dans le cas de réparer le desséchement ou le relâchement de cette membrane.

La partie antérieure des cornets auriculaires

ne

ne doit furpaffer que de quelques lignes les plis cartilagineux de l'Oreille externe ; on peut même dire qu'ils n'ont pas befoin d'attaches, s'ils font bien proportionnés à la circonférence & à l'étendue de la conque ; ce qui dépend des dimenfions de l'artifte ; mais ce qui eft le fait du malade, c'eft d'avoir foin de le placer tous les matins avec les mêmes attentions qu'il eft dans le cas d'employer pour le retirer le foir, parce que la déjection du cérumen eft plus abondante de nuit que de jour, & qu'il eft abfolument effentiel de n'en pas déranger le cours. A ces précautions premières, doivent fuccéder celles de bien purifier le conduit auditif externe ; ce qui fe fait en le baffinant matin & foir, avec une infufion dégourdie de fleurs de mauve, & ne replacer le cornet auriculaire qu'après l'avoir bien nétoyé, que lorfqu'on fera au moment de fortir, ou d'en avoir befoin d'une autre manière. D'après cet expofé, il fera aifé de conclure que les lunettes & le cornet auriculaire feront des moyens portatifs, les unes pour bien voir, & l'autre pour bien entendre, pourvû toutefois qu'il ne fe rencontre aucune complication de maladies ; car alors il faudroit recourir aux perfonnes expérimentées pour pouvoir en continuer l'ufage.

CHAPITRE V.

Des maladies en général, qui peuvent affecter l'Oreille interne.

De toutes les maladies occultes qui portent atteinte aux fonctions du corps, celles de l'Oreille interne sont sans contredit les plus difficiles à connoître & à conduire, parce qu'il faut se conformer au rapport du malade, parce que cet exposé est souvent si ambigu qu'il est presque impossible de bien connoître la cause peccante, parce qu'enfin les remédes ne peuvent être appliqués localement, & que leurs effets, parviennent avec beaucoup de difficulté jusqu'aux parties pour lesquelles on les employe; au lieu que dans les engorgements, dans les obstructions du corps, un homme instruit porte une main directrice sur la partie affectée, ou bien juge de la cause morbifique par les différentes impressions que son malade lui détaille; ce qui se vérifie d'après les coctions alimenteuses, & les déjections excrémenteuses; telle est à peu-près la régle ordinaire, qui dirige les connoissances médicinales; ce qui ne peut avoir lieu que très-difficilement dans les maladies de l'Oreille interne; c'eſt auſſi pourquoi l'on ne ſçauroit trop tôt s'attacher à guérir les plus petits incidenrs, ſi l'on veut en éviter de plus grands encore, & ſouvent d'une nature irréparable.

Les maladies graves qui dérangent l'organiſation de l'Oreille interne, ſont pour l'ordinaire accidentelles, ainſi que nous allons en rendre compte; mais cependant elles peuvent avoir auſſi pour cauſe déterminante l'extrême rigidité des nerfs, ou leur trop grand relâchement; elles peuvent être produites par les effets d'un cerveau humide & muqueux, d'un cerveau qui communique au nerf auditif une impreſſion foible & langoureuſe: alors, la portion dure & la portion molle de ce nerf ſe trouvent comme imbibées de ce fluide gélatineux, de manière que ſon action ſe reſſent de ſon inſenſibilité; ce qui diminue d'autant le ton qui eſt néceſſaire aux effets de ce ſens intime. D'après ce qui a été dit de la partie de l'os pierreux, qu'on nomme le *labyrinthe de l'Oreille*, il eſt démontré qu'il ne peut rien découler du cerveau dans cette partie, à moins que la membrane qui revêt la fenêtre ovale, n'ait éprouvé quelque léſion qui livre paſſage à l'introduction des humeurs; mais elle eſt ſi étroitement liée aux parois de cette fenêtre, qu'elle se trouve pour ainsi-dire à l'abri de tout accident. D'après cette conviction, il est certain que les humeurs du cerveau ne peuvent avoir de communication avec l'intérieur de l'os pierreux, que par le trou qui sert à livrer passage au nerf auditif, ou par le moyen du nerf auditif lui-même.

Les causes accidentelles qui peuvent troubler ou déranger l'action organique de l'Oreille interne, sont de plusieurs espèces, les unes sont externes, les autres internes. Les premières deviennent sensibles, lorsque d'après une pierre lancée, ou un coup porté sur les partiesqui avoisinent les différents conduits de l'Oreille, il se fait une lésion qui dégénère en suppuration : alors le foyer de chaleur qui accompagne la partie lésée, se communique de proche en proche, & porte une ardeur extrême dans les solides, comme dans les fluides, d'où résulte une tension douloureuse qui, peu-à-peu, est dans le cas d'affoiblir les mouvements actifs des nerfs & des muscles, de manière que le défaut de ton des uns, rend de nul effet l'action des autres. Les causes qui dérangent l'organisation de l'Oreille interne, sont pour l'ordinaire plus lentes à se manifester ; mais elles n'en deviennent pas moins dangereuses, parce qu'un coup porté avec violence, ſoit ſur l'os frontal, ſoit ſur le coronal, produit un choc ſi véhément, qu'il en réſulte toujours, ſoit pour l'étrier, ſoit pour le marteau ou pour l'enclume, une commotion & un relâchement ſubit dans leurs adhérences qui, inſenſiblement, rendent la partie affectée, incapable de ſenſations. Telles ſont les révolutions qui arrivent tous les jours ſans s'en douter, parce que les effets qui cauſent la ſurdité ſont encore éloignés; c'eſt pourquoi il eſt prudent de prendre, dans le principe, des précautions, qui ſont une légère ſaignée du bras, ainſi que les pédi-luves & les mani-luves, avec un régime de quelques jours, conforme au tempérament; du reſte faire les frictions du cartilage, tant antérieurement que poſtérieurement.

SECTION PREMIÈRE.

Des tintemens ou mouvemens convulsifs des parties de l'Oreille ; ainsi que des causes qui peuvent les produire.

LA NATURE a une marche toujours constante ; une marche toujours réglée, & de laquelle, elle ne s'écarte que par un cas fortuit ; c'est-à-dire toutes les fois qu'il arrive un dérangement, soit dans les solides, soit dans les fluides ; & ce dérangement est presque toujours une répercussion d'humeurs qui se manifeste, tantôt sur une partie, tantôt sur une autre : c'est donc de cet état contre nature que proviennent ces engorgemens, ces tumeurs qui gênent les nerfs & les muscles dans leurs trajets, qui en compriment toutes les fillières, & qui portent l'engorgement dans les vaisseaux sanguins & lymphatiques. Voilà ce qu'on peut appeller une indisposition contre nature, parce que le sujet qui est ainsi affecté se trouve tourmenté, aujourd'hui par une chose, demain par une autre ; de manière que ses sensation différemment variées lui donnent le change, & l'empêchent de s'attacher à la cause première. Dans une pareille circonstance, il eſt de la prudence de recourir aux lumières d'un Praticien expérimenté ; d'un Praticien qui puiſſe lever les doutes & en corriger les effets.

Les tintemens ou mouvemens convulſifs des Oreilles peuvent ſe faire ſentir ou intérieurement ou extérieurement ; mais ils ſont preſque toujours le produit d'un agacement nerveux, qui ne donne ce treſſaillement, que parce que ce même nerf ſe trouve comprimé par le gonflement d'un vaiſſeau quelconque, dont le fluide ne circule pas librement. Ce treſſaillement n'eſt donc que paſſager, & ne dure que le temps néceſſaire, pour que la circulation reprenne ſon cours ordinaire. Voilà, à ce qu'il paroit, ce qui a donné lieu à cette fable vulgaire, qui eſt, que l'Oreille qui bourdonne, eſt un coup de cloche, pour nous avertir qu'on parle de nous. Il peut ſe faire encore que le tintement des Oreilles provienne de l'engorgement des fluides, ou d'un air trop condenſé, qui, en s'inſinuant par le conduit auditif externe, vient porter l'érétiſme dans toutes les parties nerveuſes & muſculeuſes; alors cette tenſion précipitée occaſionne un mouvement, qui produit un eſpéce de ſifflement en forme de tintement ; il s'agit donc de bien connoître la cauſe première, pour ſe mettre à l'abri des influences ſecondes, & ne pas prendre pour un ſigne capable d'effrayer ce qui n'eſt qu'un accident ſimple & paſſager.

Le tintement des Oreilles, ſoit interne, ſoit externe, étant preſque toujours un agacement nerveux, qui a pour principe ou l'engorgement des fluides, ou l'impreſſion d'un air trop condenſé, il eſt certain qu'on ne riſque rien d'obſerver, pendant quelques jours, un régime qui puiſſe faciliter la libre circulation de nos humeurs, & empêcher que l'obſtacle ne devienne plus grave; ce qui contribue d'ailleurs, à donner plus de ſoupleſſe & d'élaſticité aux parties nerveuſes & muſculeuſes. Telle eſt donc la ſage précaution qu'on peut employer corporellement, ſans qu'il ſoit néceſſaire de faire une complication de remédes auriculaires, qui, peut-être contrarieroient l'heureuſe diſpoſition des parties organiques: auſſi mon avis eſt de ne prendre que de ſimples précautions pour amollir & détendre la trop grande tenſion; ce qui peut ſe faire avec des lotions ſimples, c'eſt-à-dire, ſe ſervir d'une éponge ou petit linge, imbibé d'une eau dégourdie, pour en doucher les plis cartilagineux, tant antérieurement que poſtérieurement, le faire deux ou trois fois le jour, & enſuite ſe ſervir de linge chaud ou non, pour en frictionner la partie poſtérieure des cartilages.

SECTION II.

Du bourdonnement des Oreilles ; & des accidens qui le déterminent.

LA lymphe & le ſang ſont deux ſubſtances qui circulent enſemble, & qui ſervent à entretenir l'heureuſe circulation de nos humeurs ; c'eſt un feu vivifiant qui s'inſinue de toutes parts; c'eſt par les différens degrés de chaleur que la circulation ſe maintient, que l'artère aſcendante & deſcendante fait jaillir à grands flots le ſang, qui, par des canaux particuliers vient toujours ſe rendre au reſervoir commun, & fournit continuellement cette action ſans ceſſe repétée. Il n'eſt donc pas étonnant de reconnoître la pulſation des artères agir imparfaitement lorſqu'il ſe rencontre des obſtacles qui en empêchent les mouvemens de vibration & de circulation ; ces obſtacles ſont différentes parties du ſang, qui, moins broyées que les autres, ſe réuniſſent & forment des engorgemens qui affectent aujourdhui une partie, demain une autre. Voilà ce qui produit & qui décide ces obſtructions ſi incommodes, & qui donnent ſouvent lieu aux bourdonnemens des Oreilles. Il eſt donc abſolument indiſpenſable de chercher à reparer les effets de la cause première, pour pouvoir subvenir plus aisément à ceux qui en sont la suite.

Les bourdonnemens de l'Oreille sont internes ou externes, soit par des éclats de rire immodérés, soit par un battement d'artères trop précipité; ils peuvent être occasionnés, par un défaut de circulation des humeurs en général, ou par l'épaississement de la liqueur cérumineuse. Ces sortes de frémissemens sont plus ou moins bruyans, quelquefois momentanés, & quelquefois aussi ils deviennent permanens, parce que, faute de secours, la Nature s'engourdit, & devient incapable de se débarasser par elle-même. Les bourdonnemens qui sont produits par un défaut de la libre circulation de nos humeurs, peuvent provenir d'une contusion qui, en comprimant les vaisseaux, les distend, & détermine des embarras; il peut arriver aussi qu'ils soient l'effet d'un cerveau humide & muqueux; mais il n'en est pas de même des glandes qui filtrent la liqueur cérumineuse, parce qu'un froid trop subit, ou un air trop condensé les resserre sur elles-mêmes, & durcit le cérumen, de manière que, ne pouvant plus couler par le conduit auditif externe, il se forme des engorgemens qui font naître le bourdonnement. Telles sont à peu-près les causes sensibles d'une incommodité qui, d'après la nature de la maladie, demande les ſoins les plus prompts & les mieux combinés, pour n'avoir rien à redouter de pareils inconveniens.

Le bourdonnement des Oreilles, qui provient de la trop forte compreſſion des fluides ou de la mucoſité des humeurs ſéreuſes, exige des remédes capables de diviſer les uns & d'évacuer les autres; ceſt pourquoi l'on doit ſe mettre quelques jours, au régime indiqué des adultes, & prendre le double d'exercice; mais il faut avoir la précaution de ſe tenir chaudement, ſur-tout la tête & le derrière des Oreilles: tels ont été les préceptes du Médecin de nos jours, qui a cru devoir annoncer à ſes malades la néceſſité de faire à pied un exercice journalier, & dont le ſuccès a favoriſé l'ordonnance, parce que c'eſt en effet le moyen le plus efficace pour faire circuler les humeurs & rétablir l'inſenſible tranſpiration; auſſi eſt-il néceſſaire, que celui qui a un cerveau humide & muqueux, ſoit l'obſervateur exact de ce précepte, qu'il s'accoutume pour toujours à l'uſage du tabac, & mâche de temps en temps, ſoit des feuilles de cochléaria, ſoit de la racine de pyréthre; parce que ces derniers remédes inciſifs, en picotant les glandes ſalivaires, dérivent des parties voiſines l'humeur qui ſe trouve enveloppée de *mucus*; mais, dans les bourdonnemens qui proviennent du resserrement des glandes cérumineuses & de la concrétion du cérumen, on peut faire usage des mêmes moyens, en ajoutant ceux qui servent à amollir & à détendre le siége de la maladie; ce qui peut se faire avec des injections douces, telles que les infusions dégourdies de fleurs de mauve, avec des bourdonnets, imbibés de la même liqueur, & revêtus d'une tente seche; ce qu'on observe jusqu'à ce que les glandes cérumineuses aient repris leurs fonctions naturelles, & le cérumen son évacuation sensible; ce qu'on reconnoîtra aisément d'après la nature des dejections cérumineuses.

SECTION III.

Des chûtes & des contusions qui peuvent déranger l'ordre des parties internes de l'Oreille.

Le cerveau est de toutes les parties du corps la plus délicate & la plus sensible, parce qu'il donne naissance à la majeure partie des nerfs; parce qu'il est le principe de nos sensations, parce que cette masse flexible n'est contenue que par des membranes très-déliées, par des réseaux de nerfs & muscles ; parce qu'elle est environnée & vivifiée par une infinité de petits vaisseaux artériels, sanguins & lymphatiques ; il est donc bien étonnant qu'il n'arrive pas plus d'accidens ; sur-tout dans l'enfance, où la pie-mère & la dure-mère n'ont pas encore acquis cette solidité propre à résister à l'impulsion des coups & contusions si ordinaires à cet âge ; mais il est vrai de dire aussi, que la Nature, occupée pour lors à perfectionner son ouvrage, répare promptement les échecs qui lui arrivent ; ce qui fait que les chûtes, que les contusions sont moins dangereuses que dans un âge plus avancé : en effet nous voyons, tous les jours, que les accidens de l'enfance se reparent presque aussi promptement qu'ils sont arrivés, au lieu que ceux qu'éprouve un sujet plus avancé en âge, laissent pendant quelque temps des douleurs de tête qui deviennent périodiques, ou qui se perpétuent successivement, ce qui provient de l'irritabilité du genre nerveux, & de l'agacement qui en est la suite.

La structure de l'Oreille interne n'est pas plus à l'abri que le cerveau, de la commotion qu'occasionnent les chûtes & les contusions ; au contraire, on pouroit même dire que la secousse générale se communique de proche en proche, & que les effets en sont plus sensibles pour l'os pierreux, qui est une cavité resonante, alors il est naturel de croire que ce choc imprévu porte une cruelle atteinte au méchanisme de l'ouie, en s'insinuant avec effort précipité, soit dans les canaux demi-circulaires, soit dans les rampes du limaçon; c'est ce qu'on éprouve tous les jours, dans le moment où l'on reçoit un coup, où l'on fait une chûte; il semble même qu'il se fasse un resserrement dans tout l'intérieur de l'Oreille; ce qui ne peut arriver sans constriction, sans occasionner quelque dérangement notable, puisqu'il est vrai de dire que cette sensation est plus ou moins active, plus ou moins permanente. D'après cette démonstration, il résulte en général que tous les coups portés au cerveau, préjudicient également à l'organe de l'ouie; c'est pourquoi il est de la prudence de chercher dans ces momens de crise à retablir l'action des solides & la circulation des fluides.

Le premier soin de celui qui, par chûte ou autrement, a reçu à la tête un coup violent, & dont les effets ont été sensibles, soit par une forte commotion ou par un étourdissement; son premier soin, dis-je, doit être de remédier à la partie lésée; ensuite, si les fonctions corporelles ne contredisent pas la possibilité d'une saignée, il doit se faire tirer une ou deux palettes de sang ; se mettre au régime pendant quelques jours ; respirer une ou deux fois dans la journée la vapeur aromatique d'une bonne eau de Cologne ; prendre quelques prises de tabac, s'il n'y est pas accoutumé, & finir par en conserver l'habitude ; il doit mâcher, le matin, ayant les pieds dans l'eau, de la racine de pyréthre, & si les accidens sont graves, le faire également avant le souper, en prenant les maniluves seulement ; du reste se frictionner matin & soir, la tête & le col avec une flanelle, chauffée à la vapeur de sarmens. Telles sont les précautions générales & les plus ordinaires ; mais il en est de particulières qui concernent les Oreilles ; elles consistent pendant une quinzaine de jours, dans la nécessité de renouveller de soins & d'attention pour entretenir la propreté de cet organe ; de frictionner deux à trois fois le jour la partie antérieure & postérieure du cartilage avec un linge chaud, afin de communiquer la même sensation aux différentes parties de l'Oreille interne. Tels sont les remèdes qu'on peut continuer assez de temps, pour n'avoir rien à redouter des effets qui les ont déterminés.

SECTION IV.

De la faculté de la Trompe d'Euſtache, pour renouveller l'air interne des Oreilles; de ſa néceſſité.

L'ÉMULATION eſt le principe de nos recherches & de nos découvertes; elle eſt l'effet de la bienfaiſance ou de l'amour-propre; mais, quelqu'en ſoit le principe, elle devient abſolument néceſſaire dans tous les états, pour porter les hommes à ſe diſtinguer, ſoit dans un genre, ſoit dans un autre; ce ſeroit même rendre un ſervice à l'humanité, que de chercher à prendre des moyens d'encourager de plus-en-plus, & même de s'attacher des hommes recommandables par leurs talents. Ces ſortes d'encouragement formeroient des ſujets qui honoreroient le corps de la nation, & engageroient les étrangers à venir s'inſtruire & profiter de leurs documents, parce que ce ſeroit, en un mot, la pierre de touche qui porteroit en tout temps, en tout lieu, le déſir d'être utile & recommandable; on ne ſçauroit donc répéter trop ſouvent ce qu'on croit de plus néceſſaire & de plus avantageux au bien de la ſociété; mais, s'il eſt une émulation digne d'un d'un cœur généreux & sensible, c'est celle de la bienfaisance qui tend à conserver ses semblables, à les préserver des accidents auxquels ils se trouvent exposés d'après les révolutions de la Nature; aussi voyons-nous tous les jours que dans les recherches anatomiques qui ont été faites, on ne s'est pas contenté de nommer l'Auteur des découvertes; mais on a même désigné ces mêmes parties par le nom de celui qui les avoit découvertes; c'est ce qu'on peut remarquer dans l'aqueduc de l'Oreille interne connu, & rapporté sous la ésignation de *trompe d'Eustache*.

L'aqueduc, ou le canal qui prend son ouverture à l'extrémité du palais, un peu au-dessus de la luette, paroît disposé de manière à porter plutôt dans la caisse du tambour l'air qui s'insinue dans les narines, que celui qui revient des poumons: c'est donc par le moyen de cette pompe aspirante que l'air de l'Oreille interne se trouve régénéré, sans en être trop ému ou agité, parce que ce même air, en passant par la cavité des narines, reçoit les modifications nécessaires & convenables à la délicatesse des parties qu'il est dans le cas de rafraîchir sans trop les resserrer. Ce même conduit, ainsi qu'il a été détaillé dans la partie anatomique, peut encore servir d'égoût aux humeurs, & à la crasse qui pourroit se trouver dans la caisse du tambour ; parce que le plus petit embarras dans cette partie, en formeroit successivement un plus grand qui ne tarderoit pas soit à obstruer, soit à déranger les parties organiques de l'Ouie. Tel est l'ordre admirable établi par le Créateur, à qui rien n'a échappé, pour rendre son ouvrage parfait, & mettre l'homme dans le cas de bénir sans cesse sa divine prévoyance.

La trompe d'Eustache peut encore être regardée comme un canal déférant qui, par des différentes vibrations de l'air, peut faire entendre certains sourds, dont la maladie consiste particulièrement dans l'obstruction de la membrane du tambour ; mais cependant il est vrai de dire que cette action auditive n'agit réellement que d'après les effets sonores de divers instruments ; encore faut-il que le malade serre avec les dents le manche de l'instrument, ou tout autre corps dur ; autrement, les mouvements de vibration seroient imparfaits, parce que les dents étant ainsi ébranlées, il en résulte que ce tremblement se communique aux os de la machoire, aux temporaux, & de suite aux osselets ; mais cette manière d'entendre, n'est pas plus parfaite que celle qui arrive d'après les secousses d'une voiture toujours bruyante, d'après les mouvements d'un cheval qui court à pas précipité, d'après un bruit qui se fait au-dessus de la tête du malade, de manière que les os du crâne, puissamment agités, portent les mêmes sensations dans l'os pierreux qui remplit le même office dans tout ce conduit caverneux. D'après cet exposé, il est aisé de conclure que ce n'est pas seulement l'aqueduc qui est le conduit déférant; mais que cette impression n'est déterminée & suscitée que par l'ébranlement des corps durs. Voilà ce qui arrive tous les jours, & ce qui fait l'admiration des gens instruits.

SECTION V.

De la Paralysie du nerf auditif; & des causes qui peuvent la produire.

Les migraines, ainsi que les maux de tête qui fatiguent le cerveau sont, ou périodiques, ou accidentels; ils proviennent pour l'ordinaire de l'effervescence du sang, ou bien sont les suites d'une contusion, qui a tellement crispé les nerfs, que le plus petit accident en rappelle de nouveau les effets. Le sexe féminin est en général plus sujet aux migraines, parce que la Nature, accoutumée à des révolutions sanguines, forme quelquefois, d'avance, des engorgements au cerveau, des engorgements qui compriment les nerfs, sur-tout ceux de la dure-mère, parce qu'il est démontré que plus les nerfs sont près des os du crâne, plus ils sont susceptibles de sensibilité; c'est pourquoi le périoste & le péricrâne ont un sentiment si sensible; aussi arrive-t-il tous les jours que les violents maux de tête qui accompagnent d'ordinaire les efforts redoublés d'une fievre ardente, sont douloureux encore, parce que les esprits agités par les obstacles de la Nature, augmentent les mouvements du cœur & des artères; ce qui produit l'élévation du pouls, & qui porte dans les nerfs une augmentation de chaleur qui cause, à tout ce qui les environne, cette sensation crispative; c'est donc d'après des effets, si souvent réitérés, que les organes du cerveau s'affoiblissent d'une manière sensible, & que les nerfs se paralysent.

Il est beaucoup plus aisé de juger de la paralysie des nerfs optiques que des auditifs, parce que le défaut d'action dans la pupille, & souvent la diminution de volume du globe, en est la preuve; parce que le trouble & l'obstruction des humeurs de l'œil, sont un signe visible

& démonstratif ; au lieu que dans l'Oreille interne, tout est caché, tout est fermé à la vue de l'Observateur ; cependant il est, je crois, possible de tirer de justes conséquences, d'après l'exposé du malade, d'après les différentes maladies dont cet organe est affecté. Le nerf auditif qui prend son origine du côté postérieur de la protubérance annulaire, environ à une ligne de distance du petit lobule du cervelet, se partage en deux branches, qui sont, l'une la portion dure, & l'autre la portion molle ; il n'est donc pas étonnant que l'une ou l'autre de ces branches ne soit sujette à des compressions qui en retardent l'action. D'ailleurs ne peut-il pas se faire aussi que les douleurs aiguës qui accompagnent les dépôts, soit de l'Oreille interne, soit de l'externe, ne produisent dans le fluide nerveux un desséchement qui paralyse ce nerf, de manière qu'il en résulte un relâchement sensible : alors il est donc probable de dire que la paralysie du nerf auditif provient de l'affaissement & de la compression que ce nerf éprouve ; ce qui le prive, en partie, de ses sucs nourriciers. Dans les deux cas, la paralysie n'en est pas moins constante, & les effets curatifs d'un rapport difficile, sur-tout lorsque la maladie est invétérée.

Lorſqu'il arrive quelque dépôt, ou tumeur, ſoit dans l'Oreille interne ſoit dans l'externe, on doit, ſans plus tarder, chercher à calmer la douleur, parce que le foyer de chaleur que produit la fermentation ne peut que porter une cruelle atteinte au nerf auditif, & fixer le germe de la paralyſie qui ſe manifeſte inſenſiblement, en rendant l'organe de l'Ouie moins ſuſceptible de l'impreſſion des corps ſonores; c'eſt pourquoi lorſque la cauſe inflammatoire eſt totalement diſſipée, on doit injecter le conduit auditif externe avec un léger tonique, tel que l'eau de roſes de provins infuſées à froid, & animée de quelques gouttes d'eau de Cologne; ce que l'on continue dix à douze jours de ſuite, ayant la précaution, avant de ſe ſervir de cette liqueur, de la faire dégourdir au bain marie; mais ſi l'on juge, d'après le rapport du malade, que ce même nerf reſte dans un engourdiſſement général, qui rend le fond de l'Oreille dur & peſant; il faut alors ajouter, deux ou trois fois le jour, les frictions ſeches faites dans les parties antérieures & poſtérieures des cartilages; il faut boucher la bonne Oreille avec un bourdonnet de coton ſec, & expoſer le conduit auditif externe qui eſt malade, au bruit d'un inſtrument qui ne ſoit ni trop vif, ni trop perçant, ce qu'on réitère plusieurs fois dans la journée, & ce que l'on continue assez long-temps, pour pouvoir en tirer du succès. Ce moyen, tout nouveau qu'il est, m'a toujours paru le vœu de la Nature, & peut être employé avec confiance dans le commencement de la paralysie auriculaire.

SECTION VI.

De l'obstruction du Nerf auditif ; & des différens changemens qu'elle produit dans l'organe de l'Ouïe.

L'OBSTRUCTION en général est un amas d'humeurs & de sérosités qui se réunit d'après les effets de différentes causes, soit naturelles, soit accidentelles. Que ce soit les unes, que ce soit les autres, toutes sont également préjudiciables au libre cours de nos humeurs & à la circulation de cet esprit animal, qui vivifie notre existence, parce que la partie obstruée bouche les canaux qui doivent porter & rapporter les fluides spiritueux : c'est donc de cette résistance que provient ce foyer d'inflammation qui, par des efforts sans cesse répétés, se termine, ou par la voie de la résolution, ou par celle de la suppuration ; mais l'obstruction la plus dangereuse pour les yeux

& pour les Oreilles, est sans contredit ce qu'on appelle *rhume de cerveau*, parce que les malades, accoutumés à cette sorte d'évacuation, prennent moins de précautions pour en diminuer les effets sensibles; &, de ce défaut de soin, il en résulte presque toujours une infiltration séreuse, qui englutine, qui engourdit soit le nerf optique, soit le nerf auditif, de manière que, quatre à cinq mois après cet oubli de soi-même, on est tout étonné de voir sa vue s'affoiblir, & ses Oreilles devenir insensibles au bruit des corps sonores.

Les rhumes de cerveau ou cathares, ainsi que je l'ai précédemment dit, attaquent de préférence la membrane pituitaire, parce qu'il arrive qu'un air trop froid & trop subit, qui s'infiltre par les narines, comprime, de proche en proche, cette membrane qui en tapisse l'étendue, ainsi que les sinus frontaux; c'est pourquoi, lorsque l'humeur séreuse est parvenue à son comble, il se fait un gonflement, d'où suit une abondance de sérosités qui découlent de toutes parts; alors la compression du cerveau diminue; mais les nerfs n'en ont pas moins été abbreuvés, & n'en ont pas moins souffert dans leur trajet: aussi devons-nous prendre toutes les précautions nécessaires pour en diminuer le germe, & en rétablir l'action. Le nerf auditif peut encore se trouver obstrué, soit dans le trajet interne ou externe des deux conduits; il peut être obstrué par un amas d'humeurs ou dépôts quelconques; ce qui rend insensible les mouvements de vibration nécessaire pour favoriser les organes de l'ouie : alors tout ce composé organique est comme dans l'inaction, jusqu'à ce que le dépôt humoral soit totalement débarrassé, ou que la compression ait cédé; ce qui arrive dans les paralysies, de manière que ce nerf en se trouvant trop resserré ou comprimé, peut produire la surdité, de même que l'obstruction du nerf optique annonce & détermine la goutte sereine.

Lorsqu'on présume que le nerf auditif est ou comprimé ou obstrué intérieurement, il faut de toute nécessité chercher à employer les poudres céphaliques, comme les stimulants les plus propres à redonner du ton, parce que les éternuments réitérés qui en sont d'ordinaire la suite, provoquent & décident même une secousse nerveuse capable de diminuer l'engourdissement. A ce premier reméde doit succéder l'usage habituel du tabac, afin de maintenir l'action des solides, & d'empêcher que l'humeur ne vienne se propager de nouveau, & ne produise des obstacles plus difficiles à réparer; s'il arrive que le malade trouve une répugnance invincible pour le tabac, il pourra faire usage d'une poudre composée avec égale partie de tabac, de caffé, de fleurs de muguet desséchées, & de sucre, le tout bien pulvérisé & tamisé; en prendre tous les matins deux à trois prises; mais, si l'on reconnoit qu'il existe un amas d'humeurs qui comprime extérieurement les branches du nerf auditif, il faut ajouter à ces premiers moyens les injections analogues à la nature de l'obstruction; il faut observer de plus un régime doux, se tenir chaudement, mâcher, une ou deux fois le jour, de la racine de pyréthre, & attendre que la maladie se soit totalement portée à la résolution pour en terminer le traitement par des injections vulnéraires; mais, si l'on reconnoit que les causes de cette même maladie soient rebelles aux moyens proposés, c'est alors qu'il faut ouvrir un cautère, qu'il faut avoir recours à la pommade ophtalmique, comme le reméde le plus propre à faire fluer les humeurs du cerveau, à débarrasser le nerf auditif de la gêne qui l'oblitère & le comprime. Voilà ce que j'ai vu, ce que j'ai observé.

CHAPITRE VI.

Des différentes Fluxions, tant internes qu'externes, qui affectent l'organe de l'Ouie; de ce qu'il faut faire pour y remédier.

IL est des regles assurées, dont les bons praticiens ne s'écartent jamais pour connoître les quatre especes de tempérament qui constituent la vie de l'homme; c'est une boussole nécessaire pour bien diriger la conduite des remedes; dans les uns, c'est un principe chaud ou froid; dans les autres, il est sec ou humide, & c'est de cette diversité de tempéraments qu'on peut tirer plus sûrement les différents diagnostics & pronostics des maladies, parce que le sang est plus ou moins épais dans celui-ci, plus ou moins ardent dans celui-là? c'est aussi ce qui fait qu'il n'est pas étonnant de voir tant de personnes dont les causes morbifiques ne sont pas les mêmes. Un sang inflammatoire porte en peu de temps la fievre jusqu'au délire, lorsque l'humeur d'un tempérament plus froid & plus flegmatique fermente intérieurement pour les mêmes effets. Telles sont les causes qui nous donnent à connoître les maladies qui nous affectent & qui produisent ces humeurs ou dépôts qui dérangent l'économie animale. Les fluxions qui en sont souvent ou l'effet, ou les suites, se manifestent de différentes manières ; elles sont simples ou compliquées. Les premieres n'ont rien de redoutable que la douleur qu'on éprouve, & dont on se trouve débarrassé par un régime de quelques jours ; mais il n'en est pas de même des secondes, parce que la Nature enveloppée forme un amas d'humeurs qui se contrarient, & dont le foyer ardent provoque une suppuration vive & abondante.

Les causes qui produisent les fluxions de l'Oreille, sont internes ou externes ; elles sont naturelles ou accidentelles. Dans les unes, c'est souvent l'effet d'une chûte, d'une contusion, qui par la pression des solides, détermine une gêne dans la circulation des fluides : de-là naissent ces douleurs lancinantes, ces bourdonnements qui annoncent l'état critique de la Nature embarrassée ; dans les autres, c'est tout naturellement un amas d'humeurs concrétes qui, par un défaut de circulation, forment embarras & stagnation, d'où résulte un foyer de chaleur sensible & douloureux, qui, en un mot, par des efforts inutilement redoublés, vient à suppuration ; ce qui constitue des obstacles d'autant plus difficiles à vaincre, qu'il est souvent impossible de faire parvenir des remedes locaux au siege de la maladie, & qu'on ne peut combattre que par des moyens éloignés : or c'est ce qui arrive particulierement dans le conduit obscur de l'Oreille interne ; alors, il faut de toute nécessité que la Nature fasse elle-même des efforts combinés pour réparer les différents dérangements qui en sont résultés ; mais c'est aussi ce qui ne sçauroit avoir lieu, sans qu'il ne s'opere quelques dérangemens dans les solides, quelque altération dans les fluides qui dérangent le méchanisme de l'Ouie ; cependant il faut tout tenter pour fournir à cette même Nature des armes auxiliaires, des armes capables de la protéger, & de la défendre avec quelques succès.

Lorsqu'un malade éprouve, soit intérieurement, soit extérieurement, des douleurs extrêmes d'Oreilles. Lorsque ces mêmes douleurs sont accompagnées de différents sentiments de tension, de pesanteur & de pulsation, il y a tout lieu de craindre que cet amas de coagulation ne finisse par la suppuration ; c'est pourquoi il faut prendre les devants ; il faut appliquer une ou deux sangsues derriere les Oreilles, & ne tirer de cette application que le sang nécessaire pour faire une dérivation heureuse; ensuite injecter le conduit externe deux à trois fois le jour, de faire avec une infusion dégourdie de fleurs de mauve mélangée avec l'huile de lys, ayant la précaution d'insérer à chaque fois des bourdonnets imbibés de la même liqueur, & toujours revêtus d'une tente séche; ce qu'on perpétue autant de temps que l'inflammation est à se porter à la résolution. On pourroit même se servir une ou deux fois dans la journée, du cataplasme fait avec les quatre farines résolutives délayées dans une infusion de fleurs de mauve; mais, s'il arrive que la suppuration ait lieu, on doit se servir seulement de l'infusion dégourdie de fleurs de sureau, à moins qu'on ne craigne l'exfoliation des os, ou la carie: dans ce cas, on se serviroit de la même infusion animée de quelques gouttes d'esprit de vin camphré; ce qu'on observeroit assez de temps pour se mettre à l'abri des accidents; bien entendu qu'aux remédes locaux doivent se réunir un régime doux, des purgatifs de même nature, & pour préparations, des boissons délayantes, ainsi que les pédi-luves le matin, les mani-luves le soir; à ces premiers remédes on peut même ajouter les errhins ou poudres céphaliques, les mastications de racine de pyréthre, quelquefois même l'application des vessicatoires derrière les Oreilles, pendant vingt-quatre ou trente-six heures seulement, pour produire une dérivation qu'on entretiendra avec un léger suppuratif, & autant de temps que le besoin paroîtra le requérir.

SECTION PREMIÈRE.

Des Tentes ou Bourdonnets secs, qu'on insère dans le conduit auditif ; de leur utilité & leurs dangers.

L'AIR est l'un des quatre éléments le plus actif & le plus pénétrant ; c'est un fluide qui vivifie tout ce qu'il touche, qui tempère l'extrême chaleur du sang, qui dilate nos poumons, qui facilite la libre circulation de nos humeurs, & qui enfin porte dans les esprits animaux, cette onction nécessaire pour entretenir le principe de la vie : tels sont les effets de l'air sur les fonctions corporelles ; cet élément est un furet toujours actif ; c'est un corps élastique qui passe par les pores les plus menus, comme les plus déliés ; la bouche, les narines, les Oreilles sont les ventilateurs les plus ouverts & les plus exposés ; aussi arrive-t-il tous les jours que la trop grande raréfaction de l'air porte trop de constriction dans les bronches pulmonaires, trop de fermentation dans la membrane pituitaire, & sur-tout trop de tension dans celle du tambour ; ce qui contribue souvent à procurer ces bourdonnements, ces tintements d'Oreille, aussi incommodes qu'ils sont insupportables : il est donc de la prudence de n'exposer que graduellement ces parties, délicates par elles-mêmes, aux influences d'un air vif & glacial, parce que la tension & la compression en est la suite ; c'est ce qu'il est aisé de remarquer dans l'appendice ou lobe inférieur de l'Oreille externe, & particulièrement lorsqu'il nous arrive de passer d'un air froid dans un tempéré ; alors cette partie, pour ainsi-dire, congelée, devient brulante & ardente.

On remarque tous les jours que la membrane qui tapisse le conduit auditif de l'Oreille externe, se trouve en quelque façon exfolliée par les ardeurs piquantes d'un sang très-échauffé & très-acrimonieux ; alors ce canal, quelqu'à l'abri qu'il soit, se trouve toujours plus sensible aux impressions d'un air froid ; c'est aussi pour prévenir les inconvénients qui peuvent en résulter, qu'on peut se servir avec confiance, d'une légère tente de coton bien fin & bien

bien sec ; on peut, dis-je, l'établir dans la partie antérieure du conduit cartilagineux, & de façon à ne pas trop pénétrer en avant, ni en trop serrer les parois, parce que cette compression seroit dans le cas d'empêcher l'exudation si nécessaire à la filtration de l'humeur que produisent les glandes cérumineuses, parce que trop de chaleur relâcheroit ces mêmes glandes, & détermineroit des engorgements toujours redoutables. Voilà à peu-près quelles sont les précautions que l'on doit prendre pour l'insertion de ces sortes de tentes ; mais il faut avoir l'attention la plus scrupuleuse d'en changer tous les jours, ayant l'attention de se servir d'une eau simplement dégourdie pour doucher la partie externe, & nétoyer, autant qu'il est possible, celle qui est interne ; il est cependant nécessaire de ne point chercher à pénétrer trop avant, parce qu'il y auroit à craindre de déranger l'ordre économique qui doit régner dans des parties aussi délicates, parce que la Nature qui est accoutumée à se débarrasser d'elle-même, deviendroit gênée dans sa marche & paresseuse dans ses effets.

Lorsque le conduit auditif, tant interne qu'externe, a été souvent dilacéré par des dépôts ou tumeurs quelconques, il est certain que ce qu'on a de mieux à faire, c'est de perpétuer l'usage des tentes séches, afin de mettre cette partie, susceptible d'irritation, à l'abri des corps étrangers, à couvert des impressions d'un air trop vif, & trop actif; mais aussi lorsque l'habitude en est une fois contractée, il est dangereux de la cesser, parce que l'extrême rigidité, qui se communique, de proche en proche, peut rappeller le foyer d'une maladie ancienne, ou en déterminer une plus grave: il en est donc de l'Oreille comme du corps qui est accoutumé à être fouré par des piéces d'estomac, par des habits de toute saison; c'est un tribut qu'on doit aux besoins de la Nature qui ne pardonne pas les retards: en effet qu'on manque ou qu'on retarde de se garnir le corps, suivant les différentes influences de l'atmosphère, on éprouve un froid glacial qui dérange le foyer de la digestion, & qui trouble les fonctions de l'économie animale: aussi voit-on tous les jours que l'insensible transpiration s'arrête, que nos humeurs se concentrent au-dedans, ce qui détermine des maladies plus ou moins promptes, plus ou moins dangereuses; il faut donc vivre au jour le jour, & se couvrir de même, en suivant toujours les impressions de l'atmosphère. Mais lorsqu'on est parvenu à un certain âge, il n'en est pas ainsi des tentes séches qu'on introduit dans le conduit de l'Oreille externe, c'est ce qui fait qu'on doit les continuer en tout temps, si on ne veut pas s'exposer aux risques d'une surdité souvent irréparable. Tels sont les événements dont les malades m'ont souvent rendu compte, & pour lesquels j'ai cru devoir entrer dans un plus long détail.

SECTION II.

Des différens rapports qui existent entre l'organe interne de l'Ouie, & le Fluide nerveux.

LE cerveau est le souverain moteur de nos sensations ; c'est au cerveau que se rapportent les différentes impressions dont notre ame est affectée, parce qu'il est en quelque façon la source & le réservoir du fluide nerveux qui est la partie la plus spiritueuse de notre corps ; en effet, si on veut réfléchir sur le passé ou sur le présent, on sent qu'il se fait au cerveau des mouvements de pression & de compression qui annoncent la fluctuation de ce fluide nerveux qui se prête à nos idées, à notre volonté, qui les transmet, qui les distribue suivant nos desirs, qui en reçoit, en un mot une impression si forte, qu'il semble qu'elle y soit gravée pour les rendre toujours présentes à notre première réclamation. Tel est le phénomène de la mémoire qui est toujours durable, toujours permanente, à moins qu'une fievre ardente ne vienne dessécher le fluide nerveux, & effacer, pour ainsi dire, les impressions des caractères qui s'y étoient transmis; c'est ce qu'on éprouve tous les jours après des douleurs aigues, après une maladie de longue durée; on diroit qu'on revient d'un autre monde, & il nous faut même du temps pour nous remettre au niveau de nos idées. Telle est donc la force du fluide nerveux sur les sensations dont notre ame est affectée & sensiblement remuée.

Il en est des Oreilles comme des Yeux; c'est toujours au cerveau que se transmet la modulation des sons, l'impression des objets; mais comment ce tableau peut-il se peindre d'une manière si sensible; c'est ce qu'il est difficile de rendre, à moins qu'on ne donne au fluide nerveux un mouvement d'action & de pression, qui porte à la source première les nuances les plus légères, comme les impressions les plus marquées. Ce sentiment, qui est le plus probable, est aussi le plus suivi; parce que l'enveloppe du cerveau est une trame ourdie par une infinité de réseaux nerveux & pulpeux, dont la sensibilité est d'autant plus vive, qu'elle est plus unie aux os du crane : d'ailleurs il est reconnu que l'action des liqueurs est plutôt ascendante que descendante ; il n'est donc pas étonnant que le cerveau soit ce tube, toujours pompant, toujours aspirant la quintessence du fluide nerveux. C'est aussi pourquoi ce même fluide porte au foyer commun les mêmes impressions dont il est remué, dont il est sans cesse agité ; & c'est ce qu'on nomme la sensation du *sensorium commune*. Le même systême peut s'expliquer de la même manière, pour ce qui regarde les autres sens dont nous sommes pourvus & favorisés : aussi est-ce d'après cette sensibilité cervicale, qu'on a cru devoir étabir le siége de l'âme au cerveau, parce que ce soufle divin est le premier agent de notre volonté, dont le corps matériel n'est que l'enveloppe & le servile esclave.

Le nerf auditif a un double avantage sur le nerf optique, puisqu'il est pourvu de deux branches, qui sont la partie molle & la partie dure ; aussi est-il probable que l'une & l'autre ont eur destination particulière pour recevoir, & porter les différentes modulations des sons. Le ton vif & perçant paroit appartenir à la portion dure, de même que le ton doux &

mélodieux convient particuliérement à la portion molle, comme moins ſuſceptible d'une forte tenſion. Cette théorie eſt d'autant plus ſenſible, qu'il eſt démontré que les ramifications de cette partie de nerfs ne paſſent pas l'étendue de l'Oreille, lorſque l'autre deſcend & s'inſinue dans tous les tégumens de la face. L'impreſſion des ſons, après avoir paſſé par tous les organes médiats & immédiats de l'ouie, reçoit ſa dernière perfection de l'accord mutuel des nerfs & des muſcles ; c'eſt alors que les parties des corps ſonores ſe réuniſſent les unes aux autres, & forment cette différence dans les modulations qui en ſont le principe, mais l'air eſt abſolument eſſentiel pour l'impreſſion des ſons ; car où il n'y a pas d'air, il ne ſe fait pas de ſons, parce qu'il eſt abſolument néceſſaire que ces parties inſenſibles ſoient remuées par le mouvement actif & rétroactif de cet élement. C'eſt ainſi que s'opère & s'exécute la volonté première du Créateur ; c'eſt à ſa bonté ſuprême que nous ſommes redevables des différens ſentimens de réflexion dont notre ame eſt favoriſée.

SECTION III.

De la Surdité accidentelle ; ses causes en général & ses effets.

JOUIR de tous ses sens est la faveur la plus précieuse de notre existence ; c'est le don le plus favori de la Nature, parce que l'âme n'est pas troublée par des soucis toujours inquiétans, par des regrets toujours accablans ; mais la vie de l'homme est sujette à tant d'infirmités, à tant d'accidens, qu'il est bien difficile de ne pas éprouver des révolutions, qui influent, tantôt sur l'un, tantôt sur l'autre. Heureux celui qui vit & qui meurt dans la jouissance de lui-même, dans l'usage familier de tous ses sens : c'est sans contredit, l'être le plus heureux, qui n'a rien à reprocher à la Nature que le tribut extinctif d'une vie passagère, d'une vie qui ne s'éteint, que pour aller recevoir la récompense de ses bonnes actions, ou la punition de ses mauvaises. Tel est le sort qui attend tous les hommes en général ; telle est la raison qui doit nous faire concevoir, que plus nous méritons aux yeux de Dieu, plus notre ame doit être satisfaite de cette jouissance anticipée ; c'est pourquoi, lorsqu'il nous arrive des accidens corporels, nous devons au moins faire ensorte, que le sacrifice involontaire que nous sommes forcés de faire, nous devienne méritoire au tribunal de l'Etre suprême, au tribunal de celui qui a été, qui est, & qui sera, le Roi des Rois, le Juge des Juges, & le souverain arbitre de notre félicité.

Les accidens qui portent atteinte à l'organe de l'ouie, peuvent être considérés sous deux rapports; ils peuvent provenir ou du dessèchement des nerfs, ou de l'obstruction de ces mêmes nerfs. Le premier peut avoir lieu, lorsqu'après une maladie inflammatoire, il s'est fait au cerveau une perte réelle de fluide nerveux, ou bien lorsqu'on a reçu un coup, lorsqu'il s'est fait une contusion, qui a tellement dérangé les fillières nerveuses, que l'insensibilité devient majeure, & que l'organisation en est troublée. Le second se manifeste, lorsqu'après une fluxion avec dépots, il se forme un *fungus*, une carnosité qui dérange les fonctions de la Nature; alors les glandes cérumineuses manquent de fluidité, & s'oblitèrent insensiblement, ce qui donne lieu à de nouveaux dépots, qui, en se regénérant sans cesse, ne peuvent que porter atteinte à l'organe de l'ouie, c'est même ce qui arrive ordinairement, parce que la membrane du tambour n'étant plus susceptible de l'impresſion des ſons, ne peut plus communiquer les mouvemens de vibration au filet de nerf, qui lui ſert comme de cordon : il eſt donc de la dernière conſéquence de remédier dans le principe aux cauſes premières, tant internes qu'externes ; parce que l'inſenſibilité qui en ſeroit la ſuite, rendroit la ſurdité accidentelle d'une incurabilité permanente.

Avant de chercher à employer les moyens curatifs, il faut s'aſſurer de la nature & des cauſes de la maladie ; il faut interroger le malade ſur les effets ſenſitifs, ſur les cauſes qui les ont produits, parce que c'eſt d'après ſon expoſé qu'on peut juger du vice local, & des ſuites qui ſont dans le cas d'en réſulter. Telle eſt la conduite ſage que doit tenir un Praticien, qui eſt jaloux de guerir ſon malade, & qui ne peut voir ce qui ſe paſſe dans le labyrinthe obſcur de l'Oreille interne ; cependant il eſt néceſſaire de remédier à cet engourdiſſement nerveux, à cette infiltration d'une humeur cathareuſe, qui dérange l'organiſation des ſolides, & qui nuit à la circulation des fluides, ce qui ne peut ſe faire que par des remédes éloignés, mais dérivatifs, tels que l'uſage habituel du tabac, telles que ſont les maſtications de racines de pyréthre, une ou deux fois la ſemaine au moins, ainſi que l'aſpiration nazale de la vapeur d'une bonne eau de Cologne, parce que l'action active de cette liqueur aromatique, ne peut que fortifier de proche en proche les filières nerveuses, en portant le calme & la sérénité au cerveau; mais il n'en est pas ainsi des maladies de l'Oreille externe; parce que l'Œil observateur peut voir & combiner quels sont les remédes les plus conformes au genre d'obstruction, parce que, avec le secours des injections, il peut déterger & cicatriser cette plaie renaissante, parce que, avec l'aide d'une curette tranchante, il peut emporter ce *fungus*, qui comprime les glandes cérumineuses, qui empéche les corps sonores de pénétrer plus avant, & qui finit presque toujours par produire un œdeme incurable; mais s'il arrive que l'humeur soit entretenue par un dépot laiteux; il faut mettre le malade au régime, le purger, conformément à son tempérament, lui faire prendre de légers sudorifiques, établir pendant un an le sain-bois au bras gauche, & finir par un cautère permanent, du reste employer de douces injections, avec les précautions ordinaires.

SECTION V.

De la Surdité qui nous vient de naissance ; son incurabilité.

Il est des écarts & des contrariétés dans l'ordre de la Nature, qui semblent surpasser l'intelligence humaine, & dont il est difficile de rendre compte, à moins de revenir toujours à notre premier principe, qui est, de dire, que l'ame émue & touchée par les différentes impressions dont elle est sans cesse affectée, porte les mêmes sensations dans le corps de l'enfant, qui ne fait avec la mère, pour ainsi-dire, qu'un même corps, puisque c'est de sa propre substance qu'il tire les sucs nourriciers qui doivent perfectionner ses différents organes : il ne seroit donc pas hors de vraisemblance d'ajouter, que l'ame de la mère, qui se trouve vivement pénétrée du malheur d'un sourd & d'un muet qu'elle voit souvent, ne pût communiquer ce sentiment sensible au corps de l'enfant, & successivement ne privât du fluide nerveux cette partie de notre existence à laquelle se rapportent toutes ses idées ; car comment la Nature se tromperoit-elle en même temps dans deux parties si différentes d'organisation, puisqu'on ne voit que trop souvent des sourds & des muets de naissance, réclamer des secours qu'on doit à l'intelligence combinée d'un digne & respectable Ecclésiastique, qui, avec une patience angélique, parvient enfin à procurer aux muets des expressions de sentimens, & des connoissances qui peuvent les rendre utiles à la société; c'est donc une contrariété dans l'ordre de la Nature, qui ne s'écarte jamais, ou presque jamais de ses principes dans l'organisation des brutes, parce qu'ils n'ont pas l'intelligence de réfléchir; pourquoi seroit-elle si bizare dans l'homme, s'il n'existoit un mouvement de pression & de vibration occasionné par les réflexions de l'âme sensible.

La surdité de naissance est plus ou moins parfaite, plus ou moins déterminée, suivant les contradictions qu'a éprouvée la Nature; c'est pourquoi il ne faut pas confondre les embarras qui existent chez celui qui a l'Oreille dure, avec la perte totale de l'action de cet organe; mais dans l'un comme dans l'autre, il est propable de croire que c'est un vice d'organisation qui nous vient du défaut de fluide nerveux, qui, dans le principe, a empêché les parties organiques de prendre toute la forme & toutes les conditions requises, pour recevoir l'impression des corps sonores. Ce défaut de conformation est donc un obstacle invincible, parce que tout est caché dans la caisse du tambour ; parce que rien ne peut y pénétrer ; & qu'il est impossible de réparer les défauts, ou les manques de constitution : tel est le sort des sourds de naissance, auxquels on ne peut donner des principes d'éducation que par des rapports de convenance : d'après cet exposé, il est juste de dire, que vouloir employer des remédes actifs dans un cas aussi désespéré, c'est comme on dit, ouvrir un cautère sur une jambe de bois, c'est en un mot, contrarier la Nature, qui peut-être, feroit valoir ses propres ressources. Ce n'est pas cependant qu'on ne puisse, pour la satisfaction des parens, tenter des remédes simples, des remédes qui ne puissent pas nuire aux causes premières ; des remédes enfin, qui soient plutôt l'effet de la propreté, que celui d'une curabilité imaginaire, & qui est au-dessus des ressources humaines.

Il est rare de trouver dans les sourds de naissance les causes manifestes de cet accident, puisqu'on attribue ce défaut d'organisation au manque du fluide nerveux, qui sert à fortifier les solides ; cependant, il pourroit se faire, d'après un événement particulier, que les conduits auditifs externes se trouvassent bouchés par une tuméfaction de la membrane qui les revet ; alors il faudroit se servir d'un léger scarotique; il faudroit toucher légérement la partie du conduit obstrué, & en déterminer la libre issue avec l'aide de ce remède, ayant soin de doucher promptement la plaie avec le lait de femme, ou autre; tels sont les moyens que l'on continueroit autant de temps qu'il seroit nécessaire pour découvrir la membrane du tambour, sans intéresser en aucune manière le cartilage, ou plis cartilagineux: on pouroit même, pour éviter les dangers des scarotiques, se servir d'un instruement tranchant pour établir une ouverture ronde, dans laquelle on insereroit un tuyau d'argent de la même forme, & qu'on ne laisseroit que le temps suffisant, pour empêcher la réunion de la plaie, qu'on panseroit une ou deux fois le jour, avec les injections d'une infusion dégourdie de fleurs de mauves, & ensuite de sureau; voilà les ressources les plus avantageuses en pareilles circonstances, mais qui peut-être ne seroient pas encore suffisantes pour l'inflexion des corps sonores; alors on pouroit se servir d'un cornet auditif, qu'il faudroit proportionner au conduit du cartilage externe, de manière à pouvoir conserver les différentes gradations des sons. Cette nouvelle invention est d'autant plus admissible, qu'on reconnoit tous les jours l'inutilité de ces cornets allongés, & qui deviennent même nuisibles, par la perte qui se fait de l'impression des corps sonores : il seroit donc à désirer qu'on cherchât à perfectionner les moyens que j'indique, comme les plus utiles & les plus nécessaires en pareille circonstance.

SECTION V.

Du danger qu'il y a pour l'organe de l'Ouie, d'habiter des endroits humides.

PLUS le flambeau des connoissances devient lumineux, moins les hommes semblent prendre de précautions pour maintenir & conserver leur santé. Quelle différence entre les siécles passés & le siécle où nous vivons. Autrefois on se contentoit d'une petite maison, d'un simple appartement pour se loger & toute sa famille : aujourd'hui il faut des palais aux uns, des hôtels aux autres ; on ne trouve plus cette simplicité qui honnoroit le riche & favorisoit le pauvre ; il n'est plus d'état, tout est confondu, tout le monde veut être grandement logé, & superbement meublé, chacun s'empresse de jouir, & de jouir sans remords : on ne considère pas, ainsi que je ne puis trop le repéter, si cette maison nouvellement bâtie donne des fraîcheurs, des humidités qui engourdissent l'action des ſolides, & retardent la circulation des fluides; on cherche même à ſe faire illuſion ſur ces lambris verniſſés, ſur ces peintures empoiſonnées, qui irritent & provoquent notre ſenſibilité nerveuſe; mais hélas! on paie ſouvent bien cher ce plaiſir faſtueux, parce qu'il eſt plus facile de prévenir les maux, qu'il n'eſt aiſé de les guérir, lorſqu'ils ſont arrivés; c'eſt donc à ſoi-même, à ce luxe ſuperflu, à ces déſirs immodérés qu'on doit le commencement de cette paralyſie, de cette ſurdité qui vient troubler les plus beaux jours de notre vie, & enchaîner notre bonheur par un malheur ſouvent irréparable.

Le nez & les Oreilles ont des ouvertures propres à recevoir plus particuliérement les impreſſions d'un air chaud ou ſec, froid ou humide, & c'eſt en partie de ces différentes impreſſions que proviennent les rhumes de cerveau, que réſulte la trop grande ſéchereſſe ou la trop grande fluidité du *cerumen*; mais il eſt certain qu'une chambre nouvellement bâtie, nouvellement enduite de plâtre, met les glandes cérumineuſes, dans un état de gonflement & d'engorgement continuel; ce qui de proche en proche ſe communique à tous les nerfs, à tous les muſcles & à toutes les filières qui en dérivent; de manière, que ces mêmes nerfs attendris

attendris par une humidité ſans ceſſe renaiſſante, ſont encore plus ſuſceptibles d'être remués & agités par les effets d'un vernis, d'une peinture qui émouſſent les houpes nerveuſes, & qui finiſſent toujours par altérer la circulation du fluide qui les vivifie: il n'eſt donc pas étonnant de rencontrer dans la ſociété des ſourds qui ne doivent leur triſte état qu'à ces fraîcheurs diurnes & nocturnes, qu'à ces vapeurs dont le venin ſubtil eſt auſſi dangereux pour nos différentes organiſations, que pernicieuſe pour engourdir les fonctions du corps; car on ne peut pas ſe refuſer de convenir qu'il eſt des goutteux & des paralytiques qui ne doivent leurs chaînes qu'à ces vapeurs mal-ſaines & empoiſonnées.

Lorſqu'on a eu le malheur d'habiter des endroits humides & nouvellement verniſſés; lorſqu'on eſt tiraillé par de violens maux de tête qui annoncent la criſpation nerveuſe, il faut, ſans plus tarder, chercher le correctif; c'eſt-à-dire, changer de logement, prendre pendant une quinzaine de jours des demi-bains, qu'on rend émolliens; boire, tous les matins, une ou deux taſſes d'eau d'orge perlée ou de gruau; mâcher, de deux jours l'un, de la racine de pyréthre, afin de picoter les glandes ſalivaires, & diminuer d'autant la ſurabondance des ſéroſités qui ſe ſont portées au cerveau. Il faut avoir une flanelle ou un linge chaud, avec lequel on se frictionne, matin & soir, le col, la tête & les Oreilles, mais particulièrement une demi-heure, après être sorti du bain : du reste redoubler de soins, pour entretenir la propreté du conduit auditif ; pour observer un régime doux, pour prendre un exercice journalier, mais modéré. Tels sont les moyens les plus simples & les plus conformes à ce genre d'accidens, dont on ne peut trop éviter la rechûte, parce qu'il est certain qu'une récidive jetteroit le malade dans des infirmités souvent incurables. Mais, dira-t-on, il est inutile de rien faire à la jeunesse, puisqu'elle est par elle-même un puissant remède ; hélas ! c'est une erreur qu'on paie souvent bien cher dans un âge plus avancé, où l'on reconnoit, mais trop tard, la vérité de ce dictum populaire : *Si jeunesse sçavoit, & vieillesse pouvoit ; que de Salomons il existeroit !*

SECTION VI.

Des précautions qu'on doit prendre pour maintenir & conſerver l'organe de l'Ouie.

LES années, en ſe ſuccédant les unes aux autres, forment une ſuite de chaînons qui ſe multiplient, qui ſe réuniſſent pour venir engourdir nos ſens, pour appeſantir notre corps, & lui enlever cette agilité ſi néceſſaire à l'exécution de notre volonté. Tel eſt l'homme qui commence à devenir caduc; tels ſont les différens rapports des époques de la vie, dont le déclin s'annonce toujours par des révolutions qui ſe manifeſtent un peu plus promptement dans les uns, un peu plus lentement dans les autres, ſuivant les accidens qu'on a éprouvés, ou les écarts dans leſquels on eſt tombé : c'eſt donc à nous-mêmes; c'eſt à notre défaut de ſoins & d'attentions, que nous devons rapporter la peſanteur des chaînes qui viennent ſurcharger nos dernières années. Heureux l'homme ſage & prévoyant, qui a ſçu ſe ménager une vieilleſſe moins pénible, qui a été au-devant des révolutions de la Nature, & qui a ſi bien gouverné les divers événement de la vie, qu'il eſt parvenu à ſe conſerver la jouiſſance de ſes ſens,

& la liberté de ses membres : cet avantage n'est pas donné à tout le monde ; mais tout le monde peut consulter les Praticiens éclairés, les bons Observateurs de la Nature ; c'est à l'aide de leurs lumières qu'on parviendra à conserver le précieux thrésor de la vue, & celui de l'ouie.

Quelle différence de certitude & de confiance entre celui qui prend des précautions d'avance, & le particulier qui attend le moment de la maladie pour y remédier. Très-surement, il n'y a pas de comparaison à faire entre ces deux individus, parce que les accidens du premier sont moins graves ; parce que le plus petit spécifique est plus que suffisant pour remédier aux dangers ; c'est pourquoi l'on ne sauroit trop recommander aux hommes en général, de ne pas attendre le moment de l'orage pour se mettre à l'abri de la grêle & de la pluie, pour prévenir la dureté de cette Oreille, qui provient pour l'ordinaire de l'extrême rigidité des solides, d'où suit nécessairement le défaut de circulation des fluides ; il est donc de la prudence, & même de nécessité d'accoutumer de bonne heure les enfans, à soigner tous les matins leurs Oreilles ; de les accoutumer à le faire, en prenant tous les jours au reveil, un linge sec, pour enlever l'humidité séreuse, qui se trouve derrière la partie postérieure des cartilages, parce que cette insensible transpiration, supprimée par l'impression de l'air, ne pouroit que répercuter l'humeur intérieurement, & produire différentes maladies si difficiles à combattre ; de les accoutumer, en un mot, à se servir ensuite d'un linge imbibé d'une eau simplement dégourdie, pour en laver & nétoyer les plis cartilagineux, tant extérieurement que postérieurement : il est certain que cette petite gêne, une fois contractée, passe en habitude, & que l'habitude ne coute ensuite plus rien; tant il est vrai de dire que tout dépend des premières impressions, & que les premières impressions sont susceptibles de perfection, parce qu'un malade attentif sur lui-même, voit le bien qui en résulte, & le reméde qui lui réussit le mieux.

Lorsqu'on se trouve la tête étonnée ou surprise par un violent rhume de cerveau, dont l'humeur cathareuse comprime les solides, gêne la circulation des fluides, au point d'affecter l'organe de l'ouie, par un bourdonnement sensible, il faut alors se tenir chaudement, se couvrir la tête & les Oreilles, afin d'obtenir une prompte dérivation de l'humeur épaissie; mais, s'il arrive quelques nouveaux engorgemens ou dépôts, soit d'après les effets d'un rhume ou d'une humeur quelconque ; on peut, pour diminuer la tension qui, quelquefois devient douloureuse; on peut, dis-je, se servir d'un topique léger, qu'on fait avec les quatre farines résolutives, mêlangées avec une infusion dégourdie de fleurs de mauve; ce reméde peut s'employer en général pour calmer les inflammations douloureuses de l'Oreille; mais il ne doit pas rester en place plus de vingt-cinq à trente minutes, parce qu'il suffit de chercher à aider la Nature, sans vouloir la contrarier; ce n'est pas cependant qu'on ne puisse revenir plusieurs fois dans la journée à l'usage de ce cataplasme, pourvû, toutefois, qu'il y ait une distance convenable entre le repos & les différentes applications.

S'il est un article pour lequel les malades doivent apporter l'attention la plus scrupuleuse; c'est sur-tout dans ces moments où la Nature est en contraste avec elle-même; c'est alors qu'il est dangereux de porter dans le conduit auditif toute espéce d'instruments piquants ou contondants; ainsi qu'il arrive lorsqu'on a contracté la mauvaise habitude de se servir de la tête d'une épingle, ou de tout autre corps étranger, pour faire cesser, dit-on, la démangeaison, & débarrasser le cérumen incrusté, parce qu'il est certain que la pression qu'on est forcé de faire, ne peut qu'irriter les glandes cérumineuses, & augmenter le foyer de la maladie. Tels ſont les avis généraux qui ne peuvent s'étendre ſur les ſoins particuliers que l'accident du moment exige ; c'eſt pourquoi il faut recourir aux lumières d'un Obſervateur éclairé, ou ſuivre les différentes formules des ſections qui peuvent y avoir quelques rapports ; mais, dans tous les cas prévus ou non prévus, on doit ſe mettre en garde, contre ces prétendus remédes que l'empiriſme proclame, & qu'une aveugle crédulité entretient, parce que les moyens les plus ſimples ſont toujours les meilleurs & les moins nuiſibles dans la majeure partie des circonſtances de la vie.

RECAPITULATION GÉNÉRALE.

Le corps de l'homme eſt un compoſé de ſolides & de fluides, qui agiſſent de concert pour maintenir cet eſprit vital & pour vivifier les reſſorts de notre exiſtence. Dans le nombre des ſolides les uns ſont ſenſibles, tels que les nerfs ; les autres ſimplement irritables, tels que les fibres & les muſcles ; c'eſt donc aujourd'hui une vérité inconteſtable de croire qu'il exiſte une grande différence entre l'irritabilité & la ſenſibilité. La première appartient à ces cordons minces & déliés que la fermentation irrite & enflammé, au lieu que la seconde est l'appanage de ces cordes flexibles qui ne se raccourcissent jamais quand on les irrite, mais qui, par l'impression qu'elle communique à l'ame, deviennent les sentineles de nos maux comme de nos plaisirs; c'est ce qu'il est aisé de remarquer toutes les fois qu'il nous arrive de nous couper ou de nous brûler; alors les chairs divisées semblent se contracter avant que la sensibilité ait produit son effet. Il est donc absolument essentiel que l'ame soit avertie de ce qui se passe, & ce qui se passe n'est rendu sensible que par les mouvements de vibration que détermine l'impression nerveuse. Tels sont les ressorts admirables de ces chaînes & chaînons qui semblent ourdir la trame de tout ce qui se passe intérieurement; aussi peut-on dire que notre état de bonne santé appartient à la bonne coction de nos aliments, à la libre circulation de nos humeurs, dont la moindre interruption produit successivement des maladies qui deviennent plus graves les unes que les autres.

On peut dire de même que le méchanisme de l'Ouie est un prodige de la Nature, en ce que le cartilage de l'Oreille externe fait l'office d'un cornet allongé dont les plis servent à modifier & réunir les différentes gradations des corps sonores. Il est composé de peau, de graisse, d'une membrane nerveuse, d'artères, de veines, de nerfs & de muscles; son conduit est moitié cartilagineux, moitié osseux, son obliquité sert à garantir le tambour des injures de l'air, & à rendre les vibrations plus fortes par le moyen des réflexions. Le cérumen, cette matière gluante, semble protéger & préserver de tout danger la membrane du tambour qui est la partie essentielle à l'organe de l'Ouie, parce que l'agitation dont elle est plus ou moins frappée, suivant la diversité des sons, devient le principe de son action : c'est donc cette même agitation qui se trouve excitée par le moyen des nerfs & des muscles qui communiquent les mêmes effets aux osselets dont la commotion ébranle le labyrinthe & l'air qui y est renfermé : c'est par le moyen de la trompe d'Eustache que l'air interne s'évacue & se régénère; c'est par la fenêtre ronde que les mêmes effets se rendent dans la partie inférieure du limaçon dont la lame spirale est aisément ébranlée, parce que sa substance est dure & sèche, parce qu'elle est fortement tendue, & qu'elle reçoit en tout sens les différents tremblements de l'air; c'est, en un mot, dans la circonférence des canaux demi-circulaires que se transmettent les différentes modulations des sons pour être rendues au *sensorium commune*.

Tels sont en général les différents rapports de l'organe de l'Ouie qui se réunissent pour perfectionner ce sens; on pourroit même en faire une comparaison bien sensible, & dire que c'est la réunion & l'assemblage des différentes piéces qui composent une pendule dont le timbre est plus ou moins sonore, suivant le plus ou le moins de rigidité de l'atmosphère, dont l'aiguille est plus ou moins active, suivant le plus ou le moins de légèreté dans ses mouvements; mais si, par accident ou autrement, quelques corps étrangers viennent à en déranger l'ordre & la marche, alors la pendule a besoin de la main de l'Artiste pour rétablir ce qui manque ou en extraire ce qui est de trop. Voilà, ce me semble, ce qui arrive ou doit arriver dans toute espéce de maladie, & particulièrement dans celles de l'Oreille, parce que des yeux connoisseurs sont plus en état de distinguer le genre morbifique, parce qu'une main étrangère est beaucoup plus adroite pour faire agir & gouverner les différentes curettes; parce qu'en un mot, c'est au Praticien auriculaire, comme à l'Horloger que doit se rapporter l'examen des dangers & les secours qu'on est dans le cas d'employer : on ne peut donc trop insister, & dire que les parents doivent sur-tout veiller à ce que leurs enfants ne portent aucun corps étranger dans le conduit de l'Oreille externe, ni même permettre qu'ils se servent des doigts pour le faire, parce que le plus petit coup d'ongle est dans le cas d'en blesser les parois, parce que la pression des doigts ne peut qu'altérer le cérumen ou en empêcher le libre cours. Puisse cette vérité se perpétuer & servir de régles aux grands comme aux petits, aux riches comme aux pauvres, parce que tous deux sont également sujets aux mêmes révolutions de la Nature !

CONCLUSION.

Si l'on considère le tourbillon qui nous environne, si l'on jette les yeux sur le tableau mouvant qui se reproduit dans la société, on trouve que le plus grand nombre de ceux qui la composent est amateur de la nouveauté ; on voit qu'une confiance aveugle s'empare souvent des esprits, & accrédite, par une manie irraisonnable, un nouveau genre de guérir qui contrarie la saine raison & les régles immuables de la Nature : car enfin ne voit-on pas arriver, tous les jours, que des hommes nouveaux profitent de l'aſcendant qu'ont les eſprits forts ſur les ames foibles, pour oſer dire qu'un fantôme imaginaire, qu'une ſingerie ſimulée eſt une panacée univerſelle qui guérit de tous maux, lorſque les différents périodes d'une maladie annoncent le beſoin qu'on a de rafraîchir dans le principe, le ferment ſenſible de nos humeurs, de délayer celles qui ſont graſſes & viſqueuſes, pour enſuite les évacuer par des purgatifs conformes au genre morbifique, de les varier, de les répéter auſſi ſouvent que les circonſtances l'exigent, & que les efforts de la Nature paroiſſent le reclamer: c'eſt en ſuivant cette marche qu'on vient à bout de terminer la cure par des réſolutifs propres à rétablir l'action des ſolides & la circulation des fluides : or je demande ſi cette poudre, ſi cette pilule qui eſt toujours la même, eſt dans le cas de ſe prêter aux différents périodes de la maladie, lorſque des affiches vulgaires vous diſent & vous répétent: « Si la première priſe ne vous fait pas d'effet, vous en prendrez une ſeconde, & ſi la ſeconde n'eſt pas plus heureuſe, vous irez à une troiſiéme, ainſi de ſuite », amaſſant toujours poiſon ſur poiſon, & cherchant enfin une criſe qui puiſſe nous faire vaincre ou périr ſans autre ſecours que l'avis formulaire : voilà l'erreur dans laquelle on donne ſans ceſſe, parce qu'on enſevelit dans l'oubli les victimes de cette héréſie curative, pour proclamer les heureux champions qui en ſont ſortis victorieux. Hélas ! que ne puis-je dire avec ce Praticien célébre dont la mémoire eſt auſſi juſtement vénérée que la conduite eſt digne d'admiration : « Oui, la diete & l'eau ſont les armes préliminaires pour vaincre & empêcher cette maladie naiſſante, ou au moins pour en diminuer les effets dangereux par l'actif des purgatifs ſagement adminiſtrés ». C'eſt donc les efforts de la Nature qu'il faut conſulter ; c'eſt elle qu'il faut ſoigner & cultiver par des viſites ſans ceſſe répétées pour pouvoir ſimplifier ou augmenter les ſecours dont elle a beſoin. La préſence d'un Médecin eſt donc abſolument néceſſaire pour pouvoir juger & confondre les arguments captieux de celui qui rapporte tout à un ſeul & même principe. Voilà l'erreur du ſiécle qui ſervira de leçon à nos deſcendants pour empêcher que la contagion ne faſſe de nouveaux progrès.

On peut dire la même choſe des maladies des yeux, comme de celle des Oreilles, parce que toutes ont un rapport intime avec les autres léſions dn corps, parce que toutes, excepté les maux accidentels, tiennent à l'action des solides, comme à la circulation des fluides, parce que ces mêmes principes tiennnet tous ou à un excès de relâchement ou de constriction dans les uns, ou à un excès d'épaississement ou d'acrimonie dans les autres. Voilà, d'après les indications de la Nature, les documents les plus certains pour reconnoître qu'il est absolument nécessaire d'attaquer la cause première, si l'on veut agir avantageusement sur la cause seconde; autrement c'est pallier la maladie; c'est en rendre le retour dix fois plus redoutable; cependant il se trouve tous les jours des hommes sans talents qui vous disent: « Je ne connois pas plus le local que le genre de la maladie, que la maladie même; mais je vous guérirai, parce que mon reméde est un spécifique assuré contre cette cataracte décidée, contre cette goutte sereine formée, contre cette fistule lacrymale invétérée; en un mot, contre cette surdité à laquelle on ne trouve plus de ressource; je vous guérirai, parce que j'ai guéri celui-ci, celui-là ». Mais, s'il arrive que le malade veuille former quelques objections ou éclairer ses doutes, on léve la difficulté en lui disant: « Ne m'en demandez pas davantage; mais achetez de ma poudre, de mon eau merveilleuſe, elle vous guérira ». Tel eſt le langage de ces gens myſtérieux, de ces hommes accrédités par le hazard, & ſoutenus par une imagination exaltée : c'eſt donc la faute du malade, & non celle de l'empyrique qui n'a rien à craindre, parce qu'il n'a rien à perdre.

Tout ce qui compoſe les différents ordres de la ſociété renferme une réunion de différents génies, de différents caractères, ſi ſouvent oppoſés les uns aux autres, qu'il eſt bien difficile de ne pas rencontrer de ces exemples frappants, de ces traits particuliers, & qui ſont bien faits pour corriger les diſpoſitions naturelles qu'on auroit à prendre les mêmes impreſſions. Je ne puis donc mieux terminer cet Ouvrage qu'en rapportant un trait qui a rapport aux maladies des Yeux & à celles des Oreilles : voici le fait. Un particulier que tout Paris a connu, dont la fortune s'étoit continuellement augmentée par le rapport de ſes épargnes induſtrieuſement ménagées, devint le ſerviteur de ſon or & l'eſclave de ſes richeſſes : tout ce qui pouvoit multiplier ſes revenus étoit pour lui l'objet de ſes occupations; on le voyoit ſans ceſſe allant & venant, & toujours rapportant chez lui le fruit de ſes courſes, de manière qu'on pouvoit dire que ſa maiſon étoit le lieu de ſes domaines;

mais par l'effet d'un accident, le feu prit à cette même maiſon ; ce qui pouvoit détruire en un inſtant les fonds & les épargnes de plus de quarante années de travaux & de ſollicitude.

Un événement de cette nature, étoit bien capable d'effrayer l'homme le plus indifférent ſur ſa fortune ; mais le ſyſtême d'un avare qui en connoît toutes les oboles, eſt inappréciable ; auſſi lui ai-je entendu dire pluſieurs fois que le premier moment de l'aſpect des flammes a été pour lui comme un coup de foudre qui le mit hors de lui-même, qui lui porta le ſang au cerveau avec une telle vivacité qu'il en devint ſourd & aveugle. Cet état déſeſpérant ne fut, à la vérité, que de peu de durée ; mais il ſe répétoit toutes les fois qu'il s'occupoit du danger qu'avoit couru ſa fortune, c'eſt-à-dire que la perception des objets lumineux ſe perdoit inſenſiblement & revenoit de même ; cependant une vie ſobre, quelquelques précautions priſes du côté des yeux & des oreilles parurent calmer ſes inquiétudes & lui donnèrent le temps de faire reconſtruire ſa maiſon, & de s'éviter pour l'avenir les juſtes allarmes qu'il avoit pour la cupidité de ſon cœur toujours déſirant & jamais content : en conſéquence, il fit pratiquer au milieu de ſon

jardin

jardin une petite bastille qu'il pouvoit voir de son lit ; elle étoit recouverte en pierres de taille, les portes & les fenêtres construites en fer, de manière que l'entrée de ce coffre-fort étoit inaccessible, & ne pouvoit plus devenir la proie des flammes.

Telle étoit la tranquillité de notre avare qui, sans cesse les yeux tournés du côté de son thrésor, paroissoit jouir d'une sécurité parfaite, lorsque tout-à-coup un événement imprévu vint bouleverser de nouveau son ame, & lui prouver combien on doit faire peu de fonds sur l'incertitude des dons de la fortune. Usufruitier d'un viager qui devenoit de plus en plus considérable, il se trouva que les besoins de l'Etat forcèrent le Ministre des Finances à faire des réformes qui diminuèrent de beaucoup les espérances de notre septuagénaire qui avoit cela de commun avec tous ceux de sa classe ; mais un avare ne voit que lui, ne calcule que ses propres intérêts ; c'est pourquoi, outré d'une perte qui lui ôtoit le repos du jour, celui de la nuit, il alla chez le Ministre, dans l'espérance d'en obtenir quelques dédommagements : après bien des débats, & voyant ses tentatives inutiles, il se livra à toute la frénésie d'un désespoir qui lui fit perdre de nouveau les yeux & les oreilles. Ce fut dans ce moment d'une rechûte justement allarmante, qu'il eut recours à mes lumières, & que je lui donnai des soins d'autant plus assidus, que je prenois plaisir à découvrir les tortures d'une sollicitude avaricieuse.

D'après l'examen des Yeux, je crus devoir remarquer que l'érétisme qu'avoit du produire la présence du Ministre & la vivacité des représentations du suppliant, avoit ensuite tellement relâché les fibres de l'iris que les pupilles ne conservoient plus aucun mouvement de dilatation ni de restriction; cet état annonçoit une goutte sereine imparfaite dont les progrès pouvoient devenir redoutables puisqu'il existoit un trouble dans les humeurs aqueuse & crystalline qui faisoit que le malade ne voyoit plus les objets qu'à travers une gaze très-obscure & très-épaisse. Après l'examen des Yeux je passai à celui des Oreilles dont le bourdonnement continuel étoit accompagné d'une sécheresse extrême dans l'évacuation du *cérumen*; ce qui paroissoit désigner que la compression du nerf auditif avoit fini par relâcher la portion dure & la portion molle de ce même nerf, de manière que les remédes que j'employois pour les Yeux me réussirent tout naturellement pour les Oreilles, en sorte que, sous peu de temps, le malade fut rendu à lui-même & à ses affaires. Ces remédes consistoient dans un régime doux, dans la mastication de racines de pyréthre, dans l'usage des fumigations séches, dans les bons effets des frictions humides sur la fontanelle, dans le bain & douche des Yeux du matin, avec l'eau ophtalmique dont on se servoit également pour les Oreilles. Telle a été pendant cinq à six ans de suite la conduite que j'ai tenue, les remédes que j'ai employés pour maintenir le bien-être d'une vue qui pouvoit m'échapper à chaque instant, & qui s'est conservée jusqu'au moment où la mort est venue mettre fin à la soif insatiable des richesses; c'est alors que ce moribond a reconnu, mais trop tard, que souvent l'homme propose, lorsque de tout Dieu dispose.

Un pareil exemple seroit bien fait pour corriger la cupidité insatiable de ces ames basses & vénales, qui portent la fausseté dans les yeux, la duplicité dans le regard, dont tout le monde se plaint, à qui rien ne coûte pour faire agir leurs ruses, pour fatiguer ceux à qui ils ont affaire & tâcher de parvenir à leurs fins; mais hélas! deux avares réunis ensemble sont bien à craindre, parce qu'ils ont perdu tout sentiment de retour sur eux-mêmes; parce qu'ils n'entendent pas ou ne veulent pas entendre qu'on se dit les uns aux autres : « Prenez garde à vous ; ce sont des avaricieux ; ce sont des gens méchants : on les voit continuellement renfermés dans leur intérieur, ambitionner la fortune d'autrui, critiquer l'aisance d'une vie honnête, & faire sur tout ce qui les entoure des réformes sordides ; on les entend arguer la conduite des uns, blâmer celle des autres ; on les voit employer les heures du jour & les veilles de la nuit à chercher les moyens de tirer une obole de plus sur celui-ci, une épingle sur celui-là ». Tel est le caractère de ces gens qui portent leur condamnation dans les yeux, & qui sont aussi à charge à eux-mêmes que dangereux pour les autres. En effet, l'avare toujours grondant, toujours méfiant, croit à chaque instant qu'on le trompe ou qu'on veut le tromper ; c'est un sentinelle de mauvaise foi, qui n'a pas un moment de repos, & qui cherche même à troubler celui des autres. Malheur donc à ceux qui ont quelques parties d'intérêt à démêler avec ces sortes de gens, parce que souvent la méfiance conduit à la méchanceté, & la méchanceté à l'oubli de soi-même. Le premier pas, une fois fait, on ne veut plus reculer, parce qu'il en coûteroit à l'amour-propre, & qu'on craindroit de démasquer les ruses qu'on a employées :

alors que d'angoiſſes, que de tortures l'avarice n'entraîne-t-elle pas après elle : vous devenez l'opprobre du genre humain ; tout le monde vous fuit, tout le monde vous redoute, & on finit par être l'ennemi déclaré de la Société ; il ſemble même que la Providence puniſſe d'avance le coupable par l'impuiſſance de pouvoir jouir du produit de ſes épargnes ; car ſouvent il eſt malingre dans ſa ſanté ; trompé dans ſes projets, abuſé dans ſa confiance, mépriſé de ſes parents, mal vu de ſes enfants, outragé & même trompé par ſes domeſtiques. Voilà l'homme avaricieux à qui rien ne réuſſit, & contre lequel tout le monde éléve la voix. Voilà le ſpectre ambulant qui ſemble ſe roidir contre les remords de ſa conſcience, contre le ver rongeur qui le dévore ſans ceſſe. Puiſſe l'Eternel toucher le cœur de ces individus malheureux par leur faute ; de ces vers de terre toujours occupés à creuſer leur tombeau & celui des autres, de ces gens qui ſe nourriſſent, pour ainſi-dire, de la ſoif inſatiable des richeſſes, & de qui l'on pourroit dire :

Quid non mortalia pectora cogis
Auri ſacra fames !

NOTE.

La conformation de l'Oreille interne eſt la même dans tous les hommes ; mais les replis cartilagineux de la conque de l'Oreille externe ont plus ou moins d'étendue dans les uns ; forment plus ou moins de ſinuoſités dans les autres ; de manière que les cornets auditifs, dont j'ai parlé, auront toujours beſoin de la main de l'Artiſte, pour diriger ſur la conque de l'Oreille malade les différentes proportions dont le pavillon du tube externe eſt ſuſceptible : cette précaution eſt abſolument néceſſaire pour que les différentes ondulations de l'air ne puiſſent pénétrer que par l'ouverture du cornet artificiel ; dont les rebords du pavillon avancé doivent excéder les replis du cartilage naturel d'environ deux à trois lignes, & former extérieurement une courbure en lame ſpirale, qui vienne ſe rapporter au trou auditif artificiel. Ces ſortes de cornets, comme je l'ai précédemment annoncé, doivent ſe conſtruire avec une lame d'or ou d'argent, la plus mince que faire ſe poura ; ayant l'attention de les ôter tous les ſoirs avec précaution, & de les remettre de même le matin, après en avoir nétoyé le cérumen qui pourroit s'y être attaché.

FIN.

TABLE
DES CHAPITRES ET SECTIONS,
Contenus dans ce second Volume.

Fin de la Table des Chapitres & des Sections.

APPROBATION.

J'Ai lu, par ordre de Monseigneur le Garde des Sceaux, un Manuscrit intitulé, *Traité des Maladies des Yeux & des Oreilles*, par M. l'Abbé Desmonceaux, Pensionnaire du Roi; les moyens simples que l'Auteur emploie pour ces sortes de maux, & sur-tout sa confiance aux forces de la Nature sont capables de lui mériter l'accueil du Public. D'ailleurs, je n'ai rien trouvé dans cet Ecrit, qui m'ait paru devoir en empêcher l'impression : A Paris le 27 Octobre 1785.

PAULET.

PRIVILÉGE DU ROI.

LOUIS, PAR LA GRACE DE DIEU, ROI DE FRANCE ET DE NAVARRE; A nos amés & féaux Conseillers, les Gens tenans nos Cours de Parlement, Maîtres des Requêtes ordinaires de notre Hôtel, Grand-Conseil, Prévôt de Paris, Baillifs, Sénéchaux, leurs Lieutenans Civils & autres nos Justiciers qu'il appartiendra : SALUT. Notre amé le sieur Abbé DESMONCEAUX, notre Pensionnaire, nous a fait exposer qu'il désireroit faire imprimer & donner au Public, un *Traité des Maladies des Yeux & des Oreilles*, de sa composition; s'il nous plaisoit lui accorder nos Lettres de Privilége pour ce nécessaires. A CES CAUSES, voulant favorablement traiter l'Exposant, nous lui avons permis & permettons par ces présentes de faire imprimer ledit Ouvrage autant de fois que bon lui semblera, & de le vendre, faire vendre & débiter par tout notre Royaume. Voulons qu'il jouisse de l'effet du présent Privilége, pour lui & ses hoirs *à perpétuité*, pourvû qu'il ne le rétrocéde à personne; &, si cependant il jugeoit à propos d'en faire une cession, l'Acte qui la contiendra sera enregistré en la Chambre Syndicale de Paris, à peine de nullité, tant du Privilége que de la Cession; & alors, par le fait seul de la Cession enregistrée, la durée du présent Privilége sera réduite à celle de la vie de l'Exposant, ou à celle de *dix années*, à compter de ce jour, si l'Exposant décéde avant l'expiration desdites dix années. Le tout conformément aux articles IV & V de l'Arrêt du Conseil du 30 Août 1777, portant Réglement sur la durée des Priviléges en Librairie. FAISONS défenses à tous Imprimeurs, Libraires & autres personnes, de quelque qualité & condition qu'elles soient, d'en introduire d'impression étrangère dans aucun lieu de notre obéissance; comme aussi d'imprimer ou faire imprimer, vendre, faire vendre, débiter ni contrefaire ledit Ouvrage sous quelque prétexte que ce puisse être, sans la permission expresse & par écrit dudit Exposant, ou de celui qui le représentera, à peine de saisie & de confiscation des exemplaires contrefaits, de six mille livres d'amende, qui ne pourra être modérée, pour la première fois, de pareille amende & de déchéance d'état en cas de récidive, & de tous dépens, dommages & intérêts, conformément à l'Arrêt du Conseil du 30 Août 1777, concernant les Contrefaçons: A LA CHARGE que ces Présentes seront enregistrées tout au long sur le Registre de la Communauté des Imprimeurs & Libraires de Paris, dans trois mois de la date d'icelles; que l'impression dudit Ouvrage sera faite dans notre Royaume & non ailleurs, en beau papier & beaux caracteres, conformément aux Réglemens de la Librairie, à peine de déchéance du présent Privilége; qu'avant de l'exposer en vente, le Manuscrit qui aura servi de copie à l'impression dudit Ouvrage, sera remis dans le même état où l'Approbation y aura été donnée ès mains de notre très-cher & féal Chevalier Garde-des-Sceaux de France, le sieur HUE DE MIROMENIL, Commandeur de nos Ordres; qu'il en sera ensuite remis deux Exemplaires dans notre Bibliothéque publique, un dans celle de notre Château du Louvre, un dans celle de notre très-cher & féal Chevalier Chancelier de France, le sieur DE MAUPEOU, & un dans celle dudit sieur HUE DE MIROMENIL: le tout à peine de nullité des Présentes: DU CONTENU desquelles vous MANDONS & enjoignons de faire jouir ledit Exposant & ses hoirs, pleinement & paisiblement, sans souffrir qu'il leur soit fait aucun trouble ou empêchement. VOULONS que la copie des Présentes, qui sera imprimée tout au long au commencement ou à la fin dudit Ouvrage, soit tenue pour dûment signifiée, & qu'aux copies collationnées par l'un de nos âmés & féaux Conseillers-Secrétaires, foi soit ajoutée comme à l'original. COMMANDONS au premier notre Huissier ou Sergent sur ce requis, de faire pour l'exécution d'icelles, tous Actes requis & nécessaires, sans demander autre permission, & nonobstant Clameur de Haro, Charte Normande & Lettres à ce contraires, Car tel est notre plaisir. DONNÉ à Paris, le *septiéme* jour du mois de *Décembre*, l'an de grace *mil sept-cent quatre-vingt-cinq*, & de Notre Régne le douziéme. Par le Roi, en son Conseil.

Signé, LE BÉGUE.

Registré sur le Registre XXII. de la Chambre Royale & Syndicale des Libraires & Imprimeurs de Paris, N° 279, fol. 450, *conformément aux dispositions énoncées dans le présent Privilége, & à la charge de remettre à ladite Chambre les neuf exemplaires prescrits par l'Arrêt du Conseil, du 16 Avril 1785. A Paris, le 9 Décembre 1785.*

Signé, LE CLERC, *Syndic.*

DE L'IMPRIMERIE

de LOTTIN *l'aîné*, & LOTTIN *de S.-Germain*, Imprimeurs-Libraires Ordinaires de la Ville, rue S.-André-des-Arcs, (N° 27.) 1786.

ERRATA.

page	*ligne*	*aulieu de*	*lisez*
8	12	une altercation	une gêne
92	16	du juge	du siége
116	16	de petite vérole,	de petite vérole ou autre,
21	15	indiqués ici,	indiqués dans cet Ouvrage,
122	20	les fonctions,	les fonctions du corps, &
126	19	desserter	disserter
151	18	vaisseaux supérieurs.	dans les vaisseaux
157	13	ceux des vrais Oculistes,	ceux qui ont la réputation de
157	27	Il semble que certains Grands	On pourroit dire que les Grands
166	23	cette mère	la mère
171	8	il en de même	il en est de même
194	5	qui sera nécessaire	qui sera suffisant
202	6	formatin	formation
214	18	qu'ils réforment	qu'ils referment
253	20	deux globes	deux lobes
257	19	des refus cruels,	des refus humiliants,
261	8	j'augmenté	ce qui est augmenté
262	11	de son sort	de son état
319	12	qu'on flaire;	qu'on respire;
362	4	avuer	avouer
373	10	bien souvent cher	souvent bien cher
378	24	propreté est le	*à supprimer.*
386	7	les accidedans	les accidens

www.ingramcontent.com/pod-product-compliance
Lightning Source LLC
Chambersburg PA
CBHW052058230326
41599CB00054B/3058